MÉDECINES DOUCES : INFO OU INTOX ?

Le professeur Edzard Ernst a occupé jusqu'en 2011 la première chaire au monde de médecine alternative, à l'université d'Exeter (Grande-Bretagne). Il a commencé sa carrière comme docteur en médecine conventionnelle, puis a étudié l'homéopathie avant d'exercer celle-ci, ainsi que de nombreux autres types de traitements alternatifs. Il est aujourd'hui reconnu dans le monde entier pour son excellent travail d'évaluation scientifique des médecines alternatives et il est fréquemment interviewé à la radio et à la télévision.

Simon Singh est titulaire d'une thèse de doctorat en physique des particules. Après avoir travaillé au CERN à Genève, il a commencé une carrière de producteur d'émissions scientifiques à la BBC, participant aux séries documentaires *Horizon* et *Tomorrow's World*. Il est également l'auteur de nombreux livres de vulgarisation scientifique qui ont connu des succès mondiaux, tels que *Le dernier théorème de Fermat* ou *L'histoire des codes secrets*. Son ouvrage sur la cosmologie, *Le roman du Big Bang*, a figuré en tête du palmarès des livres du *New York Times*.

SIMON SINGH EDZARD ERNST

Médecines douces : info ou intox ?

Traduit de l'anglais par Marcel Blanc

CASSINI

ISBN 978-2-84225-208-3

Édition originale : *Trick or Treatment ? Alternative medicine on trial,* Bantam Press, 2008.

À S.A.R. le prince de Galles

Table des matières

Introduction

Cet ouvrage a été entièrement écrit sous l'égide d'un unique précepte lapidaire, énoncé il y a plus de 2 000 ans par celui que l'on considère comme le père de la médecine, Hippocrate de Cos :

> Car il y a deux choses, la science et l'opinion ; celle-là conduit au savoir, celle-ci à l'ignorance.

Si quelqu'un proposait un nouveau traitement médical, Hippocrate affirmait qu'il fallait alors s'en remettre à la science pour savoir s'il était efficace ou non, plutôt que de se reposer sur l'opinion d'un tel ou d'un tel. La science recourt à des expériences, des observations, des essais, des débats et des discussions afin d'arriver à un consensus objectif sur la vérité. Même lorsqu'une conclusion donnée a été arrêtée, la science continue à chercher et à mettre en doute ses propres affirmations, juste au cas où une erreur aurait été commise. Par contraste, les opinions relèvent de la subjectivité et peuvent se contredire les unes les autres ; toute personne ayant les moyens de mener une campagne de relations publiques, mieux que toute autre, a les plus grandes chances de faire prévaloir son opinion, indépendamment de savoir si elle a raison ou tort.

Mettant en œuvre le précepte d'Hippocrate, le présent livre examine sous l'angle scientifique la pléthore actuelle de traitements alternatifs à la médecine conventionnelle, dont la vogue ne cesse de croître rapidement. On les trouve en quantité dans toutes les pharmacies ; tous les journaux y consacrent des articles ; ils font l'objet de discussions sur des millions de pages d'Internet ; des milliards de personnes les utilisent ; et, cependant, de nombreux médecins les considèrent avec scepticisme.

La définition courante de la médecine alternative est d'ailleurs la suivante : il s'agit de toute thérapie qui n'est pas acceptée par la majorité des praticiens de la médecine conventionnelle. Et, généralement, cela signifie aussi que ces thérapies alternatives relèvent de mécanismes qui se situent en dehors de ceux actuellement admis par la médecine moderne. Du point de vue de la science, les thérapies alternatives ne sont pas regardées comme crédibles sur le plan biologique.

De nos jours, on entend souvent l'expression « médecines complémentaires et alternatives », ce qui rappelle très justement que ces thérapies sont employées quelquefois en même temps que et quelquefois à la place de la médecine conventionnelle. Mais comme cette expression est lourde et compliquée, nous avons décidé, afin de simplifier, d'employer partout dans le présent livre le terme de « médecines alternatives ».

Les enquêtes montrent que dans de nombreux pays plus de la moitié de la population a recours aux médecines alternatives sous une forme ou sous une autre. En fait, on estime que les dépenses annuelles mondiales en médecines alternatives de toutes catégories se situent autour de 50 milliards d'euros, ce qui en fait le secteur des dépenses médicales croissant le plus rapidement. Par conséquent, on peut se poser la question de savoir qui a raison : est-ce le détracteur de ces médecines qui les compare aux pratiques du vaudou ou bien est-ce la maman qui leur confie la santé de ses enfants ? Il y a trois réponses possibles :

1. Peut-être que les médecines alternatives n'ont absolument aucun effet ; peut-être les gens sont-ils victimes d'un marketing persuasif qui les berne, en leur faisant croire qu'elles sont efficaces. Les praticiens des médecines douces peuvent sembler sympathiques, se référant à des concepts séduisants, tels que « miracles de la nature » ou « sagesse ancienne », mais il se pourrait bien qu'ils induisent les gens en erreur – ou peut-être même qu'ils s'aveuglent eux-mêmes. Ils emploient aussi de grands mots et des concepts à la mode tels que : holistique, méridiens, auto-guérison, médecine personnalisée. Si les gens pouvaient voir au-delà de ce jargon, ne réaliseraient-ils pas alors que les médecines alternatives ne sont rien d'autre que de l'escroquerie ?

2. Ou peut-être que les médecines alternatives sont extrêmement efficaces. Peut-être que les sceptiques, y compris nombre de médecins, n'ont tout simplement pas su voir les bénéfices que procurent les thérapies alternatives par une

approche plus holistique, naturelle, traditionnelle et spirituelle des problèmes de santé. La médecine n'a jamais prétendu posséder toutes les réponses et il y a eu sans cesse et jusqu'à aujourd'hui de nombreuses révolutions dans les connaissances sur la physiologie humaine. Alors, pourquoi la prochaine révolution ne pourrait-elle pas être la découverte des mécanismes sous-tendant les thérapies alternatives ? Ou bien y aurait-il des raisons plus inavouables à la base de l'opposition à ces médecines ? Se pourrait-il que l'institution médicale désire conserver son pouvoir et son autorité et que les médecins conventionnels critiquent les thérapies alternatives dans le but de faire échec à toute pratique médicale rivale ? Ou bien, soupçon encore plus grave, ces mêmes sceptiques ne seraient-ils pas manipulés par les grandes firmes pharmaceutiques qui veulent tout simplement préserver leurs bénéfices ?

3. Ou bien est-ce que la vérité se trouve quelque part à mi-chemin entre ces deux positions opposées ?

Quelle que soit la réponse, nous avons décidé d'écrire ce livre afin d'établir la vérité. Bien qu'il existe déjà une pléthore d'ouvrages prétendant dire ce qui est vrai et ce qui est faux dans le domaine des médecines alternatives, nous sommes certains que le nôtre possède un degré inégalé de rigueur, d'expertise et d'indépendance. Les deux auteurs qui le cosignent sont tous deux des scientifiques confirmés, et ils vont donc examiner les diverses médecines alternatives de façon scrupuleuse. En outre, ni l'un ni l'autre n'ont jamais été employés par l'industrie pharmaceutique, de même que ni l'un ni l'autre n'ont jamais retiré de profit financier du secteur des « thérapeutiques naturelles », de sorte que nous pouvons dire en toute honnêteté que, en écrivant ce livre, notre motivation unique a été d'établir la vérité.

Par ailleurs, nos qualifications respectives apportent un équilibre certain à notre ouvrage. L'un de nous, Edzard Ernst, est un membre du sérail, qui a pratiqué la médecine pendant de nombreuses années, ayant même recouru à quelques-unes des thérapies alternatives. Il est le premier médecin au monde à avoir été nommé « professeur de médecine alternative » et son groupe de recherches a passé quinze ans à essayer de déterminer quels sont les traitements efficaces et lesquels ne le sont pas. L'autre auteur, Simon

Singh, n'est pas médecin, mais travaille depuis 1990 (soit depuis plus de deux décennies) comme journaliste scientifique, publiant des livres et des articles dans la presse, produisant des émissions à la radio et à la télévision, en s'efforçant constamment d'expliquer des idées compliquées d'une façon qui puisse être saisie par un large public. Nous pensons que, à nous deux, nous allons pouvoir serrer la vérité de bien plus près que n'importe qui ; de plus, ce qui est également important, nous allons nous efforcer de vous l'expliquer d'une façon claire, vivante et compréhensible.

Notre objectif est d'établir la vérité au sujet des potions, lotions, pilules, aiguilles, massages et stimulations bioénergétiques, tous produits et procédés qui se situent hors du champ de la médecine conventionnelle, mais qui deviennent de plus en plus attrayants aux yeux de nombreux patients. Qu'est-ce qui marche et qu'est-ce qui ne marche pas ? Quels sont les mécanismes possibles, mais encore incompris, des médecines alternatives, et quels sont les mensonges ? Qui peut être cru en toute confiance et qui dupe tout simplement le public ? Est-ce que les médecins conventionnels d'aujourd'hui sont en possession des connaissances assurant les meilleurs soins qui puissent être, ou bien est-ce que les remèdes de bonne femme font effectivement appel à quelque sagesse ancienne supérieure ? Ce livre va répondre à toutes ces questions et bien d'autres encore, se présentant ainsi comme l'évaluation des médecines alternatives la plus honnête et la plus précise du monde.

En particulier, nous répondrons à la question fondamentale : « Est-ce que les médecines alternatives sont efficaces pour soigner les maladies ? » Bien que cette question paraisse simple et concise, elle se révèle, lorsqu'on la dissèque, quelque peu complexe, et possède de nombreuses réponses, en fonction de trois considérations fondamentales. Premièrement, de quelle médecine alternative parlons-nous ? Deuxièmement, quelle affection celle-ci vise-t-elle à traiter ? Troisièmement, qu'entend-on par « efficace » ? Afin de répondre correctement à ces questions, nous avons divisé ce livre en six chapitres.

Le chapitre 1 consiste en une introduction à la méthode scientifique. Il explique comment les chercheurs, par le biais de l'expérimentation et de l'observation, sont en mesure de déterminer si une thérapie est efficace ou non. Toutes les évaluations des médecines alternatives que nous présentons dans ce livre sont fondées sur la méthode scientifique et sur l'analyse impartiale des résultats des meilleures recherches médicales. De cette façon, en expliquant d'abord comment procède la science, nous espérons accroître la confiance de nos lecteurs dans la solidité de nos évaluations.

Le chapitre 2 montre comment la méthode scientifique peut s'appliquer à l'acupuncture, l'une des thérapies alternatives les plus installées, les plus testées et les plus largement utilisées. Dans ce chapitre, on va non seulement examiner les nombreuses expériences scientifiques qui ont été menées sur l'acupuncture, mais aussi s'intéresser à ses origines lointaines en Orient, à la façon dont elle est passée en Occident et à la façon dont elle est pratiquée aujourd'hui dans le monde.

Les chapitres 3, 4 et 5 vont utiliser une approche similaire pour examiner les trois autres thérapies alternatives majeures, à savoir l'homéopathie, la chiropraxie et la phytothérapie. Les autres thérapies alternatives existantes, soit plus de trente, feront chacune l'objet d'une brève analyse dans l'appendice. Autrement dit, toutes les thérapies alternatives que vous êtes susceptible de rencontrer un jour seront scientifiquement évaluées dans le présent livre.

Le sixième chapitre, qui est le dernier, tire un certain nombre de conclusions en se fondant sur les preuves présentées dans les chapitres précédents, et envisage l'avenir des traitements médicaux. S'il existe des preuves massives qu'une thérapie alternative donnée n'a aucune efficacité, faut-il alors l'interdire, ou faut-il laisser les patients décider s'ils veulent ou non y recourir ? D'un autre côté, si certaines thérapies alternatives se révèlent véritablement efficaces, pourront-elles s'intégrer au sein de la médecine dominante ou bien l'antagonisme continuera-t-il toujours à exister entre les thérapeutes alternatifs et l'institution médicale conventionnelle ?

Le thème majeur qu'on retrouve partout dans les six chapitres est celui de la « vérité ». Le chapitre 1 discute de la question de savoir comment la science établit la vérité. Les chapitres 2 à 5 exposent la vérité sur diverses thérapies alternatives, telle qu'elle découle des preuves scientifiques. Le chapitre 6 explique pourquoi il est important de se poser la question de la vérité et comment la réponse obtenue doit déterminer notre position vis-à-vis des thérapies alternatives dans le cadre de la médecine du vingt-et-unième siècle.

La vérité est assurément quelque chose de rassurant, mais elle est, dans ce livre, présentée, en outre, sous deux angles qu'il convient de préciser. Premièrement, nous l'exposerons de façon franche et directe, sans faiblesse. Ainsi, lorsque nous trouverons qu'une thérapie particulière est effectivement efficace dans le cadre d'une maladie donnée (par exemple, le millepertuis présente effectivement des propriétés d'antidépresseur, à condition de l'utiliser de façon appropriée – voir le chapitre 5), nous le dirons clairement. Dans d'autres cas, cependant, où nous découvrirons qu'une thérapie particulière est inefficace, voire même dangereuse, alors nous le dirons également avec force. Vous, lecteur, avez décidé d'acheter ce livre afin de connaître la vérité, aussi pensons-nous que nous vous devons d'être direct et franc.

La deuxième précision qu'il convient d'apporter est que toutes les vérités énoncées dans ce livre sont fondées sur la science, parce qu'Hippocrate avait absolument raison d'affirmer que cette dernière est à la source de la connaissance. Tout ce que nous savons au sujet de l'univers, depuis les particules composant l'atome jusqu'au nombre des galaxies, a été obtenu grâce à la science, et toutes les percées médicales, depuis la découverte des antiseptiques jusqu'à l'éradication de la variole, se sont appuyées sur des fondements scientifiques. Bien entendu, la science n'est pas parfaite. Les scientifiques admettent aisément qu'ils ne savent pas tout ; mais, néanmoins, la méthode scientifique est, sans aucun doute, le meilleur moyen d'arriver à la vérité.

Si vous êtes un lecteur doutant des capacités de la science, alors nous vous prions de lire au moins le chapitre 1. Lorsque vous arriverez à la fin de celui-ci, vous devriez alors être assez convaincu de la valeur de la méthode scientifique pour envisager d'accepter les conclusions présentées dans le reste de ce livre.

Il se pourrait, cependant, que vous refusiez de reconnaître la science comme le meilleur moyen de décider si une thérapie alternative donnée est efficace ou non. Il se pourrait même que, excessivement rigide d'esprit, vous restiez attaché à votre vision du monde, quoi que la science puisse dire. Vous pourriez considérer de façon inébranlable que toutes les médecines alternatives sont des sottises ; ou vous pourriez soutenir résolument le point de vue opposé, à savoir que les médecines alternatives représentent la panacée pour tous nos maux, douleurs et maladies. Dans l'un et l'autre cas, ce livre n'est pas pour vous. Cela ne vaut même pas la peine de lire le premier chapitre, si vous n'êtes pas prêt à envisager la possibilité que la science puisse représenter l'arbitre de la vérité. En fait, si votre position est déjà arrêtée en ce qui concerne les médecines alternatives, alors la meilleure chose à faire est de rapporter ce livre à la librairie où vous l'avez acheté et d'en demander le remboursement. Pourquoi diable voudriez-vous connaître les résultats de milliers d'études scientifiques, alors que vous savez déjà toutes les réponses ?

Mais nous voulons croire que vous avez une ouverture d'esprit suffisante pour désirer lire les pages qui vont suivre.

Chapitre 1

Comment établit-on la vérité ?

> La vérité existe. On n'invente que le mensonge.
> GEORGES BRAQUE

CE LIVRE VISE À ÉTABLIR LA VÉRITÉ AU SUJET DES MÉDECINES ALTERNATIVES. Quelles thérapies sont efficaces et lesquelles n'ont aucun effet ? Lesquelles ne présentent aucun risque et lesquelles sont dangereuses ?

Les médecins se posent ces questions depuis des millénaires au sujet de toutes les formes de médecine, et, pourtant, ce n'est qu'assez récemment qu'ils ont mis au point une démarche leur permettant de distinguer l'efficace de l'inefficace, l'inoffensif du dangereux. Cette démarche, la *médecine fondée sur des preuves*, a révolutionné l'exercice de la médecine, la faisant passer d'une activité pratiquée par des charlatans et des incompétents à un système de soins capable d'accomplir des prodiges (greffe de reins, élimination de la cataracte, lutte contre les maladies infantiles, éradication de la variole...) et de sauver littéralement des millions de vie chaque année.

Comme nous allons employer les méthodes de la médecine fondée sur des preuves pour évaluer les thérapies alternatives, il est fondamental d'expliquer correctement de quoi il s'agit et comment cela fonctionne. Plutôt que de présenter cette démarche médicale dans le contexte des thérapeutiques d'aujourd'hui, nous allons remonter le temps et voir comment elle est apparue et s'est perfectionnée, ce qui permettra de mieux en apprécier les caractéristiques qui en font la force. En particulier, nous allons regarder dans l'histoire de la médecine comment on l'a utilisée pour évaluer le procédé de la *saignée*, un traitement bizarre et autrefois très employé, qui consistait à inciser la peau afin de percer des vaisseaux sanguins, ceci dans le but de guérir tous les maux.

La vogue de la saignée a débuté dans la Grèce antique, où elle s'accordait tout naturellement avec la conception largement répandue selon laquelle les maladies étaient provoquées par un déséquilibre entre les quatre fluides présents dans le corps, que l'on appelait les quatre *humeurs* : le sang, la bile jaune, la bile noire et le flegme. Les déséquilibres entre les humeurs ne faisaient pas qu'affecter la santé ; ils étaient aussi responsables de tempéraments particuliers. Le sang était associé avec le penchant à l'optimisme ; la bile jaune, avec l'irascibilité ; la bile noire avec la dépression et le flegme avec l'impassibilité. On trouve encore des traces de cette théorie des humeurs dans l'étymologie d'expressions actuelles, comme lorsqu'on parle d'un caractère sanguin ou colérique ou mélancolique ou flegmatique.

Ignorant tout de la circulation sanguine au sein du corps, les médecins grecs croyaient que le sang pouvait se mettre à stagner et déterminer ainsi une mauvaise santé. Par conséquent, ils préconisaient le retrait de ce sang stagnant par le biais de procédures spécifiques adaptées aux différents types de maladies. Par exemple, ils traitaient les problèmes du foie en incisant une veine de la main droite, tandis que les affections liées à la rate demandaient d'inciser une veine de la main gauche.

La tradition médicale grecque fit l'objet d'une telle vénération que la saignée devint une pratique populaire pour soigner les malades dans toute l'Europe au cours des siècles qui suivirent. Au début du Moyen Âge, c'étaient souvent les moines qui la mettaient en œuvre sur les personnes qui avaient les moyens de les payer. Puis, en 1163, le pape Alexandre III leur interdit de pratiquer ce procédé médical sanglant. Ce furent les barbiers qui s'en chargèrent. Ils prirent leur rôle très au sérieux, raffinant soigneusement leurs techniques et adoptant de nouvelles technologies. Outre la simple lame du rasoir à main, ils mirent au point la *flammette*, une lame à ressort qui incisait à une profondeur donnée. Ultérieurement, ils inventèrent le *scarificateur*, un instrument consistant en une dizaine de lames (ou plus) à ressorts, qui incisaient la peau de concert.

Pour les barbiers qui préféraient une démarche moins technologique et plus « naturelle », il y avait l'option des sangsues médicinales. La bouche de ces vers parasites suceurs de sang comporte trois mâchoires distinctes, chacune munie d'une centaine de petites dents. Les sangsues représentaient un moyen idéal pour saigner les gencives, les lèvres ou le nez d'un patient. En outre, elles libèrent trois composés pendant la succion : un produit anesthésique, réduisant ainsi la douleur ; un anticoagulant empêchant la formation d'un caillot qui arrêterait la saignée ; un vasodilatateur, faisant se dilater les vaisseaux sanguins du patient et accroissant ainsi le flot de la saignée. Pour augmenter la durée pendant laquelle le sang était sucé, les barbiers (ou les médecins) réalisaient souvent des *bdellotomies*, ce qui consistait à inciser la sangsue, de sorte que le sang entrant dans le ver qui continuait à sucer, s'écoulait ensuite de l'incision. Cela empêchait que la sangsue ne se rassasie et l'encourageait à continuer sa succion.

On dit souvent que l'enseigne ornant la devanture des boutiques de barbiers d'aujourd'hui dans les pays anglo-saxons, à savoir un bâton rouge et blanc, renvoie à leur passé de chirurgiens. Plus précisément, elle fait allusion à leur pratique ancienne de la saignée. Le rouge représente le sang ; le blanc, le bandage servant de garrot ; la sphère au sommet du bâton, la cuvette de cuivre contenant les sangsues ; et le bâton lui-même, la baguette que le patient devait serrer dans sa main pour accroître le flot sanguin.

Parallèlement, la technique de la saignée fut aussi pratiquée et étudiée par les plus grands médecins d'Europe, tels qu'Ambroise Paré, qui fut le médecin officiel de quatre rois de France successifs au XVIe siècle. Il laissa de nombreux écrits sur ce sujet, donnant de nombreux conseils et astuces :

> Il faut noter que si la sangsue est maniée à main nue, elle se rend dédaigneuse et dépiteuse, et ne veut pas mordre : parquoy quand on la veut appliquer, on la prendra avec un linge blanc et net, faisant auparavant sur la partie petites scarifications, ou mouchetures, ou bien sera mis sur quelque peu de sang tiré de quelque beste ; car par ce moyen elle prendra plus facilement. Et pour la faire tomber, on jette sur la tête de la poudre d'aloès, du sel ou de la cendre ; et, étant tombée, si l'on veut savoir combien de sang elle aura tiré, on la mettra dans un vaisseau et sera couverte de sel broyé bien menu et soudain elle vomit tout ce qu'elle a sucé.

Lorsque les Européens colonisèrent le Nouveau Monde, ils apportèrent la saignée avec eux. Les médecins américains ne voyaient aucune raison de mettre en doute cette technique, qui était enseignée dans les grands hôpitaux et les universités d'Europe, et ils la considéraient comme un procédé médical conventionnel pouvant être appliqué dans toutes sortes de circonstances. Cependant, quand elle fut employée sur le patient le plus important des États-Unis en 1799, son utilisation devint tout à coup un sujet de controverse. La saignée était-elle une pratique médicale capable de sauver la vie des malades ou bien les épuisait-elle jusqu'à les faire mourir ?

La controverse eut pour point de départ le matin du 13 décembre 1799, lorsque le général George Washington se réveilla avec les symptômes d'un rhume. Comme son secrétaire personnel lui suggéra de prendre des médicaments, celui qui avait été le premier président des États-Unis lui répondit : « Vous savez, je ne prends jamais rien pour un rhume. Je le laisse s'en aller exactement comme il est venu. »

George Washington, alors âgé de soixante-sept ans, ne pensait pas qu'un nez qui coule et un mal de gorge représentaient des affections dont il fallait se soucier, surtout qu'il avait connu auparavant des maladies et des maux bien plus graves et qu'il y avait survécu. Il avait contracté la variole lorsqu'il était adolescent, puis avait eu la tuberculose pendant un temps. Ensuite, lorsqu'il était jeune géomètre, il avait été atteint par le paludisme, tandis qu'il travaillait dans les marais de Virginie, infestés de moustiques. Puis, en 1755, il avait miraculeusement survécu à la bataille de la Monongahela, alors même que deux chevaux avaient été tués sous lui et que quatre balles de mousquets avaient transpercé son uniforme. Il avait aussi souffert de pneumonie, subi à nouveau plusieurs attaques récurrentes de paludisme et été frappé d'un « furoncle malin » à la hanche qui l'avait immobilisé pendant six semaines.

Paradoxalement, alors qu'il avait survécu à des batailles meurtrières et à de graves maladies, ce rhume, d'apparence bénigne, contracté un vendredi 13, allait se révéler, pour George Washington, la plus grande menace pour sa vie.

Son état se détériora dans la nuit de vendredi et, au petit matin, il se réveilla en ayant de grandes difficultés à respirer. Son intendant, Albin Rawlins, lui prépara une mixture de mélasse, vinaigre et beurre, mais il s'aperçut que son maître avait toutes les peines du monde à l'avaler. Comme il était aussi un saigneur expérimenté, il décida qu'il fallait recourir à des soins plus énergiques. Anxieux de soulager les symptômes du malade, il utilisa un instrument de chirurgie à lame acérée, appelé « lancette », pour pratiquer une petite incision au bras du général, et retirer environ 30 centilitres de sang, qu'il recueillit dans un bol de porcelaine.

Tandis que dans la matinée du 14 décembre, il n'y avait toujours pas de signes d'amélioration, Martha Washington fut soulagée de voir arriver à la maison trois médecins pour prendre en charge son mari. Le médecin personnel de Washington, le docteur James Craik, était accompagné des docteurs Gustavus Richard Brown et Elisha Cullen Dick. Ils posèrent le diagnostic exact de *cynanche trachealis* (ou « chien étranglé »), que nous interpréterions aujourd'hui comme l'inflammation et le gonflement de l'épiglotte. C'est ce dernier phénomène qui semblait obstruer la gorge de George Washington et lui rendre la respiration difficile.

Le docteur Craik appliqua sur sa gorge de la poudre de cantharide (obtenue par pulvérisation des carapaces desséchées d'un coléoptère appelé « cantharide »). Comme cela ne produisit aucun effet, il décida de saigner de nouveau le général et lui retira un demi-litre de sang supplémentaire. À onze heures du matin, il lui soutira encore une quantité à peu près équivalente. Le corps humain ne contient en moyenne que 5 litres de sang, de sorte que chacune des saignées pratiquées jusqu'ici retirait une fraction notable du volume sanguin total du malade. Mais le docteur Craik ne sembla pas s'en inquiéter. Il réalisa une nouvelle saignée dans l'après-midi, soustrayant cette fois-ci au patient un litre de sang entier.

Au cours des heures qui suivirent immédiatement, il sembla que les saignées avaient eu un effet bénéfique. George Washington sembla se rétablir quelque peu et, pendant un moment, il fut capable de se tenir assis dans son lit. Cependant, cette rémission ne fut que temporaire. Son état se détériora de nouveau plus tard dans la journée, de sorte que les médecins entreprirent de le saigner de nouveau. Cette fois, le sang paraissait visqueux et s'écoulait avec lenteur. À la lumière de nos connaissances actuelles, on peut dire que cela traduisait une déshydratation et une grande perte de liquides corporels résultant de la soustraction excessive de sang.

Tandis que la soirée s'écoulait, les médecins ne pouvaient que veiller leur malade d'un air lugubre, car leurs nombreuses saignées et cataplasmes variés ne déterminaient aucune amélioration. Les docteurs Craik et Dick allaient écrire plus tard : « Les capacités vitales semblaient à présent céder manifestement devant les forces de désorganisation. Des vésicatoires ont été appliqués sur les extrémités, en même temps qu'un cataplasme de son et de vinaigre sur la gorge. »

Le beau-petit-fils du mourant, George Washington Custis, a décrit les derniers moments du premier président des États-Unis :

> Tandis que la nuit avançait, il devint évident qu'il était en train de décliner, et il semblait parfaitement conscient que « son heure était proche. » Il s'enquit de l'heure et on lui répondit qu'il était dix heures moins quelques minutes. Il ne dit désormais plus rien : l'ombre de la mort était sur lui et il était conscient que « son heure était venue. » Avec un surprenant sang-froid, il se prépara à mourir. S'allongeant complètement et croisant ses bras sur sa poitrine, sans un soupir, sans une plainte, le Père de la Nation mourut. Il n'y eut aucune des affres de l'agonie pour signaler le moment où le noble esprit s'envola silencieusement ; ses traits majestueux prirent une allure si tranquille dans le repos de la mort qu'il fallut un bon moment avant que les personnes de l'entourage n'admettent que le patriarche n'était plus.

On avait soutiré à George Washington, un colosse mesurant 1,92 m, la moitié de son sang en moins d'une journée. Les médecins qui l'avaient soigné affirmèrent qu'il avait été nécessaire de lui appliquer ce traitement radical en tant que remède de la dernière chance pour lui sauver la vie, et la plupart de leurs collègues se rangèrent à cet avis. Cependant, des voix discordantes se firent aussi entendre au sein de la communauté médicale. Bien que la saignée fût une pratique médicale acceptée depuis des siècles, une minorité de médecins commençaient à mettre en doute sa valeur. Ceux-ci soutenaient, en effet, que la saignée représentait un danger pour les patients, indépendamment de savoir sur quelle partie du corps elle était pratiquée et quelle quantité de sang on soutirait (que ce fût un demi-litre ou deux litres). Selon ces médecins, les docteurs Craik, Brown et Dick avaient réellement tué l'ancien président en le saignant sans nécessité jusqu'à le faire mourir.

Mais qui avait raison : les médecins les plus éminents du pays qui avaient fait de leur mieux pour sauver George Washington ou bien les toubibs non conformistes qui considéraient la saignée comme un legs de la Grèce antique, dangereux et insensé ?

Par une étrange coïncidence, il se trouva que, le jour même de la mort de Washington, le 14 décembre 1799, un tribunal rendit son jugement sur le point de savoir si la saignée aidait à soigner les patients ou bien si elle leur nuisait. Ce procès avait été déclenché par un article écrit par le journaliste anglais renommé, William Cobbett, qui vivait à Philadelphie et qui s'était intéressé aux activités d'un médecin, le docteur Benjamin Rush, le plus célèbre et ardent défenseur de la saignée en Amérique.

Le docteur Rush était admiré dans tous les États-Unis pour sa brillante carrière médicale, scientifique et politique. Il avait écrit quatre-vingt-cinq articles ou ouvrages importants, dont le premier manuel de chimie aux États-Unis ; il avait été médecin-général de l'Armée américaine insurgée ; et surtout, il avait été l'un des signataires de la Déclaration d'Indépendance. Sa brillante réussite n'était d'ailleurs peut-être pas étonnante, si l'on se souvenait qu'il avait obtenu ses diplômes universitaires à l'âge de quatorze ans à l'université du New Jersey, qui allait devenir plus tard l'université de Princeton.

Rush exerçait la médecine à l'hôpital de Pennsylvanie à Philadelphie et l'enseignait à la faculté rattachée à celui-ci, où furent formés les trois-quarts des médecins des États-Unis pendant toute la période durant laquelle il occupa ce poste. Il jouissait d'un tel respect qu'on l'appelait « l'Hippocrate de Pennsylvanie » et il reste à ce jour le seul médecin à avoir eu sa statue érigée en son honneur par l'Association médicale américaine à Washington, la capitale des États-Unis. Au cours de sa carrière bien remplie, il avait été à même de persuader toute une génération de médecins des bienfaits de la saignée, au nombre desquels les trois praticiens qui avaient soigné le général Washington. Rush avait, en effet, exercé son métier de concert avec le docteur Craik dans les rangs de l'armée insurgée durant la guerre de l'Indépendance ; il avait étudié la médecine avec le docteur Brown à Édimbourg ; et il avait été le professeur du docteur Dick en Pennsylvanie.

Bien entendu, le docteur Rush mettait en œuvre la technique qu'il prêchait. Et il l'appliquait parfois en grande série, les cas le mieux attestés de cette pratique de masse ayant pris place durant les épidémies de fièvre jaune qui frappèrent Philadelphie en 1794 et en 1797. Il saigna alors jusqu'à 100 patients par jour, de sorte que son service empestait l'odeur fétide du sang séché, attirant des essaims de mouches. Cependant, William Cobbett, qui avait une prédilection pour les reportages sur les scandales médicaux, était convaincu que Rush faisait sans le vouloir mourir nombre de ses patients. Le journaliste commença à examiner les tables locales de mortalité, et, en effet, il observa un accroissement du taux de mortalité lorsque les collègues de Rush pratiquaient la saignée, suivant en cela ses recommandations. Cela l'incita à déclarer que les méthodes de Rush avaient « contribué au dépeuplement de la Terre ».

La réponse du docteur Rush à cette accusation de faute professionnelle fut d'intenter à Cobbett un procès en diffamation à Philadelphie en 1797. Les retards et les reports firent traîner la procédure pendant plus de deux ans ; mais, à la fin de 1799, le tribunal fut prêt à rendre sa décision. La question fondamentale était de savoir si Cobbett avait raison d'affirmer que Rush faisait mourir ses patients en les saignant ou si son accusation était infondée et malveillante. Bien que Cobbett pût invoquer les tables de mortalité pour soutenir sa thèse, il était difficile de considérer cela comme une analyse rigoureuse des conséquences de la saignée. Par ailleurs, toutes les autres circonstances du procès se combinèrent pour jouer en sa défaveur.

Par exemple, trois personnes seulement furent appelées à témoigner, toutes étant des médecins partageant la démarche médicale du docteur Rush. De même, sept avocats défendirent la cause de ce dernier, ce qui suggère que les plaidoiries eurent plus de poids que les preuves. Avec sa richesse et sa réputation, Rush put bénéficier des meilleurs avocats du pays pour plaider en sa faveur, tandis que Cobbett eut les plus grandes difficultés à se faire entendre. Pour couronner le tout, les jurés étaient aussi fortement influencés par le fait que Cobbett n'était pas médecin, tandis que Rush était l'un des pères de la médecine aux États-Unis, de sorte qu'il paraissait naturel d'aller dans son sens.

Ce fut donc sans surprise que ce dernier gagna le procès. Cobbett fut condamné à payer 5 000 dollars à Rush, à titre de dédommagement, ce qui représenta la plus grosse somme en dommages-intérêts jamais ordonnée par un tribunal en Pennsylvanie. Ainsi, exactement au moment où George Washington était en train de mourir des conséquences d'une série de saignées, un tribunal décidait qu'il s'agissait d'un traitement médical parfaitement satisfaisant.

Cependant, on ne peut se fonder sur le jugement prononcé par un tribunal au dix-huitième siècle pour décider si les bienfaits médicaux de la saignée dépassent ses éventuels effets secondaires néfastes. En fait, ce jugement fut probablement fortement influencé par toutes les circonstances mentionnées ci-dessus. De plus, il faut se rappeler que Cobbett était un étranger, tandis que Rush était une sorte de héros national, de sorte qu'il était pratiquement impensable que ce dernier perde son procès.

Afin d'évaluer les véritables effets de la saignée, la médecine allait demander des procédures plus rigoureuses, autrement dit quelque chose d'encore plus impartial que les tribunaux les plus équitables que l'on puisse imaginer. En fait, tandis que Rush et Cobbett s'affrontaient devant une cour de justice sur une question médicale, ils ignoraient que la bonne méthode pour juger des thérapeutiques avait déjà été découverte de l'autre côté de l'Atlantique, et était en train d'être mise en œuvre avec succès. À l'origine, cette méthodologie avait été employée pour évaluer un traitement radicalement nouveau concernant une maladie qui ne touchait que les marins ; mais elle allait bientôt être utilisée pour juger des effets de la saignée. Puis, au cours du temps, elle allait être appliquée à toutes sortes de pratiques médicales, y compris de nos jours aux thérapies alternatives.

Scorbut, matelots anglais et le test sanguin

En juin 1744, un héros de la marine britannique, le capitaine George Anson, regagna la Grande-Bretagne à l'issue d'un tour du monde qui avait duré presque quatre ans. Au cours de ce périple, Anson avait livré bataille au galion espagnol *Covadonga* et l'avait capturé avec sa cargaison de 1 313 843 « pièces de huit » et environ une tonne d'argent brut, la plus grosse prise de guerre durant ce conflit qui opposa l'Angleterre et l'Espagne pendant dix ans. Lorsqu'Anson et ses hommes défilèrent triomphalement dans Londres, leur butin les accompagna, sous la forme de trente-deux chariots chargés de lingots d'argent. Cependant, Anson avait payé le prix fort pour ce trophée. Son équipage avait été frappé à de nombreuses reprises par une maladie appelée le *scorbut*, qui avait tué plus des deux-tiers de son équipage. Pour faire une comparaison éclairante, seulement quatre matelots avaient été tués durant les batailles navales livrées par Anson, tandis que plus de 1 000 avaient succombé au scorbut.

Cette maladie était un fléau constant depuis que les bateaux s'étaient lancés dans des voyages d'une durée supérieure à quelques semaines. Le premier cas de scorbut à bord d'un navire avait été enregistré en 1497, lorsque Vasco de Gama avait doublé le cap de Bonne-Espérance, et, par la suite, la fréquence de cette maladie s'accrut, à mesure que des capitaines toujours plus audacieux entreprirent des voyages toujours plus lointains. Le chirurgien anglais William Clowes, qui avait servi dans la marine de la reine Elizabeth, fit une description détaillée des horribles symptômes de cette maladie qui allait finalement tuer deux millions de marins :

> Leurs gencives étaient pourries, et ce, jusqu'à la racine de leurs dents, et leurs joues étaient tendues et gonflées, les dents étaient déchaussées, presque prêtes à tomber... Leur haleine était malodorante. Ils avaient les jambes si faibles qu'elles leur faisaient mal et elles étaient couvertes de taches bleuâtres ou rougeâtres, certaines grandes, d'autres petites, ressemblant à celles provoquées par la piqûre des puces.

Tout cela est parfaitement en accord avec les connaissances modernes, parce que nous savons aujourd'hui que le scorbut résulte d'une carence en vitamine C. Le corps humain a besoin de cette dernière pour fabriquer le collagène, une protéine qui maintient la cohésion des muscles, des vaisseaux sanguins et de nombreuses autres structures. La vitamine C aide aussi à réparer les coupures et les bleus. Par conséquent, la carence en vitamine C se traduit par des saignements et par la dégradation des cartilages, des ligaments, des tendons, des os, de la peau, des gencives et des dents. En bref, une personne atteinte du scorbut se désintègre petit à petit et meurt dans de grandes souffrances.

Le terme de « vitamine » désigne une substance organique indispensable à la survie, mais que l'organisme ne peut pas produire lui-même ; il faut donc qu'elle soit apportée par la nourriture. Normalement, la vitamine C nous est procurée principalement par les fruits et ceux-ci étaient malheureusement absents du régime alimentaire courant des marins des anciens temps. En fait, ceux-ci mangeaient des biscuits, de la viande salée, du poisson séché, tous aliments dépourvus de vitamine C, mais tendant à être infestés par des charançons. La présence de ces derniers était d'ailleurs considérée comme un bon signe, dans la mesure où l'on pensait qu'ils n'abandonneraient, par exemple, une viande que lorsqu'elle serait dangereusement avariée et réellement immangeable.

Une solution simple aurait été de modifier le régime alimentaire des marins, mais les scientifiques n'avaient pas encore découvert la vitamine C et ignoraient que le scorbut pouvait être prévenu par la consommation de fruits frais. Au lieu de cela, les médecins proposaient toute une série d'autres remèdes. La saignée, bien sûr, valait toujours la peine d'être essayée ; et les autres traitements consistaient à consommer de la pâte de mercure, de l'eau salée, du vinaigre, de l'acide sulfurique, de l'acide chlorhydrique ou du vin de la Moselle. Une autre « thérapeutique » demandait d'enterrer le patient jusqu'au cou dans le sable, ce qui n'était évidemment pas facile à réaliser, lorsque l'on se trouvait en plein milieu du Pacifique ! Le remède le plus insensé était de faire travailler très dur les marins atteints de scorbut, parce que les médecins avaient observé que cette maladie était associée à la paresse chez les matelots. Bien entendu, ils confondaient la cause et l'effet, car c'était le scorbut qui rendait les marins paresseux, et non pas l'inactivité qui les rendait vulnérables au scorbut.

Vu l'inanité de ces remèdes, cela signifie que tous les grands voyages maritimes pendant les dix-septième et dix-huitième siècles furent constamment affligés d'une lourde mortalité due au scorbut. Les savants du monde entier ne cessaient d'élaborer des théories ésotériques sur les causes du scorbut et de débattre des meilleurs remèdes envisageables, mais personne ne semblait être capable de stopper cette sorte de pourrissement responsable de la mort de centaine de milliers de marins. Puis, en 1746, il se produisit une percée médicale majeure, lorsqu'un jeune chirurgien militaire écossais, James Lind, embarqua à bord d'un bâtiment de la marine royale, le HMS *Salisbury*. Son esprit aiguisé et méticuleux lui permit de rejeter les explications fondées sur les modes, les préjugés, les anecdotes ou les rumeurs, et le poussa, en revanche, à se saisir du problème du scorbut en procédant de façon extrêmement logique et rationnelle. En bref, James Lind allait réussir là où tous les autres avaient échoué, en menant ce qui semble avoir été le premier *essai clinique contrôlé* du monde

Au cours de son service sur le HMS *Salisbury*, le navire navigua de la Manche à la Méditerranée, et bien qu'il ne s'éloignât jamais beaucoup des terres, un dixième des matelots montrèrent des signes de scorbut au printemps 1747. La première réaction de Lind fut probablement de tenter de les soigner au moyen de l'un des nombreux traitements en vogue à l'époque, mais cette pensée fut supplantée dans son esprit par une autre idée. Que pourrait-il observer s'il traitait différents marins de façon variée ?

En regardant lesquels se rétabliraient et lesquels iraient plus mal, il serait en mesure de déterminer quels traitements étaient efficaces et lesquels n'avaient aucun effet. À nos yeux, cela semble aujourd'hui une méthode parfaitement évidente, mais à son époque, cela constituait une démarche se distinguant radicalement des pratiques médicales d'alors.

Le 20 mai 1747, Lind constitua un groupe de douze matelots présentant des symptômes de scorbut semblables, à savoir qu'ils avaient tous « des gencives en mauvais état, des taches bleuâtre ou rougeâtres sur la peau, et ressentaient tous une grande lassitude, accompagnée de la sensation d'être faibles sur leurs jambes ». Il s'assura alors que leurs hamacs soient tous placés dans le même endroit au sein du navire, et qu'ils aient tous le même breakfast, déjeuner et dîner, établissant ainsi « le même régime alimentaire pour tous ». Lind jetait ainsi les bases d'un essai comparatif homogène, puisque tous les patients étaient atteints de la même façon par le scorbut, étaient hébergés dans les mêmes conditions sur le navire et recevaient une même alimentation.

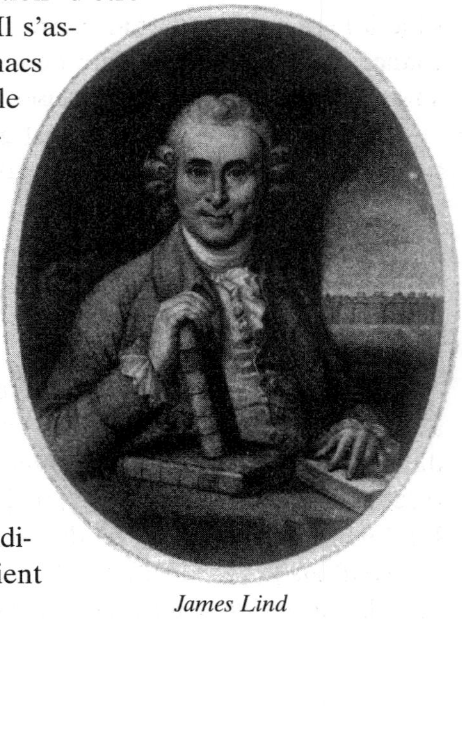
James Lind

Il répartit les marins en six paires, chacune d'entre elles suivant un traitement différent. La première eut à boire un quart de cidre ; la seconde, vingt-cinq gouttes d'élixir de vitriol (acide sulfurique dilué) trois fois par jour ; la troisième, deux cuillerées de vinaigre trois fois par jour ; la quatrième, une demi-pinte d'eau de mer par jour ; la cinquième devait consommer une pâte médicinale contenant de l'ail, de la moutarde, du raifort et de la myrrhe ; et la sixième recevait deux oranges et un citron par jour. Lind avait également constitué un autre groupe de marins malades mangeant seulement la nourriture habituelle sur les navires : il allait aussi les observer et ils lui serviraient de groupe contrôle.

Il faut souligner deux points particuliers avant d'aller plus loin. L'inclusion des oranges et des citrons parmi les remèdes testés était un pur hasard. Il y avait bien eu, auparavant, un petit nombre d'observations selon lesquelles les citrons semblaient améliorer les symptômes du scorbut, la plus ancienne remontant à 1601 ; mais les médecins de la fin du dix-huitième siècle devaient sûrement regarder les fruits comme un remède bizarre. Si l'expression de « médecine alternative » avait existé du temps de Lind, alors ses collègues auraient pu attacher aux oranges et aux citrons l'étiquette de « thérapeutique alternative », dans la mesure où il s'agissait de remèdes naturels qui n'étaient explicables par aucune théorie plausible à l'époque, et où, par conséquent, ces fruits avaient toute chance d'être vus sous un jour défavorable, par comparaison aux autres thérapeutiques alors admises.

Le second point important est que Lind n'avait pas inclus la saignée parmi les traitements retenus pour son essai. D'autres médecins auraient sûrement pensé que c'était un remède approprié pour soigner le scorbut, mais ce n'était pas le cas de Lind, et il soupçonnait plutôt que le véritable traitement serait lié à l'alimentation. Nous reviendrons bientôt à la question de l'évaluation scientifique de la saignée.

L'essai clinique commença et Lind attendit de voir quels marins allaient guérir, à supposer qu'il y en ait. Le test était prévu pour durer quatorze jours ; mais les réserves en citron sur ce bateau se trouvèrent épuisées au bout de six jours seulement, de sorte que Lind se vit dans l'obligation de tirer ses conclusions sur la base des résultats obtenus au bout de ce bref laps de temps. Par bonheur, la conclusion se manifestait déjà avec évidence, car les marins qui avaient consommé les oranges et les citrons s'étaient presque complètement rétablis, ce qui était remarquable. Tous les autres patients continuaient à souffrir du scorbut, à l'exception de ceux qui avaient bu du cidre et qui montraient de légers signes d'amélioration. C'est probablement parce que le cidre peut aussi contenir de petites quantités de vitamine C, selon la façon dont il est obtenu.

En contrôlant des variables telles que l'environnement et l'alimentation, Lind avait ainsi démontré que les oranges et les citrons représentaient le remède fondamental pour guérir le scorbut. S'il est vrai que le nombre de patients inclus dans son essai était vraiment petit, les résultats qu'il avait obtenus étaient convaincants. Bien entendu, il ne savait pas du tout que ces fruits sont riches en vitamine C, ni que cette dernière joue un rôle fondamental dans la production du collagène au sein de l'organisme, mais cela n'avait pas d'importance : ce qui comptait avant tout était que ce traitement conduisait à la guérison. Démontrer qu'une thérapeutique est efficace est la priorité numéro un en médecine ; on peut laisser ensuite à des recherches ultérieures le soin d'expliquer le détail des mécanismes sous-jacents.

Si Lind avait effectué son essai clinique au vingt-et-unième siècle, il aurait rapporté ses résultats à l'occasion d'un important congrès, puis les aurait publiés dans un journal médical. D'autres scientifiques auraient ainsi pris connaissance de sa méthodologie et répété son essai clinique, de sorte qu'au bout d'un an ou deux, un consensus international se serait établi sur la capacité des oranges et des citrons à guérir le scorbut. Malheureusement, la communauté médicale au dix-huitième siècle était relativement éparpillée, de sorte que l'information sur les percées en médecine était souvent mal diffusée.

La personnalité de Lind n'arrangea rien, car il manquait d'assurance et il ne réussit pas à faire connaître ses résultats. Finalement, six ans après son essai clinique, il décrivit effectivement son travail dans un livre dédié au capitaine Anson, dont la perte de plus de 1 000 hommes à cause du scorbut quelques années auparavant était bien connue. Son *Traité sur le scorbut* était un imposant ouvrage de 400 pages écrites dans un style laborieux, et il n'est donc pas surprenant que ce livre ne lui gagna que peu de soutiens.

Encore plus grave, Lind sapa la crédibilité de son traitement en réalisant une préparation concentrée de jus de citron dans le but d'avoir quelque chose de plus facile à transporter, stocker, préserver et administrer. Cette sorte de sirop, qu'il appela *rob*, était obtenue en chauffant le jus de citron, le concentrant par évaporation ; ce faisant, Lind ne se rendit pas compte qu'il détruisait la vitamine C, le composé actif qui guérissait le scorbut. Par suite, tous ceux qui suivirent ses recommandations en se servant de concentré furent rapidement déçus, parce que le sirop de citron était presque totalement inefficace. Aussi, en dépit d'un essai clinique réussi, le remède très simple représenté par le citron resta ignoré et le scorbut continua à sévir, de sorte que les marins continuèrent à mourir en nombre. Lorsque la guerre de Sept Ans entre la Grande-Bretagne et la France prit fin en 1763, le bilan des pertes humaines montra que 1 512 marins britanniques étaient morts dans les batailles navales, tandis que 100 000 étaient morts du scorbut dans le même temps.

Cependant, en 1780, trente-trois ans après l'essai clinique original, le travail de Lind attira l'attention d'un médecin, Gilbert Blane, qui avait une grande influence. Surnommé « Chillblain », en raison de sa froideur, Blane était tombé par hasard sur le traité de Lind relatif au scorbut, alors qu'il se préparait à sa première affectation en tant que médecin sur les navires de guerre britanniques patrouillant dans les Caraïbes. Il fut impressionné par la déclaration de Lind selon laquelle ce dernier ne « proposerait aucun remède qui serait fondé sur la spéculation ; en revanche, il confirmerait toutes ses assertions sur la base de l'expérience et des faits, les guides les plus infaillibles qui soient. » Stimulé par la démarche de Lind et intéressé par ses conclusions, Blane se dit qu'il allait étudier scrupuleusement les taux de mortalité au sein de la flotte britannique opérant aux Antilles, afin de voir ce qui se produirait s'il introduisait le citron dans le régime alimentaire de tous les marins.

Bien que l'étude de Blane fût contrôlée avec moins de rigueur que ne l'avait été l'essai clinique de Lind, elle porta sur un bien plus grand nombre de marins et on peut dire que ses résultats furent encore plus frappants. Pendant la première année de service de Blane sur les navires opérant aux Antilles, la flotte britannique comptait 12 019 marins : seulement soixante d'entre eux moururent alors au combat, tandis que 1 518 succombèrent aux maladies, le scorbut étant responsable de la grande majorité de ces morts. Cependant, après que Blane introduisit le citron dans le régime alimentaire, le taux de mortalité fut réduit de moitié. Ultérieurement, on utilisa souvent des citrons verts ou *limes,* au lieu des citrons jaunes, ce qui conduisit à baptiser les matelots britanniques du sobriquet de « *limey* », terme d'argot qui servit, par la suite, à désigner les Britanniques en général.

Non seulement Blane fut convaincu que ce fruit frais jouait un rôle capital, mais, quinze ans plus tard, il fut en mesure de mettre sur pied un programme de prévention du scorbut dans toute la flotte britannique, lorsqu'il fut nommé au Conseil sur les maladies et les blessures qui était chargé de mettre au point les procédures médicales dans la marine royale. Le 5 mars 1795, ce Conseil, ainsi que l'Amirauté, déclarèrent que l'on épargnerait la vie des marins si on leur distribuait une ration quotidienne de seulement trois-quarts d'once de jus de citron. Lind était mort juste un an plus tôt, mais son objectif qui avait été de débarrasser les navires britanniques du scorbut avait maintenant été parfaitement atteint par Blane.

Les Britanniques avaient mis beaucoup de temps à adopter le citron en tant que remède au scorbut, puisque presque un demi-siècle s'était écoulé depuis la percée médicale représentée par l'essai clinique de Lind, mais beaucoup d'autres pays mirent encore plus de temps. Cela procura un énorme avantage à la Grande-Bretagne, lui assurant la suprématie dans la course à la colonisation des contrées lointaines et la victoire dans les batailles navales avec les pays européens voisins. Par exemple, avant la bataille de Trafalgar, en 1805, Napoléon avait envisagé d'envahir la Grande-Bretagne, mais il fut contrecarré dans ce projet par le blocus des navires britanniques obligeant les bateaux français à rester dans leurs ports d'attache pendant plusieurs mois. Paralyser ainsi la flotte française avait été possible seulement parce que les bateaux britanniques fournissaient à leurs équipages des fruits, ce qui leur permettait de ne pas avoir à interrompre leur tour de garde pour aller chercher de nouveaux matelots en remplacement des marins décédés à cause du scorbut. En fait, il n'est pas exagéré de dire que la Grande-Bretagne a été sauvée grâce à l'invention par Lind de l'essai clinique et à la mise au point consécutive par Blane d'un protocole d'administration du citron pour prévenir le scorbut. En effet, l'armée de Napoléon était beaucoup plus puissante que celle des Britanniques, et si le blocus naval avait échoué, l'invasion de la

Grande-Bretagne par les Français aurait probablement été menée à bien.

Le destin d'un pays est, certes, un sujet d'importance historique majeure, mais la mise en œuvre de la méthode des essais cliniques allait se révéler d'une plus grande importance encore dans les siècles suivants. Les chercheurs en médecine allaient continuer d'employer systématiquement la méthode des essais cliniques pour savoir quels traitements étaient efficaces et lesquels ne l'étaient pas. Par suite, cela allait permettre aux médecins de sauver des centaines de millions de vie dans le monde entier, parce qu'ils allaient être en mesure de guérir des maladies en recourant à des thérapeutiques d'efficacité démontrée plutôt que d'user de remèdes de charlatan.

À cause de son emploi fréquent en médecine, la saignée fut l'une des premières thérapeutiques à être soumise à une évaluation au moyen d'essais cliniques contrôlés. En 1809, juste une décennie après que George Washington ait subi une série de saignées sur son lit de mort, un médecin militaire écossais, Alexander Hamilton, entreprit de déterminer s'il était avisé ou non de saigner les patients. Dans l'absolu, il aurait dû mener son essai clinique en examinant l'impact de la saignée sur une seule maladie ou sur un seul symptôme, comme par exemple la gonorrhée ou la fièvre, parce que les résultats tendent à être plus clairs si l'essai se concentre sur un seul traitement pour une seule affection. Cependant, Hamilton réalisa son essai clinique tandis qu'il était en service durant la guerre de la Péninsule au Portugal, et les conditions des champs de bataille ne lui ont pas donné le loisir de mener son essai clinique de façon idéale ; il dut étudier l'impact de la saignée en même temps sur tout un éventail de pathologies. Pour être juste avec Hamilton, cette façon de procéder n'était pas aussi inappropriée que cela, car, à cette époque, on présentait la saignée comme une panacée : si les médecins pensaient qu'elle pouvait guérir toutes les maladies, alors, on pouvait soutenir que l'essai devait porter sur des patients atteints de toutes sortes d'affections.

Hamilton commença son essai clinique en divisant en trois groupes un échantillon de 366 soldats représentant une série de pathologies variées. Les patients des deux premiers groupes furent traités par lui-même et par un collègue (le docteur Anderson) sans jamais recourir à la saignée, tandis que les membres du troisième groupe le furent par un autre médecin (dont le nom n'a pas été retenu), qui employa le traitement habituel, c'est-à-dire la saignée au moyen de la lancette. Les résultats de l'essai furent clairs :

> Il avait été disposé que les membres de l'effectif étaient admis dans les trois groupes, alternativement, de façon que chacun de nous ait à traiter un tiers du total. Les malades étaient assignés sans choisir à l'un ou à l'autre des trois groupes et on les soignait aussi vite que possible avec la même attention, et ils étaient hébergés dans les mêmes conditions de confort. Ni M. Anderson, ni moi-même n'avons jamais utilisé une seule fois la lancette. Il eut à déplorer un décès, et moi, quatre ; tandis qu'au sein de l'autre tiers de l'effectif, trente-cinq patients moururent.

Le taux de mortalité des patients traités par la saignée a donc été dix fois plus élevé que celui des patients n'ayant jamais reçu ce traitement. C'était un résultat accablant contre l'usage de la saignée et une démonstration éclatante qu'elle provoquait des décès et ne sauvait donc pas des vies. Il aurait été difficile de mettre en doute les conclusions tirées de cet essai clinique, car ce dernier présentait deux des caractéristiques principales attachées aux essais rigoureux.

Premièrement, Hamilton avait soigneusement contrôlé son essai, dans la mesure où chacun des groupes distincts de patients avait été traité de façon semblable, à l'exception d'un facteur particulier, à savoir la saignée. Cela lui permit de bien cerner les conséquences de cette dernière. Si les membres du groupe où l'on avait pratiqué les saignées avaient connu des conditions d'hébergement moins favorables ou avaient eu un régime alimentaire différent, alors leur taux de mortalité plus élevé aurait pu être attribué à l'environnement ou à l'alimentation ; mais Hamilton s'était assuré que tous les groupes fassent l'objet d'une « même attention » et connaissent les « mêmes conditions de confort. » Par conséquent, la saignée, et elle seule, pouvait être désignée comme la cause du taux de mortalité plus élevé au sein du troisième groupe.

Deuxièmement, Hamilton avait mené son essai de façon que la répartition des facteurs fût homogène entre les groupes, garantissant ainsi que ces derniers étaient, en moyenne, aussi semblables que possible. Il atteignit cet objectif en évitant que les patients ne soient systématiquement affectés à tel groupe plutôt qu'à tel autre : par exemple, si les soldats plus âgés avaient été préférentiellement envoyés dans le troisième groupe (celui de la saignée), cela aurait lourdement infléchi les résultats à l'encontre de cette technique. En fait, Hamilton assigna ses patients « alternativement » aux trois groupes et « sans choisir » vers lequel ils étaient dirigés, une procédure que l'on appelle de nos jours la « randomisation » des traitements administrés au cours des essais cliniques. Si les patients sont assignés de façon aléatoire aux groupes, alors, on peut considérer que ces derniers seront largement similaires en ce qui concerne n'importe quel facteur pouvant affecter le résultat du traitement chez un patient donné, que ce soit, par exemple, l'âge, le niveau de revenu, le sexe ou le degré de gravité de la maladie. La randomisation permet même aux facteurs inconnus d'être représentés de façon équilibrée dans l'ensemble des groupes. La répartition homogène des facteurs entre les groupes grâce à la randomisation est une méthode particulièrement efficace lorsque l'effectif de départ est élevé. Dans le cas de l'essai décrit ci-dessus, le nombre des participants était grand : 366 patients, ce qui était considérable. De nos jours, les chercheurs en médecine appellent ce type de procédure, un *essai contrôlé randomisé* ou un *essai clinique randomisé* et cela représente la méthode obligatoire pour mettre à l'épreuve toute nouvelle thérapie.

Bien qu'Hamilton soit parvenu à réaliser le premier essai clinique randomisé de l'histoire, sur les conséquences de la saignée, il a négligé de publier ses résultats. En fait, son travail n'a été connu que parce que ses documents ont été redécouverts en 1987 parmi d'autres papiers cachés dans une malle conservée à l'Académie de médecine d'Édimbourg. Ne pas publier les résultats de ses recherches représente un grave manquement au devoir de tout chercheur en médecine, parce que les publications ont deux importantes retombées. D'abord, elles incitent d'autres chercheurs à reproduire la même recherche, ce qui peut conduire soit à mettre au jour les éventuelles erreurs contenues dans les travaux originaux, soit à confirmer les résultats de ces derniers. Deuxièmement, les publications constituent le meilleur moyen de diffuser les nouvelles connaissances ainsi acquises, de façon que les médecins puissent les mettre en application.

Puisque l'essai clinique d'Hamilton sur la saignée n'avait pas été publié, cela eut pour conséquence que cette pratique continua à être activement mise en œuvre. Et il a fallu attendre encore quelques années avant que d'autres pionniers, tels le médecin français Pierre Louis, mènent leurs propres essais cliniques et confirment les conclusions d'Hamilton. Leurs résultats, qui, eux, furent publiés comme il convient et diffusés, montrèrent de façon répétée que la saignée ne permet pas de sauver des vies, mais, au contraire, contribue à faire mourir les patients. Sur cette base, il est vraisemblable que cette pratique fut responsable de la mort de George Washington.

Malheureusement, puisque ces conclusions invalidant la pratique de la saignée allaient à l'encontre des conceptions dominantes, de nombreux médecins se battirent pour les refuser et firent même tout ce qu'ils pouvaient pour les dénigrer. Par exemple, lorsque Pierre Louis publia les résultats de ses essais en 1828, un grand nombre de praticiens refusèrent de prendre en compte ses conclusions déniant toute valeur à la technique de la saignée, précisément parce qu'elles se fondaient sur des données obtenues en étudiant un grand nombre de patients. Ils critiquèrent ce qu'ils appelaient sa « méthode numérique », parce qu'ils étaient plus intéressés par le patient individuel allongé devant eux que par l'observation de ce que l'on obtenait sur un grand échantillon de patients. Pierre Louis répondit en soutenant qu'il était impossible de savoir si un traitement donné était efficace et sans danger pour un patient individuel tant qu'on n'avait pas démontré qu'il était efficace et sans danger pour un grand nombre de patients : « L'emploi d'un agent thérapeutique quelconque ne peut être fait avec connaissance de cause dans un cas particulier, ou avec quelque probabilité de succès dans les cas graves, que quand on a déterminé préalablement, au moyen de la statistique, agissant sur un nombre de faits suffisants, son action générale dans les circonstances analogues à celle où se trouve le sujet de la médication ; ... sans le secours de l'analyse numérique ou de la statistique, il n'est pas de science médicale possible, dans la rigoureuse acception du mot. »

Et lorsque le médecin écossais Alexander MacLean préconisa le recours aux essais cliniques pour évaluer les traitements, alors qu'il travaillait en Inde en 1818, les critiques soutinrent qu'il était immoral de mener des expériences qui mettaient en jeu de cette façon la santé des patients. Il répondit que ne pas réaliser d'essais cliniques conduirait la médecine à ne jamais dépasser le stade d'une collection de traitements n'ayant pas été évalués et pouvant se révéler complètement inefficaces ou dangereux. Il qualifia la médecine pratiquée sans aucune preuve « d'entreprise d'expérimentation permanente sur la vie de nos semblables ».

Malgré l'invention de l'essai clinique et sans tenir compte des preuves accumulées contre la saignée, de nombreux médecins en Europe continuèrent à saigner leurs patients, au point que la France dut importer 42 millions de sangsues en 1833. Mais décennie après décennie, la rationalité commença à gagner chez les médecins, les essais cliniques devinrent plus fréquents et les thérapeutiques dangereuses et inutiles, telles que la saignée, commencèrent à perdre du terrain.

Avant l'invention de l'essai clinique, un médecin choisissait la thérapeutique qu'il allait appliquer à un patient donné en fonction de ses propres a priori, ou en fonction de ce qu'il avait appris de ses pairs, ou en fonction de ce qu'il se rappelait plus ou moins de ses expériences précédentes avec une poignée de patients présentant des conditions plus ou moins semblables. Après l'avènement de l'essai clinique, les médecins furent en mesure de choisir le traitement qu'ils allaient appliquer à un patient donné en examinant les preuves obtenues au cours de plusieurs essais qui avaient peut-être porté sur des milliers de patients. Il n'était toujours pas garanti qu'un traitement donné ayant réussi au cours d'une série d'essais allait guérir un patient particulier, mais tout médecin qui allait adopter cette démarche donnerait à son patient les meilleures chances de guérison.

L'invention par Lind de l'essai clinique a été au point de départ d'une révolution qui, petit à petit, allait s'accélérer au cours du dix-neuvième siècle. Elle a bouleversé la médecine, la faisant passer du statut d'une dangereuse loterie telle qu'elle se présentait au dix-huitième siècle à celui d'une discipline rationnelle au vingtième siècle. L'essai clinique a aidé à la naissance de la médecine moderne, laquelle nous permet aujourd'hui de mener plus longtemps une vie plus heureuse et en meilleure santé.

La médecine fondée sur des preuves

Parce que les essais cliniques fournissent un important moyen de déterminer les meilleurs traitements pour les patients, ils occupent une place centrale dans la nouvelle démarche médicale appelée *médecine fondée sur des preuves*. Bien que James Lind au dix-huitième siècle eût peut-être conscience de ses principes fondamentaux, cette nouvelle pratique ne s'est vraiment installée qu'au milieu du vingtième siècle, et l'expression elle-même n'est pas apparue dans la littérature médicale avant 1992, lorsqu'elle a été forgée par David Sackett, de l'Université McMaster, dans l'Ontario. Celui-ci la définit ainsi : « La médecine fondée sur des preuves est l'emploi consciencieux, explicite et judicieux des meilleures preuves actuelles pour décider des soins à prodiguer aux patients individuels. »

Avec la médecine fondée sur des preuves, les médecins peuvent exercer leur métier avec assurance, car elle leur fournit les informations les plus fiables et cela bénéficie aux patients dans la mesure où ils ont plus de chances de recevoir le traitement le plus approprié. Du point de vue du vingt-et-unième siècle, il semble aller de soi que les décisions médicales doivent être fondées sur des preuves, généralement fournies par les essais cliniques randomisés, mais l'avènement de cette démarche thérapeutique marque un point tournant dans l'histoire de la médecine.

Auparavant, la médecine manquait vraiment d'efficacité. Ceux des patients qui guérissaient d'une maladie le faisaient généralement en dépit des traitements qu'ils avaient reçus, et non grâce à ces derniers. Mais à partir du moment où l'institution médicale eut adopté des notions aussi simples que la méthode de l'essai clinique, les progrès furent rapides. De nos jours, on a systématiquement recours à cette dernière pour mettre au point de nouveaux traitements et les experts médicaux sont tous d'accord pour admettre que la médecine fondée sur des preuves est le facteur crucial des soins médicaux efficaces.

Cependant, certaines personnes n'appartenant pas à l'institution médicale trouvent parfois compliqué, intimidant et froid le concept de médecine fondée sur des preuves. Si vous penchez pour ce point de vue, alors, une fois de plus, il vaut la peine de rappeler ce qui se passait avant l'avènement de la médecine fondée sur des preuves et sur les essais cliniques : les médecins étaient inconscients du mal qu'ils faisaient en saignant des millions de gens, faisant effectivement mourir nombre d'entre eux, comme ce fut le cas de George Washington. Ces médecins n'étaient pas stupides ou malveillants ; ils ne disposaient tout simplement pas des connaissances nécessaires, lesquelles se développent, en revanche, lorsque l'on recourt aux essais cliniques.

Rappelez-vous Benjamin Rush, par exemple, le médecin qui pratiquait la saignée à tout va et fit un procès en diffamation qu'il gagna le jour même du décès de Washington. C'était un homme brillant, cultivé et compatissant : on lui doit l'idée que la dépendance à la drogue est un problème médical, et il avait compris que les alcooliques ont perdu leur capacité à limiter leur consommation d'alcool. Il a défendu les droits des femmes ; il s'est battu pour l'abolition de l'esclavage et fit campagne pour celle de la peine capitale. Cependant, son intelligence et son sens moral ne furent pas suffisants pour l'arrêter de tuer des centaines de patients en les saignant à mort et d'encourager nombre de ses disciples à faire exactement de même.

Rush était induit en erreur par son respect pour les idées anciennes ainsi que par des raisons inventées tout exprès pour justifier l'usage de la saignée. Par exemple, il était facile pour Rush de prendre à tort la sédation consécutive à la saignée pour un authentique signe d'amélioration du malade, car il ne se doutait pas qu'avec cette pratique, il retirait effectivement la vie aux patients. Sa propre mémoire le trompait aussi probablement, en lui faisant se souvenir préférentiellement des patients qui avaient survécu à la saignée et oublier ceux qui en étaient morts. En outre, Rush avait dû être tenté d'attribuer tout succès à son traitement et de rejeter tout échec au compte du patient, qui de toutes façons était destiné à mourir.

Bien que la médecine fondée sur des preuves condamne aujourd'hui le type de saignée que Rush pratiquait sans retenue, il est important de souligner que cette démarche préconise de rester ouvert à de nouvelles preuves et de réviser les conclusions admises, si nécessaire. Par exemple, grâce aux toutes dernières preuves fournies par de nouveaux essais cliniques, la saignée est de nouveau considérée comme un traitement acceptable dans des cas très particuliers : il a maintenant été démontré, par exemple, que la saignée peut, en dernier ressort, réduire l'excès de liquides physiologiques provoqué par l'insuffisance cardiaque. De même, les sangsues sont maintenant employées pour aider les patients à se rétablir après certains types de chirurgie. Par exemple, en 2007, une femme, habitant le Yorkshire, qui venait d'être opérée d'une tumeur cancéreuse orale et dont on avait reconstruit la langue, reçut un traitement consistant à lui mettre des sangsues dans la bouche quatre fois par jour et cela, pendant une semaine et demi. Ce traitement était fondé sur le fait que les sangsues libèrent des composés chimiques qui accroissent le flux sanguin et accélèrent ainsi le rétablissement.

Malgré tout ce qu'elle a apporté de positif, on regarde parfois avec suspicion la médecine fondée sur des preuves. Certaines personnes la perçoivent comme une stratégie permettant à l'institution médicale de défendre ses propres membres et leurs traitements, tout en excluant ceux qui lui sont extérieurs et qui proposent des traitements alternatifs. En réalité, comme nous l'avons déjà vu, c'est souvent le contraire qui est vrai, parce que la médecine fondée sur des preuves permet réellement à des personnes extérieures à l'institution médicale de se faire entendre. Elle approuve tout traitement qui se révèle efficace, indépendamment de savoir qui l'a proposé et jusqu'à quel point il peut paraître étrange. Le jus de citron comme remède au scorbut parut sans doute un traitement invraisemblable à l'origine, mais l'institution médicale fut obligée de l'accepter, parce que les essais cliniques prouvèrent qu'il était efficace. D'un autre côté, la saignée était un traitement classique, mais l'institution médicale a été finalement obligée de la rejeter, parce qu'elle a été discréditée par les preuves fournies par les essais cliniques.

Il existe un épisode particulier de l'histoire de la médecine qui illustre particulièrement bien comment une démarche fondée sur des preuves force l'institution médicale à accepter les conclusions qui se font jour lorsque les procédures thérapeutiques sont mises à l'épreuve. Florence Nightingale, la célèbre « Dame à la lampe », était une femme de peu de poids face à l'institution médicale, mais elle réussit cependant lors d'une sévère controverse, à triompher contre celle-ci, pourtant dominée par les hommes, parce qu'elle a pu se prévaloir de données solides et irréfutables. En fait, on peut la considérer comme l'une des personnes ayant défendu le plus tôt la médecine fondée sur des preuves, et elle l'aemployée avec succès pour transformer les procédures de soins à l'époque victorienne.

Florence et sa sœur naquirent lors de la lune de miel féconde et prolongée (elle dura deux ans) que passèrent en Italie leurs parents, William et Frances Nightingale. La sœur aînée de Florence naquit en 1819 et reçut le nom de Parthénope, d'après le nom de la ville où elle avait été mise au monde (Parthénope étant le nom grec de Naples). Puis Florence vit le jour au printemps 1820 et reçut également le nom de son lieu de naissance. Florence Nightingale était destinée à mener, lorsqu'elle serait adulte, la vie d'une dame aisée de l'ère victorienne, mais, durant son adolescence, elle ne cessa de déclarer qu'elle entendait la voix de Dieu lui fixer une mission. Il semble donc que sa volonté de devenir infirmière ait été le résultat d'un « appel divin ». Cela désola ses parents, parce que l'on considérait généralement les infirmières comme des personnes peu instruites, de mœurs légères et s'adonnant souvent à la boisson. Mais c'était exactement les préjugés que Florence voulait faire s'éteindre définitivement.

La perspective de voir Florence exercer son métier en Grande-Bretagne était déjà assez choquante pour ses parents, mais ceux-ci ont dû encore être plus terrifiés lorsqu'ils virent leur fille désirer partir en Crimée travailler dans les hôpitaux de ce pays, lors de la guerre du même nom. Florence avait lu dans les journaux tels que le *Times* des reportages affreux selon lesquels un grand nombre de soldats mouraient là-bas du choléra et du paludisme. Elle se porta donc volontaire et, en novembre 1854, elle se retrouva à la tête de l'hôpital de Scutari en Turquie, bien connu pour la saleté de ses salles communes et de ses lits, ses évacuations sanitaires souvent bouchées et la nourriture avariée qu'on y servait. Il lui devint rapidement clair que ce n'étaient pas principalement de leurs blessures que mouraient les soldats, mais bien plutôt des maladies qui se propageaient très vite dans des conditions aussi sordides. Comme l'admit un rapport officiel : « Le vent faisait remonter l'air des égouts par les tuyaux d'évacuation de nombreux lieux d'aisance ouverts, circulant ensuite dans les couloirs jusque dans les salles communes hébergeant les blessés. »

Florence Nightingale se mit en devoir de transformer les conditions de vie à l'hôpital en fournissant de la nourriture saine et des draps propres, en faisant déboucher les évacuations sanitaires et en ouvrant les fenêtres pour renouveler l'air des chambres. En une seule semaine, elle fit évacuer 215 charrettes de saletés, déboucher dix-neuf fois les évacuations sanitaires et enterrer les cadavres de deux chevaux, une vache et quatre chiens qui avaient été trouvés sur les terrains entourant l'hôpital. Les administrateurs et les médecins qui avaient dirigé auparavant l'hôpital considérèrent que ces changements représentaient une insulte à leur égard, mettant en cause leurs compétences professionnelles et ils ne cessèrent d'entraver son action, mais elle n'en eut cure et continua à aller de l'avant. Les résultats semblèrent donner raison à ses méthodes : en février 1855, le taux de mortalité chez tous les soldats admis dans cet hôpital était de 43 pour cent, mais après ses réformes, il tomba de façon spectaculaire pour atteindre seulement 2 pour cent en juin 1855. Lorsqu'elle regagna la Grande-Bretagne à l'été 1856, Florence Nightingale fut accueillie comme une héroïne, en grande partie grâce au soutien du journal *The Times* :

> Partout où existe la maladie sous sa forme la plus dangereuse et où la lame de la faucheuse est effroyablement proche, on peut être sûr que l'on va rencontrer cette femme incomparable ; sa bienfaisante présence apporte le réconfort même au milieu des affres des derniers instants. On peut dire sans exagération qu'elle est un « ange de bonté » dans ces hôpitaux et lorsque sa svelte silhouette glisse doucement le long des couloirs, le visage de chacun s'illumine de gratitude à cette vision.

Cependant, les sceptiques restaient nombreux. Le principal médecin militaire soutint que les plus grands taux de survie qu'avait obtenus Nightingale n'étaient pas forcément dus à la meilleure hygiène qu'elle avait appliquée. Il souligna que son apparent succès pouvait peut-être résulter du fait qu'elle avait eu affaire à des soldats moins gravement blessés, ou bien que ses patients avaient été traités dans une période où le temps avait été plus clément ou bien qu'il y avait peut-être eu un autre facteur que l'on n'avait pas encore identifié.

Fort heureusement, outre ses exceptionnelles qualités professionnelles en tant qu'infirmière militaire, Florence Nightingale était aussi une brillante statisticienne. Son père, William Nightingale, avait des idées avancées et estimait que les femmes devaient recevoir une instruction complète, de sorte que Florence apprit l'italien, le latin et le grec, tout en étudiant l'histoire et, plus spécialement, les mathématiques. En fait, elle eut pour professeurs particuliers quelques-uns des meilleurs mathématiciens de Grande-Bretagne, comme James Sylvester et Arthur Cayley.

Aussi, lorsqu'elle fut critiquée par l'institution médicale britannique, elle s'appuya sur son savoir en mathématiques et fit usage d'arguments statistiques pour soutenir sa thèse selon laquelle l'amélioration de l'hygiène conduisait à de meilleurs taux de survie. Florence Nightingale avait scrupuleusement amassé des renseignements détaillés sur ses patients durant tout le temps qu'elle était restée en Crimée, de sorte qu'elle fut en mesure de rechercher dans ses archives toutes sortes de données prouvant qu'elle avait raison au sujet de l'importance de l'hygiène à l'hôpital.

Par exemple, pour montrer que la malpropreté à l'hôpital de Scutari avait été responsable de la mort de soldats, elle utilisa ses archives pour comparer un groupe de soldats soignés dans cet hôpital à l'époque où l'hygiène était absente et un groupe « contrôle » de soldats blessés qui, durant la même période, avaient été gardés dans leur propre camp militaire. Si ce groupe « contrôle » avait connu un taux de survie meilleur que celui du groupe de l'hôpital, cela aurait indiqué que les conditions rencontrées par Florence Nightingale lorsqu'elle était arrivée à Scutari avaient effectivement fait plus de mal que de bien. Bien entendu, le groupe « contrôle » avait présenté un taux de mortalité de 27 décès pour 1 000 soldats, alors que le groupe de Scutari avait subi 427 décès pour 1 000 soldats. Ce n'était là que l'une de ses comparaisons statistiques, mais lorsque Florence Nightingale intégra toutes celles qu'elle détenait au sein d'un rapport d'ensemble, cela lui permit de triompher dans la controverse.

Florence Nightingale était convaincue que toutes les autres grandes décisions médicales devraient être fondées sur ce même genre de preuves ; aussi elle se battit pour que soit établie une Commission royale sur la santé dans l'armée, à laquelle elle soumit elle-même plusieurs centaines de pages de statistiques détaillées. À une époque où l'on considérait comme une innovation radicale de simplement faire figurer des tableaux de données dans ses publications, elle introduisit aussi la présentation de diagrammes multicolores qui ne paraîtraient pas déplacés aujourd'hui lors d'un exposé dans une salle de conférences moderne. Elle inventa même une version perfectionnée du diagramme circulaire (avec ses « parts de gâteau »), appelée le « diagramme des secteurs circulaires », qui l'aida à illustrer ses données. Elle avait compris qu'en présentant ses statistiques de façon illustrée, cela l'aiderait énormément à faire comprendre ses arguments et à convaincre les hommes politiques, lesquels n'étaient généralement pas très versés en mathématiques.

Finalement, les études statistiques de Florence Nightingale déclenchèrent une révolution dans les services de santé de l'armée, parce qu'un rapport de la Commission royale sur la santé dans l'armée appela à l'établissement d'une Faculté de médecine militaire et d'un système de collecte des renseignements médicaux. À son tour, ceci conduisit à des examens soigneux permettant de distinguer les conditions et les traitements qui bénéficiaient aux patients et de repérer ceux qui leur étaient néfastes.

De nos jours, on se rappelle de Florence Nightingale surtout en tant que fondatrice du métier moderne d'infirmière, ayant établi un programme d'enseignement et une école de formation pour cette profession. Cependant, on peut soutenir que la lutte qu'elle a menée durant toute sa vie en faveur de réformes médicales fondées sur des preuves statistiques a eu des retombées encore plus importantes pour l'ensemble des systèmes de soins. Elle a été élue membre de la Société royale de statistique en 1858, et elle fut ainsi la première femme à appartenir à cette institution. Puis, dans le même genre de distinction, elle devint aussi la première femme à être nommée membre honoraire de l'Association américaine de statistique.

La passion de Florence Nightingale pour les statistiques lui permit de persuader le gouvernement de l'importance de toute une série de réformes dans le domaine de la santé. Par exemple, de nombreuses personnes avaient soutenu que former des infirmières était du gaspillage, car les patients soignés par des infirmières diplômées présentaient en réalité un taux de mortalité plus élevé que ceux soignés par du personnel non qualifié. Mais Florence Nightingale fit valoir que ce résultat s'expliquait uniquement par le fait que les cas les plus graves étaient envoyés dans les salles d'hôpitaux où travaillaient les infirmières diplômées. Si l'on veut comparer les résultats de deux groupes distincts, alors il est absolument crucial (comme déjà discuté plus haut) que l'on assigne les patients au hasard aux deux groupes en question. Bien entendu, lorsque Florence Nightingale réalisa des essais cliniques dans lesquels les patients étaient assignés aléatoirement à des infirmières diplômées ou non, il apparut clairement que le groupe de patients soignés par des infirmières diplômées avait de bien

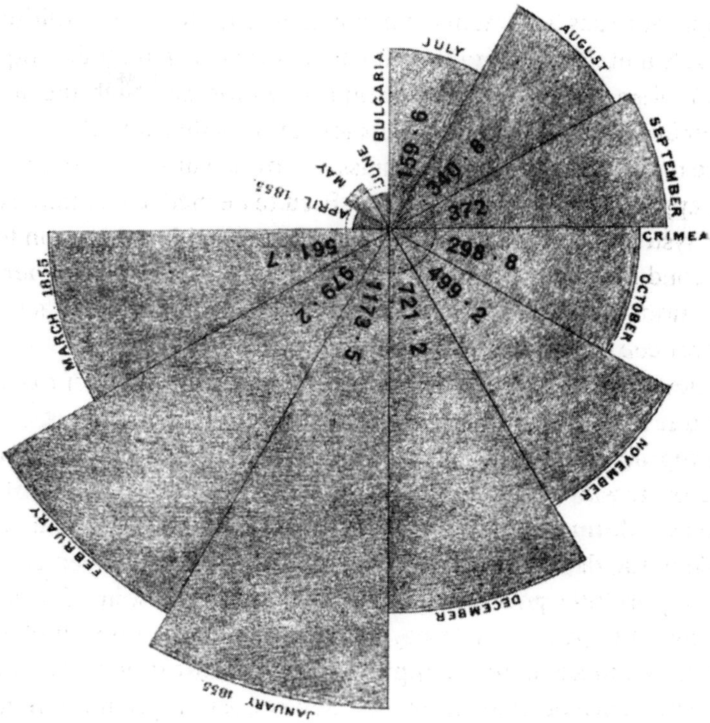

FIGURE 1. *Diagramme de secteurs circulaires, élaboré par Florence Nightingale, pour montrer « le taux de mortalité dans le corps expéditionnaire britannique en Orient d'avril 1854 à mars 1855 »*

meilleurs résultats que le groupe de patients soignés par des infirmières non qualifiées. En outre, Florence Nightingale utilisa les statistiques pour montrer que les naissances se produisant à la maison comportaient bien moins de risques que les naissances se produisant à l'hôpital, probablement parce que les maisons britanniques étaient bien plus propres que les hôpitaux à l'époque victorienne. Elle s'intéressa aussi à l'action sanitaire dans l'Empire britannique, et elle utilisa notamment les mathématiques pour étudier l'influence de l'hygiène publique sur la santé dans l'Inde rurale.

Et durant toute sa longue carrière, Florence Nightingale ne cessa de travailler sur les conditions faites aux soldats. Dans l'une de ses études ultérieures, elle observa que le taux de mortalité annuelle des soldats stationnés en Grande-Bretagne, en temps de paix, était de 20 pour mille, soit presque deux fois plus que celui des civils, un résultat qu'elle soupçonnait être dû aux mauvaises conditions rencontrées dans leurs casernes. Elle calcula le nombre de morts dus à ces mauvaises conditions d'hébergement dans l'ensemble de l'armée britannique, et fit alors le commentaire suivant, qui soulignait à quel point cela représentait une mortalité illégitime chez les jeunes gens : « Vous pourriez tout aussi bien emmener 1 100 personnes chaque année dans la plaine de Salisbury et les fusiller. »

La leçon à retenir des succès médicaux de Florence Nightingale est que les tests scientifiques ne sont pas seulement le moyen d'établir la vérité médicale, c'est aussi le meilleur moyen de faire reconnaître cette vérité. Les résultats de ces tests sont tellement convaincants qu'ils peuvent permettre à une personne relativement inconnue comme Florence Nightingale – une jeune femme n'appartenant pas à l'institution médicale et n'ayant pas de réputation scientifique – de prouver qu'elle a raison et que les caciques de la médecine ont tort. Sans ces tests mettant à l'épreuve les pratiques et les conceptions en vigueur, des visionnaires isolés tels que Nightingale resteraient ignorés, tandis que les médecins continueraient à mettre en œuvre des procédures fondées sur un corps de connaissances inexactes, simplement issues de la tradition, du dogme, de la mode, de la politique, du marketing ou de l'anecdote.

Un coup de génie

Avant d'appliquer la méthode de la médecine fondée sur des preuves aux thérapeutiques alternatives, cela vaut la peine d'insister encore une fois sur le fait qu'elle fournit des conclusions extrêmement solides et convaincantes. C'est pour cela que ce n'est pas seulement l'institution médicale qui doit s'incliner devant la médecine fondée sur des preuves : les gouvernements aussi peuvent être amenés à changer leurs politiques et les entreprises peuvent avoir à modifier leurs produits en fonction de ce qu'indiquent les preuves scientifiques. Notre dernière histoire est l'illustration parfaite de ce que peuvent faire des preuves scientifiques en matière de santé : amener le monde à se dire : « on arrête, on réfléchit, on agit ». Il s'agit de la recherche qui a révélé de façon spectaculaire les dangers du tabac, restés inconnus jusque-là.

Cette recherche a été menée par Austin Bradford Hill et Richard Doll, dont les antécédents professionnels furent curieusement symétriques. Hill avait voulu suivre l'exemple de son père et devenir médecin, mais il souffrit de de la tuberculose pendant un temps, ce qui le força à abandonner ce projet ; aussi se dirigea-t-il vers les mathématiques. De son côté, Doll avait eu l'ambition de faire des mathématiques à Cambridge, mais la nuit précédant l'examen d'entrée, il s'était enivré avec trois pintes de bière forte (de la Trinity Audit Ale à 8° d'alcool), de sorte que, le lendemain, il resta très en deçà de ses possibilités et échoua ; il fit donc une carrière médicale. Ainsi, en raison de leurs parcours symétriques, ces deux hommes se sont intéressés fortement à la fois à la médecine et aux statistiques.

Au cours de sa carrière, Hill a mené des recherches sur une vaste gamme de problèmes de santé. Dans les années 1940, par exemple, il a démontré l'existence d'un lien entre l'exposition à l'arsenic et le cancer chez les travailleurs de l'industrie chimique, en examinant les certificats de décès ; puis, il a poursuivi en prouvant que la rubéole contractée pendant la grossesse pouvait conduire à des difformités chez les bébés. Il a aussi mené une importante recherche sur l'efficacité des antibiotiques contre la tuberculose, la maladie même qui avait mis fin à son ambition de devenir médecin. Puis, en 1948, l'intérêt de Hill se tourna vers le cancer du poumon, parce que l'incidence de cette maladie avait été multipliée par six, juste en deux décennies. Les experts étaient divisés sur la question de savoir quelle pouvait bien être la cause d'une telle explosion des cas de cancer du poumon ; certains pensaient qu'elle n'existait pas réellement, l'amélioration du diagnostic pouvant en rendre compte ; d'autres suggéraient qu'elle pouvait être due à la pollution industrielle ou aux gaz d'échappement des voitures ou peut-être à la consommation du tabac.

Aucun consensus n'étant en vue, Hill fit équipe avec Doll et décida d'étudier l'une des causes proposées pour le cancer du poumon, à savoir le tabagisme. Cependant, ils se heurtèrent à une difficulté évidente : ils ne pouvaient pas réaliser d'essai clinique randomisé dans ce cas précis. Par exemple, il aurait été contraire à l'éthique et de toutes façons, irréalisable et inutile, de prendre 100 adolescents, d'en convaincre la moitié de fumer pendant une semaine, puis de rechercher les signes du cancer du poumon.

Dans ces conditions, Hill et Doll décidèrent qu'il serait nécessaire de faire une *étude d'observation prospective*, c'est-à-dire qu'il leur faudrait observer *le devenir de différentes cohortes de sujets* sur de nombreuses années : cette procédure consiste à identifier au départ des groupes d'individus sains puis à suivre l'évolution de leur santé les années suivantes, tandis qu'ils mènent leur vie quotidienne usuelle. Cette approche est beaucoup moins interventionniste que l'essai clinique randomisé, et c'est pourquoi l'observation du devenir de différentes cohortes est préférable lorsqu'on mène des recherches sur des problèmes de santé à long terme.

Afin de déceler s'il y avait un lien quelconque entre tabac et cancer du poumon dans leur étude épidémiologique prospective, Hill et Doll réalisèrent qu'il leur faudrait recruter des volontaires répondant à trois critères importants. Premièrement, il faudrait que les sujets soient identifiés au départ soit comme fumeurs invétérés, soit comme d'ardents anti-tabac, car cela augmenterait la probabilité que les uns et les autres continueraient à se comporter de la même façon vis-à-vis du tabac pendant toute la durée de l'étude, c'est-à-dire pendant plusieurs années. Deuxièmement, les sujets devraient être fiables et désireux de contribuer à l'étude, c'est-à-dire qu'ils devraient adhérer au projet et fournir régulièrement des informations actualisées sur leur état de santé et leur degré de tabagisme tout au long de l'étude épidémiologique prospective. Troisièmement, afin d'éliminer l'interférence d'autres facteurs, il serait évidemment préférable que tous les sujets soient semblables en termes de niveau culturel, de revenus et de conditions de travail. Enfin, il faudrait que le nombre des sujets soit élevé, si possible de l'ordre de plusieurs milliers, afin d'arriver à des conclusions plus précises.

Trouver un groupe de sujets qui satisfassent à toutes ces conditions exigeantes n'était pas chose facile, mais Hill trouva finalement la solution, alors qu'il était en train de jouer au golf. Cela incita son ami le docteur Wynne Griffith à faire le commentaire suivant : « Je ne sais pas s'il est bon ou non au golf, mais, là, ce fut un coup de génie. » La brillante idée de Hill consista à prendre pour cobayes des médecins. Ils répondaient parfaitement à tout ce qui était demandé : ils étaient nombreux ; beaucoup d'entre eux étaient de grands fumeurs ; ils étaient parfaitement capables de surveiller leur santé et de fournir les renseignements requis à ce sujet ; ils constituaient un groupe de population relativement homogène.

Lorsque l'étude sur le tabagisme commença en 1951, il était prévu de suivre plus de 30 000 médecins britanniques sur cinq décennies ; mais une tendance claire s'était déjà fait jour dès 1954. Il y avait eu à cette date trente-sept morts par cancer du poumon, et tous les médecins décédés, sans exception, étaient des fumeurs. Tandis que les données s'accumulaient, il apparut que le tabagisme accroissait d'un facteur vingt le risque de cancer du poumon, et, de plus, était aussi lié à toute une série d'autres problèmes de santé, tels que des crises cardiaques.

« L'étude sur les médecins britanniques », comme on l'appelait, était en train de livrer des résultats si terribles, qu'au début, certains chercheurs en médecine eurent du mal à les admettre. De même, les fabricants de cigarette mirent en doute la méthodologie de cette étude, soutenant qu'il devait y avoir un biais statistique dans la façon de recueillir ou d'analyser les données. Fort heureusement, les médecins britanniques ne se montrèrent pas aussi sceptiques au sujet des conclusions que l'on pouvait commencer à tirer de l'étude de Hill et Doll, dans la mesure où ils s'étaient beaucoup impliqués dans celle-ci. Par conséquent, ils se hâtèrent de mettre en garde le public contre le tabagisme.

Parce que l'établissement d'un lien entre la cigarette et le cancer du poumon pouvait avoir un impact sur les fumeurs dans le monde entier, il était important que le travail de Hill et Doll soit répliqué et vérifié. Les résultats d'une autre étude, portant cette fois-ci sur 190 000 Américains, furent aussi annoncés en 1954, et sa conclusion dépeignait un tableau tout aussi sombre. Pendant ce temps, des recherches sur les souris montrèrent que la moitié d'entre elles développaient des lésions cancéreuses lorsqu'on badigeonnait leur peau avec du goudron liquide extrait de la fumée de tabac, ce qui montrait que les cigarettes contenaient sans aucun doute des substances cancérogènes. Le tableau final fut brossé lorsque furent publiées les données supplémentaires fournies par l'étude de Hill et Doll après 50 ans de suivi des cohortes de médecins fumeurs et non-fumeurs : les effets mortels du tabac furent alors soulignés avec encore plus de force par des détails précis. Par exemple, l'analyse finale montra que les médecins britanniques fumeurs nés dans les années 1920 avaient eu trois fois plus de chances de mourir dans la force de l'âge que leurs collègues non-fumeurs. Plus exactement, 43 pour cent des fumeurs étaient morts entre 35 et 69 ans, contre 15 pour cent seulement pour les non-fumeurs.

Doll fut aussi surpris que tout le monde par les preuves accablantes contre le tabagisme fournies par son étude : « Je ne m'attendais pas moi-même à trouver que le tabagisme représentait un problème majeur. Si j'avais eu de l'argent à risquer à l'époque où nous avons commencé l'étude, j'aurais parié sur quelque chose se rapportant à la circulation et aux voitures. » Hill et Doll ne se sont pas lancés dans leur recherche avec un résultat défini à atteindre ; en fait, ils étaient simplement curieux et intéressés de découvrir la vérité. Plus généralement, les bonnes études scientifiques et les essais cliniques corrects ne sont pas conçus pour atteindre un résultat attendu, mais doivent au contraire être transparents et impartiaux, et ceux qui les mènent doivent avoir l'esprit ouvert à tout résultat qui sera obtenu.

« L'étude sur les médecins britanniques » et les études similaires ont été attaquées par les fabricants de cigarettes, mais Hill, Doll et leurs collègues ont riposté et démontré qu'une recherche scientifique rigoureuse peut établir la vérité de façon tellement inattaquable que même les firmes les plus puissantes ne peuvent pas nier les faits bien longtemps. Le lien entre cigarette et cancer du poumon a été prouvé « au-delà de tout doute raisonnable » grâce à des preuves provenant de plusieurs sources indépendantes, chacune confirmant les résultats de l'autre. Il vaut la peine de répéter que le progrès en médecine demande des réplications indépendantes : autrement dit, il faut des études similaires réalisées par différents groupes de chercheurs et montrant des résultats similaires. Toute conclusion dérivée d'un tel ensemble de preuves a, dès lors, toutes les chances d'être très solide.

L'étude de Hill et Doll a conduit, au bout du compte, à toute une série de mesures visant à dissuader le public de fumer, ce qui, à son tour, a provoqué une chute de 50 pour cent de la consommation du tabac dans de nombreuses parties des pays développés. Malheureusement, le tabagisme reste la plus grande cause de décès évitables dans le monde, car de nouveaux et vastes marchés sont en train de s'ouvrir dans les pays en développement. Par ailleurs, pour de nombreux fumeurs, la dépendance au tabac est tellement forte qu'ils tendent à ne pas tenir compte des preuves scientifiques ou à les nier. Lorsque Hill et Doll publièrent leurs premiers résultats dans le *British Medical Journal*, ce dernier les accompagna d'un éditorial, dans lequel une anecdote très éloquente fut rapportée : « On dit que le lecteur d'un magazine américain fut tellement troublé par un article portant sur le tabac et le cancer qu'il décida de ne pas en poursuivre la lecture. »

Tandis que nous étions en train d'écrire ce livre, le *British Medical Journal* a rappelé au monde entier l'importance de la découverte effectuée par Hill et Doll : la révélation des risques du tabac a été classée par ce journal parmi les quinze plus grandes percées médicales ayant eu lieu depuis la fondation de ce journal, 166 ans auparavant. Il avait été demandé aux lecteurs de voter pour la découverte en médecine qui leur paraissait la plus importante, ce qui a donc conduit à une sorte de Top 15 médical. Cette façon de procéder a pu sembler grossière aux yeux de certains membres de l'institution médicale, mais elle a eu le mérite de mettre en lumière deux points de grande importance, particulièrement dans le contexte de ce chapitre.

Premièrement, chacune des percées figurant dans cette liste illustrait la capacité de la science à améliorer la santé ou à sauver des vies. Par exemple, au nombre des découvertes plébiscitées, on trouvait la réhydratation par voie orale, méthode qui aide à se rétablir de la diarrhée et qui a sauvé la vie de 50 millions d'enfants dans les vingt-cinq dernières années. La liste comprenait aussi les antibiotiques, la théorie microbienne des causes des maladies infectieuses et l'immunologie, trois percées qui, de concert, ont permis de guérir toute une série de maladies, sauvant ainsi des centaines de millions de vies. Les vaccins, bien entendu, faisaient partie de la liste, parce qu'ils ont empêché de nombreuses maladies de tout simplement se propager, sauvant là encore des centaines de millions de vies. Et la prise de conscience que fumer comporte des risques a probablement elle aussi sauvé des vies dans des proportions similaires.

Le second point est que le concept de médecine fondée sur des preuves a aussi été reconnu au sein de cette liste des quinze grandes percées, parce qu'il s'agit vraiment d'une grande avancée médicale. Comme il a été déjà dit plus haut, la médecine fondée sur des preuves est une démarche consistant à choisir la meilleure pratique médicale en fonction des meilleures preuves disponibles. Elle n'a pas le prestige et l'éclat de certaines des autres percées figurant dans cette liste, mais on peut néanmoins soutenir que c'est la plus grande de toutes, car elle est à la base de nombre des autres. Par exemple, savoir que les vaccins et les antibiotiques ne sont pas dangereux et protègent des maladies est une notion qui a été établie grâce aux preuves obtenues par les essais cliniques et par d'autres recherches scientifiques. Sans une médecine fondée sur des preuves, on risquerait de tomber dans le piège consistant à considérer des traitements inutiles comme efficaces ou des traitements efficaces comme inutiles. Sans une médecine fondée sur des preuves, on aurait de bonnes chances de passer à côté des meilleurs traitements et de faire appel, au contraire, à des traitements médiocres, mauvais voire même dangereux, accroissant par conséquent la souffrance des patients.

Avant même que les principes de la médecine fondée sur des preuves aient été formalisés, Lind, Hamilton, Louis, Nightingale, Hill et Doll, ainsi que des centaines d'autres chercheurs en médecine ont utilisé la même démarche pour décider quels traitements sont efficaces (le citron contre le scorbut), lesquels sont inopérants (la saignée), lesquels préviennent les maladies (l'hygiène) et pour découvrir quelles sont les causes de certaines maladies (le tabagisme). Les fondements de la médecine moderne ont pu se bâtir grâce à ces chercheurs qui ont employé des méthodes scientifiques tels que les essais cliniques pour obtenir des preuves afin de cerner la vérité. À présent, nous sommes en mesure de regarder quels sont les résultats obtenus par l'application d'une telle approche aux thérapeutiques alternatives.

Ces dernières affirment qu'elles sont capables de traiter les mêmes maux et maladies auxquels essaie de s'attaquer la médecine conventionnelle, et nous pouvons donc examiner ces affirmations à la lumière des preuves. Tout traitement alternatif qui se révèle efficace pour soigner une affection particulière peut alors être comparé aux remèdes de la médecine conventionnelle pour savoir s'il doit être utilisé partiellement ou totalement pour remplacer le traitement conventionnel.

Nous sommes certains d'être en mesure de proposer des conclusions fiables sur la valeur des diverses thérapies alternatives, parce que de nombreux chercheurs ont déjà mené des tests et amassé des preuves. En fait, des milliers d'essais cliniques ont été menés pour déterminer l'efficacité des thérapies alternatives.

Certains d'entre eux ont été conduits avec une grande rigueur sur des échantillons de patients de grande dimension, puis ont été répliqués de façon indépendante, de sorte que l'on peut se fier aux conclusions pouvant globalement en être tirées. Les chapitres suivants de ce livre visent à analyser les résultats de ces essais concernant toute une série de thérapies alternatives. Notre objectif est d'examiner les preuves et de vous dire ensuite quelles thérapies sont efficaces et lesquelles ne le sont pas, lesquelles sont dangereuses et lesquelles ne le sont pas.

À ce stade de notre livre, de nombreux praticiens des thérapies alternatives pourraient bien se sentir optimistes et penser que celle qu'ils défendent va triompher lorsque l'on va examiner les données concernant son efficacité. Car, probablement, les praticiens de l'acupuncture, de l'homéopathie, de la chiropraxie, de la phytothérapie et d'autres thérapies alternatives s'identifient aux francs-tireurs qui ont été évoqués tout au long de ce chapitre.

Florence Nightingale a sans doute été perçue comme une excentrique au début de sa carrière, lorsqu'elle a mis l'accent sur l'hygiène alors que tous les autres intervenants dans le domaine des soins médicaux invoquaient d'autres facteurs, tels que la chirurgie ou les médicaments. Mais elle réussit à prouver qu'elle avait raison et que les membres de l'institution avaient tort.

James Lind a également été un franc-tireur qui s'est révélé avoir raison, parce qu'il a montré que les citrons étaient efficaces contre le scorbut, alors que l'institution médicale préconisait toutes sortes d'autres remèdes. Alexander Hamilton fut également un autre franc-tireur qui en savait plus long que les membres de l'institution médicale, lorsqu'il s'est élevé contre l'usage de la saignée à une époque où cette dernière était une procédure de référence. Et Sir Austin Bradford Hill et Sir Richard Doll furent aussi des francs-tireurs, lorsqu'ils montrèrent contre toute attente que fumer était un plaisir aux conséquences funestes et qu'ils rassemblèrent des données suffisamment solides pour tenir en échec les puissants intérêts des fabricants de cigarettes.

L'histoire de la médecine est parsemée de tels francs-tireurs héroïques et ces derniers servent de grands modèles pour les francs-tireurs d'aujourd'hui, y compris les praticiens des thérapies alternatives. Les acupuncteurs, les homéopathes et autres praticiens alternatifs contestent l'institution médicale en prônant des théories et des thérapies qui vont à l'encontre des connaissances actuelles en médecine, et ils proclament haut et fort que l'institution ne les comprend pas. Ils prédisent qu'un jour on reconnaîtra leurs idées apparemment étranges. Ils pensent qu'ils auront alors la place qui leur revient dans les livres d'histoire aux côtés de Nightingale, Lind, Hamilton, Hill et Doll. Malheureusement, ces praticiens des thérapies alternatives devraient se rendre compte que seuls une minorité des francs-tireurs se révèlent finalement être sur la bonne piste. La plupart se trompent et ont tout simplement tort.

Les praticiens des thérapies alternatives peuvent se sentir encouragés par une phrase tirée de la pièce de Bernard Shaw *Annajanska, the Bolshevik Empress*, phrase prononcée par la Grande Duchesse : « Toutes les grandes vérités ont d'abord été perçues comme des hérésies. » Cependant, ils trouveraient certainement moins attrayant l'avertissement qui devrait l'accompagner : « Toutes les hérésies ne deviennent pas un jour des vérités. »

Le classement d'un traitement dans la catégorie des médecines alternatives tient le plus souvent à ce que cette thérapie est considérée comme une hérésie par l'institution médicale. Dans ce contexte, l'objectif de notre livre est d'évaluer les preuves scientifiques concernant chaque traitement alternatif et de déterminer s'il s'agit d'une hérésie qui est sur la voie de révolutionner la médecine ou bien si elle est destinée à demeurer dans le cul-de-sac des idées qui ne tiennent pas debout.

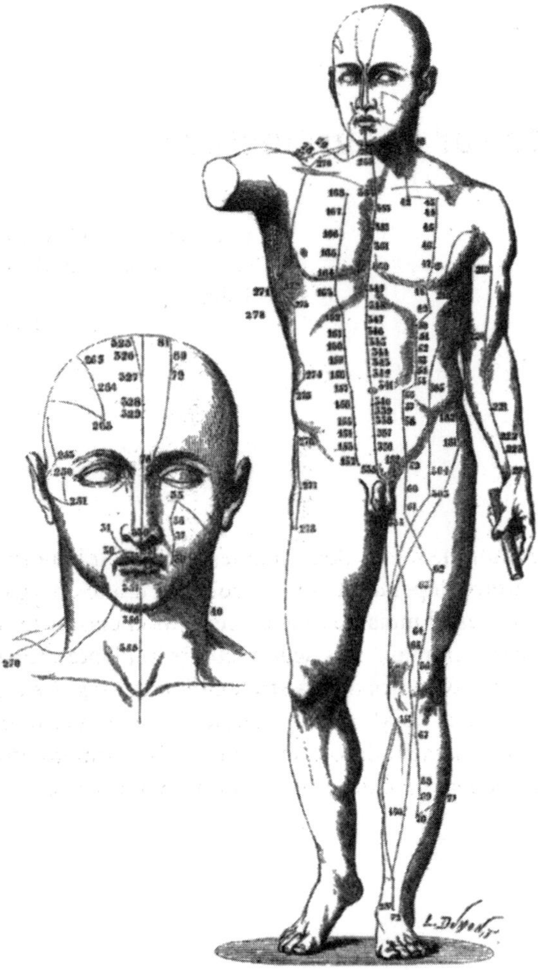

Chapitre 2

La vérité sur l'acupuncture

> L'acupuncture doit bien avoir quelque effet : on ne voit jamais de porcs-épics malades.
>
> BOB GODDARD

L'acupuncture

Il s'agit d'une pratique médicale ancienne, fondée sur la notion que la santé et le bien-être dépendent de la circulation d'une énergie vitale (appelée le « Qi » en chinois) le long de certains chemins (les méridiens) parcourant le corps humain. Les acupuncteurs implantent de fines aiguilles dans la peau en des points stratégiques le long des méridiens afin de débloquer la circulation de l'énergie vitale et assurer que celle-ci s'écoule harmonieusement dans tout le corps. Ils affirment être capables de traiter une vaste gamme de maladies et de symptômes.

La plupart des gens pensent que l'acupuncture, ce procédé consistant à perforer la peau au moyen d'aiguilles dans le but de remédier à des problèmes de santé, est un type de médecine né en Chine. En fait, la plus ancienne trace de cette pratique a été découverte au cœur de l'Europe. En 1991, deux touristes allemands, Helmut et Erika Simon, étaient en train de randonner sur un glacier alpin dans la vallée d'Ötz près de la frontière entre l'Italie et l'Autriche, lorsqu'ils découvrirent un cadavre congelé. Ils pensèrent d'abord qu'il s'agissait du corps d'un alpiniste d'aujourd'hui, sachant que les accidents mortels en montagne ne sont pas rares lors de conditions météorologiques difficiles. En fait, ils étaient tombés par hasard sur des restes humains datant de 5 000 ans.

« L'homme des glaces », Ötzi, comme on l'a baptisé d'après le nom de la vallée où il gisait, acquit une renommée mondiale parce que son corps avait été remarquablement conservé par le grand froid, faisant de lui le plus vieil Européen momifié et de loin. Les scientifiques commencèrent à l'examiner et bientôt une surprenante série de découvertes se fit jour. Le contenu de son estomac, par exemple, révéla que ses derniers repas avaient comporté de la viande de chamois et de cerf. Et en examinant les grains de pollen mêlés à la viande, il a été possible de démontrer qu'il était mort au printemps. Il portait avec lui une hache de cuivre pur à 99,7 pour cent, et on trouva que ses cheveux étaient fortement contaminés par ce métal, ce qui laissa penser qu'il avait peut-être eu pour travail quotidien de le fondre.

L'une des pistes de recherche les plus inattendues fut initiée par le docteur Frank Bahr, de l'Académie allemande d'acupuncture et d'auriculothérapie. D'après lui, l'aspect le plus intéressant d'Ötzi était constitué par une série de tatouages recouvrant certaines parties de son corps. Ils consistaient en des lignes et en des points, et non pas en des dessins ; de plus, ces lignes et ces points semblaient former quinze groupes distincts. Et Bahr observa que ces marques figuraient sur le corps en des positions qu'il connaissait bien : « Je fus stupéfait : 80 pour cent des points correspondaient à ceux qui sont utilisés de nos jours en acupuncture. »

Lorsqu'il montra les photographies de ces tatouages à d'autres acupuncteurs expérimentés, ceux-ci tombèrent d'accord pour reconnaître que la majorité des tatouages paraissaient se situer à moins de 6 mm de points d'acupuncture connus et que les marques restantes se trouvaient à proximité d'autres zones ayant un sens particulier pour l'acupuncture. Si l'on admettait que la peau d'Ötzi avait pu subir quelques déformations au cours des 5 000 dernières années, il était même possible que tous les tatouages sans exception correspondaient à des points d'acupuncture. Bahr en tira la conclusion que ces marques avaient été faites par un guérisseur de cette lointaine époque pour permettre à Ötzi de se soigner lui-même en se servant des tatouages comme guides pour implanter les aiguilles aux bons endroits.

Tandis que les sceptiques suggèrent que la correspondance entre les tatouages et les points d'acupuncture ne traduit rien de plus qu'une pure coïncidence sans signification, Bahr maintient qu'Ötzi représente réellement un patient traité par acupuncture à l'époque préhistorique. Il fait remarquer que la distribution des tatouages sur le corps indique un traitement par acupuncture visant des objectifs thérapeutiques bien déterminés : la majorité des tatouages est située exactement aux endroits qui seraient utilisés par un acupuncteur d'aujourd'hui voulant traiter des douleurs dorsales et le reste peut être mis en rapport avec des troubles abdominaux. Dans un article publié en 1999 dans le très respecté journal médical britannique *The Lancet*, Bahr et ses collègues ont écrit : « Du point de vue d'un acupuncteur, la combinaison des points choisis correspond à une visée thérapeutique claire. » Non seulement on peut apparemment comprendre quel était l'objectif thérapeutique poursuivi chez ce patient, mais on dispose aussi d'un diagnostic concordant avec cette spéculation. En effet, des études radiologiques ont montré qu'Ötzi souffrait d'arthrose ou d'arthrite dans la région lombaire de sa colonne vertébrale et l'on sait aussi qu'il y avait dans son gros intestin de nombreux œufs de trichocéphale, un ver nématode parasite qui avait pu lui causer de graves problèmes abdominaux.

Si les thèses de Bahr étaient vérifiées, cela ferait de Ötzi le plus ancien patient connu au monde à avoir été traité par acupuncture. Mais les Chinois maintiennent que cette pratique est originaire de l'Extrême-Orient. Selon la légende, les effets de l'acupuncture auraient été découverts par hasard lorsqu'un soldat combattant en Mongolie, 2 600 ans av. J.-C., fut atteint par une flèche. Fort heureusement, le coup ne fut pas mortel, et, plus heureux encore, cela le guérit, paraît-il, d'une maladie dont il souffrait de longue date. Des preuves plus concrètes sur l'origine de l'acupuncture ont été trouvées dans des tombeaux préhistoriques, où les archéologues ont découvert de fins instruments de pierre qui auraient pu apparemment servir pour piquer à l'instar d'aiguilles. Certains pensent que de tels outils ont pu être façonnés en raison des croyances chinoises anciennes selon lesquelles toutes les maladies étaient provoquées par des démons siégeant à l'intérieur de l'organisme. Les anciens Chinois auraient pu alors penser que l'implantation d'aiguilles dans le corps auraient permis de tuer ou de libérer ces démons.

La première description détaillée de l'acupuncture apparaît dans le *Huangdi Nei Jing* (« Le classique de médecine interne de l'Empereur Jaune »), un ensemble de textes datant du deuxième siècle av. J.-C. Ce livre présente la pratique et la philosophie complexes de l'acupuncture dans des termes qui seraient en grande partie familiers à un praticien actuel de cette thérapeutique alternative. Par-dessus tout, le *Huangdi Nei Jing* décrit comment le *Qi*[1], l'énergie vitale, circule dans tout le corps en empruntant des canaux appelés *méridiens*. Les maladies sont dues à des déséquilibres ou des blocages dans la circulation du Qi, et l'objectif de l'acupuncture est de se connecter aux méridiens en des points stratégiques pour rééquilibrer ou débloquer le Qi.

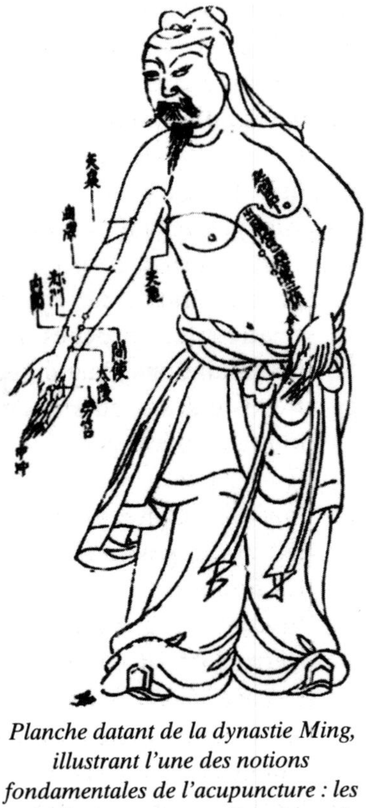

Planche datant de la dynastie Ming, illustrant l'une des notions fondamentales de l'acupuncture : les méridiens, ou canaux, dans lesquels l'énergie vitale, le Qi, est censée circuler au sein du corps.

1. Prononcer *tchi.* (N.d.É.)

Bien que cette énergie vitale représente la notion fondamentale de l'acupuncture, différentes écoles se sont développées au cours des siècles et ont élaboré leurs propres interprétations sur la manière dont le Qi circule dans tout le corps. Par exemple, certains acupuncteurs travaillent sur la base de quatorze méridiens principaux véhiculant le Qi, tandis que la majorité d'entre eux soutiennent la notion que le corps ne contient que douze méridiens principaux. De même, différentes écoles d'acupuncture ont pris en compte des concepts supplémentaires, tels que le yin et le yang, et les ont interprétés de façon diverse. Tandis que certaines écoles ont divisé le yin et le yang en trois sous-catégories, d'autres les ont répartis en quatre sous-catégories. Étant donné le nombre des écoles différentes d'acupuncture, il est impossible de donner une description de chacune d'entre elles, mais voici la liste de leurs principes fondamentaux communs :

- Chaque méridien est associé à l'un des organes majeurs et lui est relié.
- Chaque méridien est composé d'une voie interne et d'une voie externe. Bien que les voies internes soient enfouies profondément au sein du corps, les voies externes sont relativement proches de la surface et sont accessibles aux manipulations d'aiguilles.
- Il existe des centaines de points d'acupuncture possibles le long des méridiens.
- En fonction des différentes écoles d'acupuncture et des maladies traitées, l'acupuncteur va insérer des aiguilles en des points particuliers sur des méridiens particuliers.
- La profondeur de pénétration des aiguilles varie d'un centimètre à plus de dix centimètres, et la thérapie implique souvent de faire tourner les aiguilles sur elles-mêmes in situ.
- Les aiguilles peuvent être laissées en place pendant quelques secondes ou pendant quelques heures.

Avant de choisir les points d'acupuncture, ainsi que de décider de la durée, de la profondeur d'insertion et du mode de manipulation des aiguilles, l'acupuncteur doit d'abord poser un diagnostic sur le patient. Pour cela, il va s'appuyer sur cinq méthodes, nommément l'*inspection visuelle*, l'*auscultation*, l'*inspection olfactive*, la *palpation* et l'*interrogation*. L'inspection visuelle consiste à examiner le corps et le visage, y compris la couleur et l'aspect de la langue. L'auscultation vise à écouter les bruits du corps, comme une respiration sifflante, par exemple, tandis que l'inspection olfactive cherche à repérer des odeurs corporelles inhabituelles. La palpation implique d'examiner le pouls du patient : il faut souligner ici que les acupuncteurs affirment pouvoir retirer de cet examen bien plus de renseignements que les médecins conventionnels. L'interrogation consiste simplement, comme son nom l'indique, à questionner le patient.

Comme les Chinois affirmaient dans les siècles derniers que l'acupuncture était capable de diagnostiquer avec succès et de guérir miraculeusement toute une série de maladies, cela a naturellement suscité la curiosité partout dans le reste du monde. La première description détaillée de cette médecine chinoise par un médecin européen est due à Wilhelm ten Rhyne, de la Compagnie hollandaise des Indes Orientales, en 1683, qui inventa le terme d'acupuncture dans son traité en latin *De Acupunctura*. Quelques années plus tard, un médecin et voyageur allemand, Engelbert Kaempfer, rapporta des informations sur l'acupuncture au Japon, où sa pratique n'était pas restreinte à des praticiens spécialisés : « Même les gens ordinaires peuvent se risquer à implanter les aiguilles, en se fondant sur leur expérience personnelle [...] en faisant seulement attention de ne pas piquer des nerfs, des tendons ou de gros vaisseaux sanguins. »

Avec le temps, certains médecins européens ont commencé à pratiquer l'acupuncture, mais ils tendirent à réinterpréter les principes sous-jacents pour les faire cadrer avec les plus récentes découvertes scientifiques. Par exemple, au début du dix-neuvième siècle, Louis Berlioz, le père du célèbre compositeur, constata que l'acupuncture pouvait soulager des douleurs musculaires et certaines maladies nerveuses. Il supposa que le mécanisme sous-tendant ces effets bénéfiques pouvait éventuellement être rapporté aux découvertes de Luigi Galvani, selon lesquelles des stimulations électriques déterminaient la contraction musculaire d'une patte de grenouille sur la table de dissection. Berlioz émit l'hypothèse que les aiguilles d'acupuncture pouvaient peut-être interrompre ou faciliter les flux électriques au sein du corps, remplaçant ainsi les notions abstraites de Qi et de méridiens par les concepts plus concrets d'électricité et de nerfs. Cela l'amena à proposer que les effets de l'acupuncture pourraient peut-être être augmentés, si l'on reliait les aiguilles à une batterie.

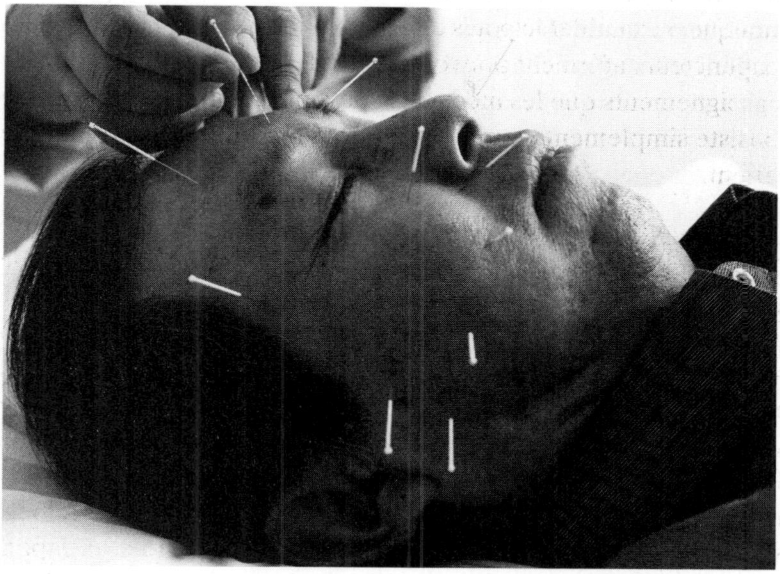

FIGURE 2. *Séance d'acupuncture comportant l'implantation d'aiguilles en plusieurs points du visage d'un patient. Trois méridiens de type « yang » sont censés prendre leur origine au niveau du visage.*

À la même époque, l'acupuncture gagnait aussi en popularité en Amérique, ce qui incita des médecins à réaliser des tests pour vérifier son efficacité. Par exemple, en 1826, eut lieu à Philadelphie une expérience dans laquelle on essaya de ramener à la vie des chatons qui avaient été noyés, en insérant des aiguilles dans leur cœur, ce type d'essai ayant été suggéré par les affirmations d'acupuncteurs européens. Malheureusement, les médecins américains n'enregistrèrent alors aucun succès, et ils « abandonnèrent, dégoûtés ».

Pendant ce temps, les médecins européens continuaient à publier des articles rapportant des résultats positifs, tels celui paru dans *The Lancet* en 1836, qui décrivait comment l'acupuncture avait été employée pour guérir une enflure du scrotum. En même temps, cette thérapeutique devint particulièrement populaire dans la haute société grâce à la publicité que lui firent des personnages tels que George O'Brien, troisième comte d'Egremont, qui avait été guéri par ce moyen d'une sciatique. Il avait été tellement impressionné qu'il changea le nom de son cheval de course favori pour l'appeler Acupuncture en témoignage de reconnaissance pour cette merveilleuse thérapeutique.

Puis, autour de 1840, juste au moment où l'acupuncture semblait être en train de s'installer au sein de la médecine occidentale dominante, la classe supérieure adopta de nouvelles modes thérapeutiques plus ou moins fantaisistes et le nombre d'acupuncteurs diminua. Le rejet par l'Europe de cette pratique fut largement lié à des conflits, comme la première et la seconde guerre de l'Opium entre la Grande-Bretagne et la Chine, qui conduisirent l'opinion à mépriser désormais la Chine et ses traditions : l'acupuncture ne fut, en effet, plus perçue comme une thérapeutique efficace venue de l'Orient mystérieux, mais considérée au contraire comme une sinistre pratique rituelle du méchant Orient. Pendant ce temps, l'acupuncture connaissait également un déclin en Chine même. L'empereur Daoguang (1782-1850) estima qu'elle représentait une entrave au progrès médical et elle fut supprimée du programme d'enseignement de l'Institut médical impérial.

Au début du vingtième siècle, l'acupuncture n'était plus utilisée en Occident et elle était en sommeil en Orient. Elle aurait pu être définitivement oubliée, lorsqu'elle connut brusquement en 1949 un renouveau en conséquence directe de la révolution communiste et de la naissance de la République populaire de Chine. Le président Mao Tsé-toung poussa, en effet, à la renaissance de la médecine traditionnelle chinoise, qui ne comprenait pas seulement l'acupuncture, mais aussi la médecine par les plantes chinoise ainsi que d'autres thérapies. Les raisons de cette décision étaient en partie d'ordre idéologique, dans la mesure où il voulait renforcer le sentiment de fierté nationale en mettant à l'honneur la médecine chinoise. Cependant, sa prise de position lui avait été aussi dictée par la nécessité. Il avait promis que des soins médicaux peu coûteux seraient accessibles à tout le monde que ce soit dans les zones urbaines ou rurales, programme qui ne pouvait être rempli qu'en s'appuyant sur les « médecins aux pieds-nus » et sur le réseau des guérisseurs traditionnels. Mao ne se souciait pas de savoir si la médecine chinoise traditionnelle était efficace ; son objectif était seulement de satisfaire les masses en tenant ses promesses. En fait, son médecin personnel, Zhisui Li, a écrit une biographie, intitulée *La vie privée du président Mao*, dans laquelle il rapporte cette déclaration du dirigeant chinois : « Bien que je pense nécessaire de mettre en avant la médecine chinoise, je n'y crois pas, personnellement. Je ne me sers pas de remèdes chinois. »

À cause de l'isolement de la Chine, l'intérêt qui s'y est de nouveau fait jour pour l'acupuncture est passé largement inaperçu en Occident. Cela s'est mis à changer lorsqu'on a commencé à organiser le voyage historique de Nixon en Chine en 1972. C'était la première fois qu'un président américain rendait visite à la République populaire de Chine, c'est pourquoi cet événement fut précédé par un voyage préparatoire de Henry Kissinger en juillet 1971. La visite de ce diplomate était en elle-même déjà un grand événement et cela explique qu'il fut accompagné par un groupe nombreux de journalistes, au nombre desquels un reporter nommé James Reston. Malheureusement pour ce dernier, peu de temps après son arrivée en Chine, il se mit à souffrir d'une douleur lancinante à l'aine. Il raconta ultérieurement comment son état avait empiré au cours de la journée : « Lorsqu'arriva le soir, ma température avait atteint 39°5 et, dans mon délire, je voyais M. Kissinger flottant au plafond de ma chambre, m'adressant un sourire depuis l'ouverture latérale de son pousse-pousse à capote. »

Il devint rapidement évident que James Reston souffrait d'appendicite et il fut admis en urgence à l'« Hôpital anti-impérialiste » pour y subir une opération chirurgicale classique. Celle-ci se passa très bien, mais la deuxième nuit après l'opération, le reporter se mit à ressentir de vives douleurs à l'abdomen, qui, cette fois-ci furent traitées par acupuncture. Le praticien qui la réalisa, le docteur Li Chang-yuan, n'avait pas fait d'études à la faculté de médecine, mais avait effectué l'apprentissage de cette thérapeutique aux côtés d'un acupuncteur chevronné. Il dit à Reston qu'il avait aussi acquis une grande partie de son savoir en exerçant son art sur lui-même : « Il vaut mieux s'infliger mille dommages à soi-même que de faire du mal une seule fois à autrui », expliquait-il.

James Reston trouva que le traitement avait été tout aussi horrifiant qu'efficace et il raconta son expérience dans un article publié dans le *New York Times* du 26 juillet 1971. Sous le titre en manchette : « L'HISTOIRE DE MON OPÉRATION À PÉKIN », Reston décrivait comment l'acupuncteur avait inséré des aiguilles dans son coude droit ainsi que juste en-dessous de ses deux genoux.

Les Américains ont dû être stupéfaits de lire que les aiguilles avaient alors été « manipulées dans le but de stimuler l'intestin et de soulager les phénomènes de distension et de pression s'exerçant sur l'estomac ». Reston faisait donc l'éloge de cette thérapeutique traditionnelle qui avait apaisé ses maux de ventre, de sorte que cet article suscita un énorme intérêt chez les experts médicaux. En fait, il ne fallut pas attendre bien longtemps avant que les médecins de la Maison Blanche et d'autres médecins américains partent en Chine pour voir de leurs propres yeux ce dont l'acupuncture était capable.

Au début des années 1970, ces observateurs ont été les témoins de démonstrations d'acupuncture chinoise véritablement ahurissantes. Peut-être que le cas le plus impressionnant fut l'utilisation de l'acupuncture au cours d'une grosse opération chirurgicale. Un certain Dr Isadore Rosenfeld, par exemple, visita l'hôpital de l'université de Shanghai et rapporta le cas d'une jeune femme de vingt-huit ans qui subit une opération à cœur ouvert dont le but était de réparer sa valvule mitrale. De façon étonnante, les chirurgiens utilisèrent l'acupuncture au niveau du lobe de son oreille gauche, au lieu de lui administrer les anesthésiques habituels. L'un d'eux lui sectionna le sternum au moyen d'une scie circulaire électrique et lui ouvrit le thorax pour laisser voir son cœur. Le docteur Rosenfeld a rapporté que la jeune femme est restée éveillée et consciente durant toute l'opération : « Elle n'a jamais tressailli. On ne lui avait pas posé de masque sur le visage, ni fixé de cathéter à son bras pour procéder à une injection intraveineuse ... J'ai pris une photographie en couleur de cette scène inoubliable : la patiente souriante, son thorax ouvert et les mains du chirurgien tenant son cœur. Je la montre à tous ceux qui se moquent de l'acupuncture. »

Ces démonstrations extraordinaires, décrites en détail par des médecins de bonne réputation, eurent un effet immédiat lorsqu'elles furent rapportées en Amérique. Les médecins se battaient pour suivre les cours intensifs d'acupuncture sur trois jours qui étaient donnés aussi bien en Amérique qu'en Chine, et les aiguilles d'acupuncture furent importées en Amérique de plus en plus massivement. En même temps, les législateurs américains se demandaient quel statut donner à cette miraculeuse thérapeutique, car il n'y avait pas eu d'évaluation officielle visant à déterminer si l'acupuncture était efficace ou non. De même, aucune enquête n'ayant été menée sur la sécurité des instruments de l'acupuncture, la « Food and Drug Administration » (FDA) essaya d'empêcher l'entrée sur le territoire des États-Unis des cargaisons d'aiguilles. Pour finir, la FDA assouplit sa position et autorisa l'importation de ces dernières, en les plaçant dans la catégorie des appareils expérimentaux. Le gouverneur de Californie, Ronald Reagan, adopta une position similaire, et en août 1972 édicta une loi autorisant l'acupuncture, mais uniquement dans des facultés de médecine habilitées à cet effet et seulement dans le but que les scientifiques puissent évaluer son efficacité et sa sécurité.

Avec le recul, on peut voir que ceux qui appelaient à la prudence avaient probablement raison. Il semble maintenant extrêmement vraisemblable que nombre des démonstrations d'acupuncture lors d'opérations chirurgicales en Chine avaient été truquées : autrement dit, ces séances d'acupuncture étaient, en réalité, accompagnées de l'administration d'anesthésiques locaux, de sédatifs ou d'autres moyens de maîtriser la douleur. Ce genre de supercherie a encore été employé récemment, en 2006, lorsque la BBC a montré dans sa série télévisée *Alternative Medicine* une opération chirurgicale presque identique à celle observée par le docteur Rosenfeld trois décennies plus tôt, suscitant un vaste mouvement d'intérêt dans tout le Royaume-Uni. De nouveau, on voyait l'acupuncture utilisée sur une jeune femme d'une vingtaine d'années, subissant elle aussi une opération à cœur ouvert, là aussi à Shanghai.

Le présentateur de la BBC avait expliqué que « la jeune femme reste consciente pendant toute la durée de l'opération, parce que, au lieu de pratiquer une anesthésie générale, cette équipe chirurgicale du vingt-et-unième siècle emploie une méthode vieille de deux mille ans pour maîtriser la douleur : l'acupuncture ». Les journalistes britanniques et le grand public ont été stupéfiés par les extraordinaires images ainsi diffusées, mais un rapport du Collège royal des anesthésistes jette une lumière différente sur cette opération chirurgicale :

> Il est évident, d'après sa physionomie et son aspect général, que la patiente a préalablement reçu des sédatifs et j'ai appris que ceux-ci consistaient en midazolam, dropéridol et fentanyl. Les doses employées étaient petites, mais ces médicaments ont pour particularité, lorsqu'ils sont administrés

> ensemble, « d'amplifier » les uns les autres leurs effets respectifs, de sorte que le résultat final est important. Le fentanyl n'est pas, à proprement parler, un sédatif, mais un agent antalgique considérablement plus puissant que la morphine. On peut voir, en fait, sur l'enregistrement de la vidéo comment ce dernier médicament est administré : il est injecté localement en grandes quantités pour anesthésier les tissus antérieurs du thorax où est pratiquée l'incision chirurgicale.

En bref, la patiente avait reçu des médicaments conventionnels en doses suffisamment fortes pour que l'on puisse affirmer que les aiguilles d'acupuncture n'avaient représenté qu'un leurre, ne jouant probablement rien de plus qu'un rôle symbolique ou psychologique.

Les médecins américains qui se sont rendus en Chine au début des années 1970 ne s'attendaient pas à être confrontés à des supercheries ou à des manipulations politiques ; c'est pourquoi il a fallu quelques années avant que leur ardent et naïf soutien à l'acupuncture ne laisse place au doute. Finalement, au milieu des années 1970, il est devenu clair à beaucoup d'entre eux que l'utilisation en Chine de l'acupuncture comme anesthésique en chirurgie devait être regardée avec scepticisme. Les films réalisés dans les studios de cinéma de Shanghai qui montraient de spectaculaires interventions médicales, et qui avaient été jadis présentés dans les facultés de médecine américaines, furent désormais réinterprétés comme de la propagande. Pendant ce temps, les autorités chinoises continuaient à faire des déclarations extravagantes sur les pouvoirs de l'acupuncture, publiant des brochures dans lesquelles on pouvait lire des descriptions telles que celles-ci : « L'implantation profonde d'aiguilles au niveau du point appelé *yamen* permet aux sourds-muets d'entendre et de parler ... Et lorsque le mauvais esprit fut expulsé, le muet se mit à parler et la foule s'émerveilla. »

La réputation de l'acupuncture en Occident était passée du plus haut au plus bas en moins d'une décennie. Cette méthode avait fait l'objet d'éloges sans réserves après le voyage en Chine du président Nixon, mais elle a été traitée ultérieurement avec suspicion par l'institution médicale. Cela ne signifie pas pour autant que les médecins occidentaux se soient fermés à la totalité de ce que recouvre l'acupuncture. Les affirmations les plus extravagantes sur les pouvoirs de cette dernière étaient sans doute dépourvues de tout fondement, mais peut-être que nombre de ses autres bénéfices thérapeutiques supposés étaient réels. La seule façon de le découvrir était de soumette l'acupuncture aux mêmes protocoles qui étaient demandés à tout autre traitement. Cette question a été parfaitement énoncée par la Société américaine des anesthésistes, lorsqu'elle a publié en 1973 une déclaration appelant à la prudence, tout en proposant aussi une façon de progresser :

> La médecine aux États-Unis présente un grand degré de sécurité, parce qu'elle s'est construite sur l'évaluation scientifique de chaque technique avant que celle-ci ne soit acceptée dans la pratique médicale. Le recours prématuré à l'acupuncture, actuellement aux États-Unis, s'écarte de cette approche traditionnelle. Une technique pouvant éventuellement présenter un grand intérêt et qui a été élaborée au cours de milliers d'années en Chine est aujourd'hui en train d'être reprise en hâte sans que l'on n'ait bien réfléchi aux mesures de sécurité, ni aux risques éventuels. Parmi ces derniers, on peut mentionner l'application de cette méthode à des patients qui n'ont pas été correctement évalués sur le plan psychologique. Si l'acupuncture est utilisée de façon indiscriminée, il pourrait en résulter des traumatismes mentaux sévères chez certains patients. Un autre risque est le détournement éventuel de cette technique par des charlatans essayant de soigner toute une série de maladies, y compris le cancer et l'arthrite, empêchant ainsi le patient d'accéder aux thérapeutiques médicales reconnues. La recherche du profit peut conduire à tromper le public, l'incitant à croire que l'acupuncture peut guérir n'importe quels maux. Il se pourrait que l'acupuncture présente effectivement un grand intérêt et qu'elle puisse finalement jouer un rôle important dans la médecine aux États-Unis. Mais ce dernier ne pourra être finalement déterminé que par une évaluation objective effectuée pendant une période suffisamment longue.

La Société américaine des anesthésistes ne proposait, donc, ni d'accepter, ni de rejeter l'acupuncture ; simplement, elle demandait que cette méthode soit mise à l'épreuve avec rigueur. Ces spécialistes à la démarche réfléchie ne voulaient pas se contenter d'observations anecdotiques ; ils désiraient qu'une « évaluation objective » soit menée sur un nombre élevé de patients. En d'autres termes, ils voulaient que l'acupuncture soit soumise au type d'essai clinique discuté au chapitre 1 de ce livre, type d'essai grâce auquel avait été déterminée l'efficacité, ou l'absence d'efficacité, de traitements tels que la saignée ou l'administration de jus de citron pour guérir le scorbut. Peut-être que l'acupuncture se révèlerait aussi inefficace que la saignée ou peut-être serait-elle reconnue aussi efficace que le jus de citron. Il n'y avait qu'une façon de le trouver : mener une recherche appropriée.

Au cours des années 1970, des universités et des hôpitaux dans tous les États-Unis ont commencé à soumettre l'acupuncture à des essais cliniques, tous s'inscrivant dans un vaste mouvement visant à évaluer les effets de cette pratique sur une gamme variée de maux. Certains des essais n'étaient menés que sur une poignée de patients, tandis que d'autres portaient sur un effectif de quelques dizaines. Certains cherchaient à mesurer l'effet de l'acupuncture dans les heures suivant une séance unique. D'autres observaient les effets à long terme et suivaient les progrès enregistrés chez les patients au cours de plusieurs semaines ou même de plusieurs mois. Les affections étudiées allaient des douleurs lombaires jusqu'à une maladie cardiaque telle que l'angine de poitrine, en passant par toutes sortes de maux, comprenant la migraine aussi bien que l'arthrite. Malgré la grande diversité de ces essais cliniques, ils suivaient tous largement les principes établis par James Lind : prendre des personnes atteintes d'une affection donnée ; les assigner aléatoirement soit à un groupe de patients traités par acupuncture, soit à un groupe contrôle et déterminer si les premiers voyaient leur état s'améliorer davantage que les seconds.

Vers la fin des années 1970, un nombre énorme d'essais avait été mené ; c'est pourquoi en 1979 un congrès inter-régional de l'Organisation mondiale de la santé demanda à R.H. Bannerman de faire le point sur les preuves en faveur ou à l'encontre de l'acupuncture. Ses conclusions ont offusqué les sceptiques et donné raison aux Chinois. Dans son rapport, intitulé *Acupuncture : le point de vue de l'OMS*, Bannerman écrit qu'il y a plus de vingt maladies qui « se prêtent à un traitement par acupuncture », au nombre desquelles la sinusite, le rhume, l'angine, la bronchite, l'asthme, les ulcères duodénaux, la dysenterie, la constipation, la diarrhée, les maux de tête et les migraines, l'ankylose de l'épaule, la synovite du coude, la sciatique, les douleurs lombaires et l'arthrose.

Le rapport de l'OMS, ainsi que d'autres commentaires positifs du même genre, marquèrent un tournant important en ce qui concerne la crédibilité de l'acupuncture en Occident. Les apprentis acupuncteurs purent désormais s'inscrire à des programmes d'enseignement en toute confiance, rassurés de savoir qu'il s'agissait d'une thérapeutique réellement efficace. De même, le nombre des patients désireux de subir ce type de traitement commença à s'accroître rapidement, tandis qu'ils devenaient de plus en plus convaincus des pouvoirs de l'acupuncture. Par exemple, en 1990, rien qu'en Europe, il y avait 88 000 acupuncteurs, et plus de vingt millions de patients avaient été traités. Nombre des acupuncteurs étaient des praticiens indépendants, mais, petit à petit, cette thérapeutique s'est intégrée en tant qu'option au sein de la médecine conventionnelle. Une enquête de l'Association médicale britannique en 2002 le mit bien en lumière, en révélant que, à cette date, près de la moitié des médecins en exercice avaient réalisé des séances d'acupuncture pour leurs patients.

Il restait cependant un mystère : quel pouvait bien être le mécanisme rendant l'acupuncture si efficace ? Bien que les médecins occidentaux étaient maintenant tout disposés à admettre que l'implantation d'aiguilles en des points spécifiques du corps pouvait conduire à des changements apparemment spectaculaires dans l'état de santé d'une personne donnée, ils demeuraient hautement sceptiques quant à l'existence des méridiens ou à la circulation de l'énergie vitale (Qi). Ces derniers concepts n'ont aucun sens en termes de biologie, de chimie ou de physique, et sont, en fait, fondés sur des croyances traditionnelles anciennes. Ce contraste entre l'incrédulité occidentale et l'acceptation en Orient des notions de méridiens et de Qi peut être rapporté à l'histoire ancienne de deux traditions médicales, et, en particulier, à la façon dont la question de l'anatomie a été envisagée à l'Est par rapport à l'Ouest.

La médecine chinoise s'est développée dans une société qui rejetait la dissection du corps humain. Puisqu'ils ne pouvaient pas examiner l'intérieur de l'organisme, les Chinois ont élaboré un modèle largement imaginaire de l'anatomie humaine, fondé sur le monde qu'ils voyaient autour d'eux. Par exemple, ils supposèrent que le corps humain était formé de 365 éléments distincts pour la seule raison qu'il y avait 365 jours dans l'année. De même, il est vraisemblable que la croyance en l'existence de douze méridiens soit née d'une analogie avec les douze grands fleuves de la Chine.

En bref, les Chinois interprétaient le corps humain comme un microcosme, c'est-à-dire un abrégé de l'univers, au lieu de le comprendre en fonction de sa propre nature matérielle.

Les anciens Grecs voyaient également avec réticence l'utilisation des cadavres humains pour la recherche médicale, mais de nombreux médecins éminents décidèrent de prendre leurs distances avec cette tradition afin de pouvoir étudier le corps humain. Par exemple, au troisième siècle av. J.-C., Hérophile d'Alexandrie explora le cerveau et le système nerveux grâce à la dissection. Il décrivit aussi de la même façon les ovaires et les trompes utérines, et fut en mesure de démentir la croyance bizarre et largement répandue, selon laquelle l'utérus se déplaçait à l'intérieur du corps féminin. En contraste avec la Chine, les scientifiques européens se sont ainsi graduellement convaincu que la dissection du corps humain était une branche fondamentale de la recherche médicale, de sorte qu'il s'en est suivi un progrès constant dans l'établissement du tableau exact de l'anatomie humaine.

Les autopsies devinrent courantes au treizième siècle et les dissections en public dans le but d'enseigner l'anatomie prirent place dans toute l'Europe à la fin du quatorzième siècle. Au milieu du seizième siècle, la pratique de la dissection dans le but d'apprendre l'anatomie aux étudiants en médecine était devenue d'usage classique, largement grâce à l'influence de personnages éminents, tels que Vésale, qui est reconnu comme le fondateur de l'anatomie moderne. Ce dernier soutenait qu'un médecin ne pouvait pas soigner le corps humain, à moins de comprendre la façon dont il était construit. Mais, malheureusement, se procurer des cadavres restait encore un problème. Cela obligea Vésale, en 1536, à dérober le corps d'un criminel condamné à mort, dont la dépouille était encore pendue au gibet. Son but était d'obtenir un squelette aux fins de recherche. Par chance, une grande partie de la chair avait déjà disparu du fait de sa décomposition ou de sa consommation par les corbeaux, de sorte qu'il ne restait guère que les os « maintenus ensemble par les seuls ligaments ». En 1543, il publia son chef-d'œuvre, *De Corporis Fabrica*, ou *De la structure du corps humain*.

Les premiers anatomistes européens ont compris que les découvertes même les plus élémentaires sur le corps humain pouvaient conduire à d'importantes révélations sur la façon dont il fonctionnait. Par exemple, au seizième siècle, un anatomiste italien, nommé Gerolamo Fabrizzi, découvrit que les veines contenaient tout au long de leur trajet des valvules à sens unique, ce qui impliquait que le sang ne pouvait y circuler que dans une seule direction. William Harvey s'est appuyé sur cette observation pour soutenir la thèse que le sang accomplissait un mouvement de circulation continu dans tout le corps, ce qui conduisit par la suite à comprendre clairement comment l'oxygène, les nutriments, mais aussi les germes microbiens, sont diffusés dans tout le corps humain. De nos jours, la médecine moderne continue à se développer en étudiant l'anatomie humaine dans des détails toujours plus ténus, grâce à des microscopes toujours plus puissants et des instruments de dissection toujours plus fins. En outre, il est possible de nos jours de voir fonctionner le corps vivant grâce à des appareils tels que les endoscopes, les radios aux rayons X, l'imagerie par résonance magnétique (IRM), le scanner, l'échographie par ultrasons : et pourtant, les scientifiques restent incapables de trouver la moindre parcelle de preuve en faveur de l'existence des méridiens ou du Qi.

Alors, si ces derniers sont purement fictifs, quel est donc le mécanisme sous-tendant l'apparent pouvoir de guérison présenté par l'acupuncture ? Deux décennies après que le voyage de Nixon en Chine eut suscité un nouvel essor de cette pratique en Occident, les scientifiques durent admettre qu'ils n'arrivaient pas à comprendre comment elle était capable de traiter, semblait-il, tant de maux divers, allant de la sinusite à la gingivite, en passant par l'impuissance et la dysenterie. Cependant, en ce qui concernait la douleur, deux théories hypothétiques présentaient une certaine crédibilité.

La première d'entre elles, ou *théorie des portillons modulant le message douloureux*, a été élaborée au début des années 1960, soit une décennie avant que les scientifiques ne s'interrogent sur l'acupuncture. Un Canadien, Ronald Melzack, et un Anglais, Patrick Wall, ont conjointement suggéré que certaines fibres nerveuses acheminant des messages depuis la peau jusqu'à des centres nerveux plus internes avaient en même temps la possibilité de clore ce qu'ils ont appelé des « portillons ». Lorsque ceux-ci étaient fermés, d'autres messages, déterminant éventuellement la perception de la douleur, avaient plus de difficulté à atteindre le cerveau et avaient moins de chance d'être reconnus comme douloureux. C'est ainsi que des stimuli relativement faibles pouvaient éventuellement arriver à supprimer de forts messages douloureux provenant d'autres régions du corps, ceci grâce à la fermeture de portillons contrôlant l'acheminement du message douloureux, ce qui empêchait ainsi ce dernier d'atteindre le cerveau. La théorie des portillons modulant le message douloureux a fait l'objet d'un large consensus, permettant, par exemple, d'expliquer pourquoi le fait de frotter un membre douloureux peut procurer un certain apaisement. Cette théorie pouvait-elle, cependant, expliquer les effets de l'acupuncture ? De nombreux acupuncteurs occidentaux ont soutenu que les stimuli provoqués par les aiguilles d'acupuncture étaient capables de déterminer la fermeture de portillons et ainsi de bloquer la perception de fortes douleurs, mais les sceptiques ont souligné qu'il n'y avait pas de preuves solides que ce fût effectivement le cas. La théorie des portillons modulant le message douloureux était valable dans d'autres circonstances, mais son application à l'acupuncture restait non prouvée.

La seconde théorie pouvant expliquer les effets de l'acupuncture a fait appel à l'existence de composés chimiques, les *opioïdes*, des agents naturels au sein du cerveau, agissant comme de puissants suppresseurs de la douleur. Les plus importants d'entre eux sont appelés « endorphines ». Certaines études ont effectivement montré que l'acupuncture stimule la libération de ces composés chimiques dans le cerveau. Bien entendu, les acupuncteurs ont salué ces études, mais, de nouveau, des sceptiques se sont fait entendre. Ils ont mis en doute que l'acupuncture soit capable de provoquer la libération de quantités d'endorphines suffisamment grandes pour que cela détermine un soulagement important de la douleur, et ils ont pointé d'autres études qui n'ont pas réussi à confirmer l'existence d'un lien entre endorphines et acupuncture.

En bref, il y avait donc deux théories éventuellement capables d'expliquer les effets de l'acupuncture, mais elles sont toutes deux restées trop hypothétiques pour pouvoir emporter l'adhésion de l'institution médicale. C'est pourquoi, au lieu d'accepter l'une ou l'autre de ces théories, les scientifiques ont appelé à approfondir les recherches. Par ailleurs, ils ont aussi commencé à proposer une autre explication distincte pour rendre compte du soulagement de la douleur procuré par l'acupuncture. En fait, si elle s'avérait exacte, cette troisième théorie pourrait éventuellement expliquer tous les bénéfices supposés de cette pratique, pas seulement le soulagement de la douleur. Malheureusement pour les acupuncteurs, cette troisième théorie attribue les mérites éventuels de l'acupuncture à l'*effet placebo*, un phénomène controversé connu de longue date en médecine.

En un certain sens, toute forme de traitement qui s'appuie fortement sur l'effet placebo peut être regardée comme frauduleuse. En fait, de nombreuses thérapeutiques charlatanesques du dix-neuvième siècle se sont révélées n'être rien de plus que des traitements fondés sur l'effet placebo. Dans le paragraphe suivant, nous allons examiner cet effet en détail, et voir aussi comment l'acupuncture pourrait bien en relever. Si l'effet placebo expliquait avec succès les apparents bénéfices de l'acupuncture, alors, deux mille ans de médecine chinoise se réduiraient à des conceptions vaines. Dans le cas contraire, l'institution médicale serait obligée de prendre l'acupuncture sérieusement en compte.

Les pouvoirs du placebo

Le premier brevet médical décerné sous les auspices de la toute nouvelle Constitution des États-Unis a bénéficié, en 1796, à un médecin nommé Elisha Perkins, qui avait inventé une paire de baguettes métalliques pouvant, selon lui, faire disparaître toute douleur chez les patients, comme si elles l'extrayaient de leur corps. Ces *extracteurs*, comme il avait nommé ces instruments, n'étaient pas insérés dans le corps du patient, mais étaient simplement promenés sur la zone douloureuse pendant plusieurs minutes, durée pendant laquelle ils étaient censés « éliminer le fluide électrique nocif qui était à la base de la douleur ». Comme le savant italien Luigi Galvani avait, peu de temps auparavant, montré que les nerfs des organismes vivants répondaient à « l'électricité animale », il s'en était suivi une vogue croissante pour les soins médicaux fondés sur l'utilisation de l'électricité, et les extracteurs de Perkins s'inscrivaient parfaitement dans ce mouvement.

En même temps qu'il proposait un remède électrothérapeutique pour toutes sortes de douleurs, Perkins affirmait que ses extracteurs pouvaient aussi traiter les rhumatismes, la goutte, l'engourdissement des membres et la faiblesse musculaire. Il se vanta bientôt de 5 000 patients satisfaits et il gagna encore en réputation lorsque plusieurs facultés de médecine ainsi que des personnalités éminentes lui apportèrent leur soutien : George Washington en personne avait fait l'acquisition d'une paire d'extracteurs. Le concept fut ensuite exporté en Europe par le fils de Perkins, Benjamin, qui émigra à Londres où il publia un livre intitulé *L'Effet des extracteurs métalliques sur le corps humain*. Le père et le fils amassèrent tous deux des fortunes grâce à leur appareil : outre qu'ils demandaient à leurs patients des honoraires élevés pour des séances de soins avec les extracteurs, ils en vendaient aussi aux médecins, au prix de 5 guinées la paire. Ils justifiaient ce prix élevé par la nature exceptionnelle de l'alliage métallique dont les baguettes étaient formées, alliage qui, affirmaient-ils, jouait un rôle crucial dans les propriétés curatives des extracteurs.

Cependant, un médecin britannique à la retraite, John Haygarth, commença à nourrir quelques doutes au sujet des miraculeux pouvoirs des extracteurs. Il habitait à Bath, une station thermale fréquentée par l'aristocratie, et il entendait sans cesse parler des guérisons attribuées aux extracteurs de Perkins, qui faisaient fureur. Il voulait bien admettre que les patients traités au moyen de ces appareils se sentent effectivement mieux, mais il émit l'hypothèse que ces baguettes métalliques représentaient fondamentalement une supercherie et que leur effet était d'ordre psychologique, non pas d'ordre physiologique. En d'autres termes, il se pouvait très bien que des patients crédules se persuadent eux-mêmes qu'ils allaient mieux parce qu'ils avaient une totale confiance dans les extracteurs de Perkins, et ce, d'autant plus qu'ils étaient fort coûteux et que tout le monde en vantait les pouvoirs curatifs. Afin de tester son hypothèse, il écrivit à un collègue, en lui faisant la suggestion suivante :

> Recherchons impartialement quels sont exactement leurs mérites, afin de confirmer leur réputation, si elle est réellement fondée, ou bien d'appeler l'opinion publique à réviser son jugement, si l'on trouve que leurs propriétés curatives sont une pure illusion... Préparez une paire de faux extracteurs, exactement semblables aux vrais. Faites en sorte que le secret en soit parfaitement gardé, tant vis-à-vis des patients que vis-à-vis de toute autre personne. Évaluez impartialement l'efficacité des deux sortes d'extracteurs et rapportez dans les termes même des patients les résultats des vrais et des faux extracteurs.

Autrement dit, Haygarth suggérait que les patients soient traités soit avec des extracteurs fabriqués avec l'alliage spécial de Perkins, soit avec des extracteurs réalisés avec des matériaux ordinaires, pour voir s'il y avait une différence dans les résultats obtenus. Les essais furent menés en 1799 à l'hôpital des Eaux minérales de Bath et au dispensaire de Bristol, et leurs résultats furent précisément ceux qu'Haygarth avait soupçonnés : les patients rapportèrent exactement les mêmes améliorations de leur état, qu'ils aient été traités avec les vrais ou les faux extracteurs. Certains de ces derniers étaient faits d'os ou d'ardoise ou même de tuyaux de pipes à tabac qui avaient été peints : tous montrèrent, cependant, la même efficacité. Aucun de ces matériaux ne pouvait conduire l'électricité, de sorte que s'effondrait toute la base théorique grâce à laquelle Perkins avait justifié les propriétés curatives de ses extracteurs. À la place, Haygarth proposa une nouvelle explication de leur apparente efficacité, à savoir que « de puissants effets sur les maladies peuvent être produits par la simple imagination ».

Il soutenait que si un médecin pouvait persuader un patient qu'un traitement donné allait être efficace, alors, cette conviction à elle seule pouvait provoquer une amélioration dans l'état du patient ; ou, du moins, cela pouvait convaincre le patient qu'il s'était bien produit une telle amélioration. Dans un cas donné, Haygarth utilisa les extracteurs pour soigner une femme dont l'articulation du coude était bloquée. Après la séance d'électrothérapie, celle-ci affirma que la liberté de mouvement de son coude avait augmenté. En fait, l'observation soigneuse montra que l'articulation du coude était toujours bloquée, mais que la dame avait compensé ce blocage par une augmentation de la participation de l'épaule et du poignet. En 1800, Haygarth publia un livre intitulé *De l'Imagination en tant que cause et remède aux désordres du corps*, dans lequel il soutenait que les extracteurs de Perkins n'étaient rien de plus que du charlatanisme et que les bénéfices ressentis par les patients sous leur influence avaient seulement pour explication une origine psychologique : ce fut là l'acte inaugural de la recherche en médecine sur le phénomène que nous appelons aujourd'hui l'*effet placebo*.

Le terme *placebo* est une expression latine signifiant « Je plairai » qui a été utilisée par des auteurs tels que Chaucer au quatorzième siècle pour décrire des affirmations mensongères pouvant néanmoins procurer un certain réconfort : « Les flatteurs sont des chapelains du diable qui chantent continuellement placebo. » Il fallut attendre 1832 pour que le terme de *placebo* prenne son sens spécifique en médecine, désignant un traitement en réalité inefficace ou fallacieux, mais qui peut néanmoins soulager.

Il est important de remarquer que Haygarth avait compris que l'effet placebo n'était pas restreint aux traitements entièrement mensongers, mais qu'il jouait aussi un rôle dans l'effet des remèdes médicaux véritables. Par exemple, bien qu'un patient puisse ressentir les effets bénéfiques de la prise d'aspirine en raison des propriétés biochimiques de ce composé, il peut aussi y avoir des effets bénéfiques supplémentaires de l'aspirine dus à l'effet placebo, provenant de la confiance accordée par le patient à l'aspirine elle-même ou au médecin qui l'a prescrite. En d'autres termes, un remède médical authentique procure un bénéfice qui est largement dû au remède lui-même et partiellement à l'effet placebo, tandis qu'un remède factice procure un bénéfice qui est entièrement dû à l'effet placebo.

Puisque ce dernier provient de la confiance placée par le patient dans le traitement, Haygarth s'est demandé quels étaient les facteurs pouvant accroître cette confiance et, de ce fait, maximiser les pouvoirs du placebo. Il arriva à la conclusion qu'entre autres causes, la réputation du médecin, le coût du traitement ainsi que sa nouveauté, étaient tous des facteurs qui pouvaient renforcer l'effet placebo. En fait, dans les siècles passés, de nombreux médecins avaient bien compris l'intérêt de faire grand bruit autour de leur réputation et de l'innovation représentée par leurs remèdes, ainsi que l'existence d'un lien entre honoraires élevés et croyance en l'efficacité médicale ; aussi est-il possible qu'ils fussent déjà conscients de l'effet placebo. En tout cas, il semble certain que, bien avant les expériences suggérées par Haygarth, les médecins tiraient secrètement parti de celui-ci depuis fort longtemps. Mais il faut reconnaître au praticien britannique d'avoir été le premier à écrire sur l'effet placebo et à faire toute la lumière sur ce phénomène.

On n'a cessé de s'intéresser de plus en plus à l'effet placebo au cours du dix-neuvième siècle, mais c'est seulement dans les années 1940 qu'un anesthésiste américain, Henry Beecher, établit un rigoureux programme de recherche sur ses potentialités. Ce médecin a commencé à s'intéresser à l'effet placebo, lorsque, vers la fin de la seconde guerre mondiale, le manque de morphine l'obligea, dans un hôpital militaire de campagne, à tenter une extraordinaire expérience. Au lieu de traiter un soldat blessé sans employer de morphine, il injecta à ce patient du sérum physiologique en lui suggérant qu'il était en train de lui administrer un puissant analgésique. À la grande surprise de Beecher, le soldat se détendit immédiatement et ne montra plus aucun signe de douleur, de souffrance ou d'état de choc. En outre, le rusé médecin découvrit qu'il pouvait répéter son stratagème sur les patients à chaque fois que les réserves de l'hôpital en morphine étaient basses. De façon extraordinaire, il semblait que l'effet placebo pouvait apaiser même les douleurs les plus sévères. Après la guerre, Beecher conduisit un vaste programme de recherches à la faculté de médecine de Harvard, ce qui incita, par la suite, des centaines de scientifiques de par le monde à étudier les miraculeux pouvoirs du placebo.

Au cours de la seconde moitié du vingtième siècle, ces recherches conduisirent à des résultats plutôt stupéfiants. En particulier, il devint bientôt clair que certains traitements bien établis donnaient des résultats bénéfiques chez les patients principalement grâce à l'effet placebo. Par exemple, en 1986, une étude a été conduite chez des patients qui avaient subi une extraction dentaire et dont on massait ensuite la joue avec un appareil produisant des ultra-sons. Ceux-ci, dont la fréquence était trop haute pour pouvoir être entendus, étaient apparemment capables de réduire l'enflure et la douleur post-opératoire. À l'insu des patients et des dentistes, les chercheurs s'arrangèrent pour que l'appareil n'émette aucun ultra-son pendant la moitié des séances. Puisqu'aucun être humain n'est capable d'entendre les ultra-sons, les patients que l'on privait de ces ondes sonores pendant une partie des séances ne soupçonnaient pas que le traitement avait été altéré. De façon surprenante, ils rapportèrent éprouver le même soulagement de la douleur lors des séances avec ou sans ultra-sons. Il semblait que l'effet du traitement par ultra-sons fut entièrement ou principalement dû à l'effet placebo et dépendait peu de savoir si l'appareil émetteur fonctionnait ou non. Si l'on se réfère aux critères d'un bon placebo selon Haygarth, on peut voir que le traitement par ultra-sons y répondait parfaitement : les dentistes avaient beaucoup vanté ses mérites ; il paraissait onéreux et il était tout nouveau.

Un exemple encore plus surprenant concerne une opération appelée « ligature de l'artère mammaire interne », utilisée pour soulager la douleur de l'angine de poitrine. Cette souffrance est provoquée par le manque d'oxygène, lui-même dû à une circulation insuffisante de sang dans le muscle cardiaque par suite du rétrécissement des artères coronaires qui irriguent ce dernier. L'opération en question était censée répondre au problème, car on pensait que le blocage de l'artère mammaire interne obligeait une plus grande quantité de flot sanguin à s'écouler dans les artères coronaires. Des milliers de patients ont subi cette opération et ont rapporté ensuite que la douleur était moins forte et qu'ils pouvaient supporter des exercices physiques plus intenses. Cependant, certains cardiologues ont commencé à émettre des doutes, car les autopsies sur les patients qui finalement mouraient ne révélaient aucune trace de flot sanguin accru dans les artères coronaires épargnées par la maladie. S'il n'y avait pas d'accroissement notable du flot sanguin, alors, qu'est-ce qui faisait que les patients se sentaient mieux ? Est-ce que la diminution des symptômes pouvait simplement être due à l'effet placebo ? Pour trouver la réponse à cette question, un cardiologue, Leonard Cobb, conduisit un essai clinique à la fin des années 1950, qui peut sembler aujourd'hui extrêmement discutable sur le plan de l'éthique.

Des patients souffrant d'angine de poitrine ont été répartis en deux groupes. Dans l'un d'eux, les patients subirent l'opération habituelle de ligature de l'artère mammaire interne, tandis que dans l'autre, les patients firent l'objet d'une fausse opération. Autrement dit, leur peau fut incisée, leurs artères furent mises à découvert, mais celles-ci ne furent pas ligaturées. Il est important de souligner que les patients ne savaient pas du tout s'ils avaient subi une vraie ou une fausse opération chirurgicale, dès lors que la cicatrice sur leur peau avait le même aspect, dans l'un ou l'autre groupe. Dans les jours qui suivirent, grosso modo les trois-quarts des patients *dans les deux groupes* rapportèrent qu'ils éprouvaient significativement moins de douleurs et qu'ils étaient capables de tolérer des exercices physiques plus intenses. De façon incroyable, puisque les vraies et les fausses opérations avaient le même taux du succès, cela devait signifier que l'opération elle-même n'avait sûrement aucun effet et que l'amélioration ressentie par les patients devait résulter d'un puissant effet placebo. En fait, ce dernier était si fort qu'il permit aux patients dans les deux groupes de réduire leur consommation de médicaments.

Bien que tout ceci suggère que l'effet placebo joue un rôle bénéfique, il est important de se rappeler qu'il peut avoir des retombées négatives. Supposez qu'un patient se sente aller mieux grâce à l'effet placebo d'un traitement qui, par ailleurs, n'a aucun impact thérapeutique : le problème sous-jacent va persister et un traitement supplémentaire serait sûrement nécessaire, mais le patient qui se sent temporairement mieux ne va probablement pas le demander. Dans le cas de la ligature de l'artère mammaire, le problème sous-jacent des coronaires rétrécies et de l'approvisionnement insuffisant en oxygène persistait et les patients apaisés se sentaient à tort en sécurité.

Jusqu'ici, on pourrait facilement penser que l'effet placebo ne concerne que la réduction de la douleur, peut-être parce que le seuil de sa perception est augmenté chez le patient, grâce à un renforcement de sa volonté induit par le placebo. Mais une telle conception sous-estimerait beaucoup les pouvoirs de l'effet placebo ainsi que l'étendue de son champ d'application, car il peut concerner une large gamme de phénomènes, y compris l'insomnie, les nausées et la dépression, par exemple. En fait, les scientifiques ont observé de réels changements physiologiques dans le corps, suggérant que l'effet placebo fait bien plus que d'affecter psychologiquement le patient, en pouvant aussi agir directement sur la physiologie.

Puisque l'effet placebo peut être extrêmement spectaculaire, les scientifiques se sont efforcés de comprendre comment exactement il peut influer sur l'état de santé des patients. L'une des explications possibles est qu'il pourrait être relié à un *conditionnement* inconscient, phénomène aussi appelé « réponse pavlovienne », d'après le nom d'Ivan Pavlov. Dans les années 1890, ce physiologiste russe avait remarqué que les chiens se mettaient à saliver non seulement à la vue de la nourriture, mais aussi à la vue de la personne qui la leur apportait habituellement. Il estima que la salivation à la vue de la nourriture était une réponse naturelle ou « inconditionnelle », tandis que la salivation à la vue de la personne apportant la nourriture était une réponse non naturelle ou « conditionnée », qui se manifestait seulement parce que le chien s'était mis à associer la perception de la personne avec celle de la nourriture. Pavlov s'était alors demandé s'il pouvait créer d'autres réponses conditionnées, par exemple, en faisant retentir une sonnette avant de fournir la nourriture. Et bien sûr, au bout d'un moment, les chiens conditionnés se mirent régulièrement à saliver à l'audition de la seule sonnette. Le fait que Pavlov fut récompensé pour ce travail par le prix Nobel de médecine en 1904 témoigne de son importance.

On pourrait penser que cette étude sur la salivation conditionnée n'a pas grand-chose à voir avec l'effet placebo sur l'état de santé, mais des travaux réalisés par d'autres scientifiques russes ont ensuite montré que même la réponse immunitaire des animaux pouvait être conditionnée. Des chercheurs ont travaillé sur des cobayes, dont on savait qu'ils développaient une éruption cutanée lorsqu'on leur injectait une substance particulière légèrement toxique. Pour voir si cette réaction pouvait devenir une réponse conditionnée, ils se sont mis à gratter légèrement les cobayes avant de leur administrer l'injection. Bien entendu, ils constatèrent ensuite que le simple fait de gratter la peau *sans* procéder à l'injection pouvait déclencher la même éruption avec œdème. C'était extraordinaire : les cobayes répondaient au grattement de la peau comme si on leur avait injecté la toxine, simplement parce qu'ils avaient été conditionnés à associer fortement le fait d'être grattés avec les conséquences de l'injection.

Donc, si l'effet placebo chez les êtres humains est aussi une réponse conditionnée, alors, son efficacité pourrait être expliquée par l'association dans le psychisme du patient de l'impression de se sentir mieux avec le fait de voir le médecin, par exemple, ou de prendre un médicament. En effet, tout patient, depuis l'enfance, s'est rendu chez le médecin, a pris ensuite des médicaments et s'est dès lors senti mieux, et cette expérience a été répétée de nombreuses fois au cours de sa vie. Par conséquent, si un médecin prescrit un médicament ne contenant aucun composé actif, la « pilule de sucre », comme on l'appelle souvent, le patient pourra peut-être néanmoins ressentir une amélioration de son état, due au conditionnement.

Une autre explication de l'effet placebo est fondée sur la notion d'*attente d'un résultat*. Selon cette autre théorie, si l'on s'attend à se sentir mieux grâce à un traitement donné, alors, il y a plus de chances que l'on ressente véritablement cette amélioration. Tandis que le conditionnement mettrait en jeu l'inconscient pour provoquer une réponse placebo, la théorie sur l'attente d'un résultat suggère que la conscience pourrait aussi jouer un rôle. Cette théorie est soutenue par quantités de données provenant de différentes catégories de recherches, mais elle reste encore mal élucidée. L'une des possibilités est que le mécanisme psychologique de l'attente interagirait avec une réponse physiologique appelée la *réponse de phase aigüe*.

Cette dernière recouvre toute une série de réactions du corps, tels que douleurs, gonflements, fièvre, léthargie et perte d'appétit. En bref, la réponse de phase aigüe est le terme général sous lequel on décrit une réponse de défense urgente du corps lorsqu'il est agressé. Par exemple, la raison pour laquelle on ressent de la douleur est que celle-ci représente un message : notre corps nous informe que nous avons subi une agression en l'un de ses points, et que nous avons besoin de protéger et de prendre soin de cette partie du corps. Quand on développe un œdème, c'est aussi pour notre propre bien, parce que cela traduit un accroissement du flux sanguin dans la région lésée, ce qui va permettre d'accélérer la guérison. La température du corps plus élevée associée à la fièvre va aider à tuer les bactéries essayant d'envahir l'organisme et va fournir des conditions idéales à nos propres cellules immunitaires pour lutter contre ces envahisseurs. De même, la léthargie aide au rétablissement en nous encourageant à prendre un nécessaire repos, et la perte d'appétit encourage à prendre encore plus de repos, dans la mesure où elle supprime le besoin de rechercher de la nourriture. Il est intéressant de remarquer que l'effet placebo connaît ses plus grands succès avec des phénomènes tels que la douleur, les œdèmes, la fièvre, la léthargie et la perte d'appétit ; c'est pourquoi on peut supposer qu'il se réalise par le biais d'une aptitude innée à supprimer les différentes composantes de la réponse de phase aigüe, suppression pouvant peut-être être déclenchée par le mécanisme psychologique de l'attente d'un résultat.

L'effet placebo peut être rapporté soit au conditionnement, soit au phénomène d'attente d'un résultat, soit aux deux, et on peut penser aussi que, pour l'expliquer, d'autres mécanismes encore plus importants restent à découvrir ou à comprendre complètement. S'il est vrai que les chercheurs en sont encore à s'efforcer de saisir les bases scientifiques de l'effet placebo, ils ont, en revanche, déjà établi, sur le canevas initialement fourni par Haygarth, les règles permettant de le maximiser. On sait aujourd'hui, par exemple, qu'un médicament administré par injection possède un effet placebo bien plus important que son administration sous forme de comprimé, et que prendre deux comprimés provoque une réponse placebo plus grande que d'en prendre juste un. Plus surprenant, les comprimés de couleur verte exercent l'effet placebo le plus fort dans le soulagement de l'anxiété, tandis que les comprimés jaunes fonctionnent le mieux pour la dépression. En outre, l'effet placebo d'un comprimé est accru s'il est administré par un médecin en blouse blanche, mais il est diminué s'il est donné par un médecin portant un T-shirt et il l'est encore plus s'il est administré par une infirmière. Les gros comprimés déterminent un effet placebo plus important que les petits... sauf lorsque ceux-ci sont vraiment très petits. Comme on pouvait s'y attendre, les comprimés présentés sous un emballage sophistiqué donnent un effet placebo bien plus grand que lorsqu'ils sont tirés d'un emballage d'aspect quelconque.

Bien entendu, toutes les observations ci-dessus se rapportent au patient moyen, parce que l'effet placebo se produisant réellement chez un patient particulier dépend entièrement du système de croyance et des expériences personnelles de cet individu. Cette variabilité de l'effet placebo d'un patient à l'autre, et son éventuelle puissante influence sur le rétablissement d'un malade, signifient qu'il peut représenter un facteur d'erreur très important lorsqu'il s'agit d'établir la véritable efficacité d'un traitement. En fait, l'effet placebo est tellement imprévisible qu'il pourrait facilement fausser les résultats d'un essai clinique. Par conséquent, afin d'évaluer les mérites réels de l'acupuncture (ou de toute thérapeutique en général), les chercheurs devaient d'une manière ou d'une autre tenir compte de l'influence capricieuse, variable et parfois forte, de l'effet placebo. Ils allaient réussir dans cette entreprise grâce à la mise au point d'un type d'essai clinique presque totalement à l'abri de toute influence susceptible de le fausser.

L'aveugle précédant le double-aveugle

La forme la plus simple d'essai clinique consiste à prendre un groupe de patients à qui l'on administre un nouveau traitement et à le comparer à un autre groupe de patients semblables qui ne reçoivent aucun traitement. Idéalement, il faut qu'il y ait un grand nombre de patients dans chaque groupe et qu'ils soient assignés aléatoirement à l'un ou l'autre groupe. Alors, si le groupe traité montre en moyenne davantage de signes de guérison que le groupe non traité, on pourra en déduire que le nouveau traitement présente une réelle efficacité. Mais peut-on vraiment tirer une telle conclusion de ce type d'essai ?

Il nous faut aussi prendre en compte la possibilité qu'un traitement donné aurait pu paraître efficace dans le type d'essai décrit ci-dessus, mais seulement parce qu'il aurait fait jouer l'effet placebo. En d'autres termes, les patients traités pourraient peut-être s'attendre à guérir en sachant qu'ils font l'objet d'une intervention médicale, et déclencheraient ainsi dans leur organisme une réponse placebo bénéfique. Par conséquent, le type d'essai simple décrit ci-dessus peut donner des résultats trompeurs puisque même un traitement sans effet réel peut donner des résultats positifs dans ce type de test. Alors la question se pose : comment organiser un essai clinique qui tienne compte de l'influence perturbatrice de l'effet placebo ?

Une solution à ce problème avait été trouvée en France dès le dix-huitième siècle lorsqu'il s'était agi de vérifier les affirmations extravagantes d'un certain Franz Mesmer. Si le nom de ce dernier est de nos jours associé à l'hypnose et à l'hypnotisme, il avait, à son époque, acquis une grande renommée en célébrant les bienfaits du « magnétisme » sur la santé. Il soutenait qu'il pouvait guérir de nombreux maux grâce à la manipulation du « magnétisme animal » des patients et l'une des façons de mettre ceci en pratique était de donner à boire aux patients de l'eau « traitée magnétiquement ». Cette thérapeutique était très spectaculaire, car l'eau prétendument « magnétisée » déclenchait parfois des convulsions ou des évanouissements, en tant que réactions faisant partie du prétendu processus de guérison. Des sceptiques, cependant, ont émis des doutes sur la capacité de l'eau à être magnétisée et aussi sur la capacité du magnétisme à affecter la santé des êtres humains. Ils soupçonnaient que les réactions des patients de Mesmer étaient purement fondées sur leur foi dans les affirmations de ce dernier. Exprimé en langage moderne, les sceptiques pensaient donc que les thérapeutiques de Mesmer mettaient en jeu l'effet placebo.

En 1785, Louis XVI réunit une Commission royale chargée d'évaluer les affirmations de Mesmer. Comprenant notamment

Benjamin Franklin, cette commission réalisa une série d'expériences dans lesquelles un verre d'eau « mesmérisée » était accompagné de quatre autres verre d'eau ordinaire, tous étant d'apparence identique. Des volontaires venaient alors prendre au hasard l'un d'eux et le boire, en ignorant lequel contenait l'eau « magnétisée ». Dans un cas donné, une femme goûta l'eau de son verre et fut immédiatement prise de malaise, prête à s'évanouir ; mais la commission révéla qu'elle n'avait bu que de l'eau ordinaire. Il était donc évident que cette femme avait pensé qu'elle était en train de boire de l'eau « magnétisée », qu'elle savait ce qui était supposé se passer lorsque les gens buvaient d'une telle eau, et que son organisme avait répondu de la façon attendue dans ce cas.

Après avoir réalisé toutes ses expériences, la Commission royale tira la conclusion que les patients s'étaient comportés de la même manière, qu'ils aient bu de l'eau ordinaire ou de l'eau « magnétisée ». Par conséquent, on pouvait dire que cette dernière n'était pas différente de la première, ce qui signifiait que l'expression d'eau « magnétisée » n'avait en réalité aucun sens. En outre, la Commission déclara que les réactions déclenchées par l'eau prétendument « magnétisée » étaient dues au fait que les patients réagissaient de la façon attendue à la perspective de boire celle-ci ; de nos jours, nous dirions qu'elles étaient dues à l'effet placebo. En bref, la Commission accusa la thérapie de Mesmer d'être frauduleuse.

La Commission royale ne s'était, cependant, pas penchée sur les très nombreux effets placebo rencontrés dans tous les secteurs de la médecine et c'est pourquoi la découverte de cet effet est officiellement attribuée à Haygarth, avec ses recherches sur les « extracteurs », menées quatorze ans après cette étude sur l'eau « mesmérisée ». D'un autre côté, la Commission royale a cependant fait une contribution majeure à l'histoire de la médecine, parce qu'elle a conçu un nouveau type d'essai clinique. L'innovation fondamentale, dans les expériences de la Commission, a été que les patients ignoraient s'ils recevaient un traitement réel ou fictif, parce que les verres d'eau « mesmérisée » et ceux d'eau ordinaire avaient une apparence exactement semblable. Des patients dans une telle situation sont dits être *en aveugle*.

Ce concept peut être appliqué à des essais entiers, qui sont dès lors appelés des *essais cliniques en aveugle*. Par exemple, si l'on veut tester un médicament nouveau, alors, on le fait prendre par tous les patients d'un groupe dit « traité », tandis qu'on donne un comprimé de même apparence, mais ne contenant aucun composé actif, à un autre groupe de patients, dit groupe « contrôle ». Le point important est que les patients ne savent pas du tout s'ils sont dans le groupe « traité » ou dans le groupe « contrôle » ; autrement dit, ils sont « en aveugle » sur le point de savoir s'ils sont traités ou non. Il est tout à fait possible que les deux groupes montrent des signes d'amélioration si tous deux répondent à l'effet placebo provoqué par la perspective de prendre le vrai comprimé. Cependant, le groupe « traité » devrait montrer de plus grands signes d'amélioration que le groupe « contrôle » si le vrai comprimé possède un effet réel au-delà du placebo.

Dans un essai « en aveugle », il est fondamental que le groupe « traité » et le groupe « contrôle » suivent exactement le même protocole d'administration des comprimés, parce que n'importe quelle variation peut éventuellement affecter la guérison des patients et fausser les résultats de l'essai. Par conséquent, il ne suffit pas que les comprimés donnés dans chacun des groupes aient la même apparence, il faut aussi que les patients des deux groupes soient traités au même endroit, reçoivent le même degré d'attention, et ainsi de suite. Tous ces facteurs peuvent contribuer à ce que l'on appelle des *effets non spécifiques* : autrement dit, ils résultent du contexte du processus de traitement, et ne sont pas directement dus au traitement lui-même. L'expression « effets non spécifiques » recouvre, en fait, toute une série d'effets, comprenant aussi l'effet placebo.

Il est même nécessaire d'enregistrer les données sur les patients exactement de la même façon dans les deux groupes, car on a montré que l'acte même de surveiller de près des patients (ou des personnes en général) peut conduire à un changement globalement positif dans l'état de santé des personnes ou dans leur capacité à exécuter des tâches. C'est ce qu'on appelle « l'effet Hawthorne », d'après le nom de l'usine de la Western Electric Company, près de Chicago, où des chercheurs en psychosociologie du travail ont mené des expériences dans les années 1920-1930. Ces scientifiques voulaient voir comment les conditions d'environnement sur les lieux de travail affectaient la productivité de l'usine ; c'est pourquoi entre 1927 et 1932, ils firent des expériences dans lesquelles ils augmentaient l'éclairage artificiel, puis le diminuaient, accroissaient la température ambiante, puis l'abaissaient, et ainsi de suite. Ils furent stupéfaits de constater que n'importe quel changement semblait provoquer une amélioration. Cela était dû en partie au fait que les travailleurs pensaient que les changements étaient supposés procurer des améliorations, et en partie au fait qu'ils se savaient être étudiés par des spécialistes recueillant des observations sur leurs blocs-notes. L'effet Hawthorne est toujours présent dans n'importe quel essai clinique ; il est difficile de l'éliminer ; mais, à tout le moins, il faut s'efforcer de faire en sorte qu'il soit le même dans le groupe « traité » et dans le groupe « contrôle », afin que la comparaison entre les deux groupes ne soit pas faussée.

Créer des conditions identiques pour les groupes « traités » et « contrôles » rend, de façon efficace, les patients « aveugles » sur le point de savoir s'ils reçoivent le traitement ou le placebo. Cependant, il est également nécessaire de rendre « aveugle » toute personne participant à l'administration du traitement ou du placebo. En d'autres termes, même les médecins traitant les patients ne doivent pas savoir s'ils sont en train de donner une « pilule de sucre » ou un comprimé contenant le produit actif. Il en est ainsi parce que l'attitude du médecin, son enjouement, le ton de sa voix, tout cela peut être affecté par le fait de savoir qu'il (ou elle) est en train d'administrer le placebo, ce qui signifie que le médecin est susceptible de donner inconsciemment des indices aux patients, leur permettant d'en déduire que le médicament qu'on est en train de leur donner est simplement un placebo. Une telle divulgation d'information peut, bien sûr, compromettre le fait que les patients soient réellement « en aveugle » et jeter totalement le doute sur la fiabilité de l'essai clinique. En effet, dans de telles conditions, les patients du groupe « contrôle » pourraient soupçonner qu'ils sont en train de recevoir le placebo et, dès lors, pourraient ne pas manifester du tout l'effet correspondant. À l'inverse, et paradoxalement, les patients du groupe « traité » n'ayant pas d'indices pour former de tels soupçons sur ce qu'ils reçoivent pourraient manifester un effet placebo, en plus de l'effet réel du produit actif. Par conséquent, l'essai serait complètement faussé.

Si, cependant, aussi bien les patients que les médecins sont laissés dans l'ignorance sur le point de savoir si ce qui est administré

est un placebo ou un composé supposé actif, alors, les résultats de l'essai ne peuvent pas être influencés par les suppositions ou les attentes des uns ou des autres. Ce type d'essai véritablement rigoureux est appelé « *essai en double aveugle* ». On peut donc dire qu'un essai réellement bien conduit doit idéalement obéir à plusieurs règles fondamentales, dont certaines ont d'ailleurs déjà été énoncées au chapitre 1 :

1. Il doit consister en une comparaison entre un groupe « contrôle » et un groupe recevant le traitement que l'on désire évaluer.
2. Il faut un nombre suffisamment grand de patients dans chaque groupe.
3. Les patients doivent être assignés aléatoirement à chaque groupe.
4. Le groupe « contrôle » doit se voir administrer un placebo.
5. Les groupes « traité » et « contrôle » doivent être soumis à des conditions identiques.
6. Les patients doivent être « en aveugle » sur le point de savoir à quel groupe ils appartiennent.
7. Les médecins doivent être « en aveugles » sur le point de savoir s'ils administrent soit un traitement réel soit un placebo à chaque patient.

Un essai clinique qui prend en compte toutes ces règles est dit randomisé, contrôlé par placebo et mené en double aveugle. On considère que c'est le type d'essai présentant le plus haut niveau de rigueur dans le domaine des évaluations médicales. De nos jours, les commissions nationales de nombreux pays chargées d'autoriser ou non les nouveaux traitements prennent généralement leurs décisions sur la base des résultats obtenus au moyen de tels essais.

Quelquefois, cependant, il est nécessaire de réaliser des essais qui obéissent de très près à cet ensemble de règles, mais qui n'utilisent pas le placebo. Par exemple, supposez que des scientifiques désirent tester un nouveau médicament dans le cas d'une maladie qui est déjà traitée au moyen d'un médicament existant et qui est partiellement efficace. La règle numéro 4 prescrit que le groupe « contrôle » doit recevoir seulement un placebo, mais il serait contraire à l'éthique que l'on cesse de donner à des malades un médicament partiellement efficace. Dans de telles circonstances, le groupe « contrôle » va recevoir le médicament existant et ses résultats seront comparés à ceux de l'autre groupe recevant le nouveau médicament : cet essai ne sera pas validé par un placebo servant de « contrôle », mais il y aura néanmoins une référence de comparaison, nommément le médicament existant. Un essai de ce type doit néanmoins obéir à toutes les autres règles, et notamment, la randomisation et la réalisation en « double aveugle ».

Ces deux types d'essais cliniques sont d'une valeur inestimable pour la recherche médicale. Bien que l'on puisse prendre en considération d'autres informations, ainsi que les résultats d'autres types d'essais, on juge généralement ces derniers moins convaincants lorsqu'il s'agit de répondre à la question fondamentale : tel traitement est-il efficace pour soigner telle maladie ?

Revenant à l'acupuncture, nous pouvons maintenant réexaminer les essais cliniques des années 1970 et 1980 : ces essais ont-ils été très rigoureux et ont-ils été menés correctement « en aveugle » ou est-il possible que les résultats positifs rapportés pour l'acupuncture aient été simplement le résultat de l'effet placebo ?

Un bon exemple du type d'essais cliniques en acupuncture qui furent effectués durant cette période fut celui, mené en 1982, par le docteur Richard Coan et son équipe qui voulaient voir si l'acupuncture était efficace ou non pour traiter des douleurs au niveau du cou. Leur groupe « traité » fut formé de quinze patients recevant un traitement d'acupuncture, tandis que le groupe « contrôle » comprenait quinze autres patients souffrant également de douleurs au cou, mais restant sur la liste d'attente. Les résultats avaient pu sembler sans équivoque pour les fervents de l'acupuncture, car 80 pour cent des patients dans le groupe recevant le traitement par acupuncture rapportèrent une amélioration de leur état, tandis que 13 pour cent seulement du groupe « contrôle » dirent que c'était aussi leur cas. La diminution de la douleur dans le groupe « traité » était si grande que les patients avaient réduit de moitié leur consommation d'antalgiques, contre une réduction d'un dixième seulement dans le groupe « contrôle ».

Si l'on compare le groupe traité par acupuncture au groupe « contrôle », on peut conclure que l'amélioration due à l'acupuncture était bien plus grande que celle que l'on aurait pu attribuer à une amélioration spontanée. Cependant, le bénéfice apporté par l'acupuncture était-il dû à des facteurs physiologiques ou à des facteurs psychologiques ou à une combinaison des deux ? Est-ce que l'acupuncture déclenche un authentique mécanisme de guérison ou bien est-ce qu'elle stimule simplement le déclenchement d'une réponse placebo ? Cette dernière éventualité doit être sérieusement considérée, parce que l'acupuncture présente nombre des caractéristiques qui pourrait en faire un candidat idéal en tant que traitement placebo : l'usage d'aiguilles, la production d'une légère douleur, la nature légèrement invasive du procédé, le caractère exotique de la méthode, la référence à la sagesse antique et un phénoménal intérêt de la part des médias.

C'est pourquoi l'essai clinique du docteur Coan, ainsi que nombre des autres essais réalisés dans les années 1970 et 1980, souffraient d'un sérieux problème : ils ne pouvaient déterminer si l'acupuncture offrait un réel bénéfice ou s'il s'agissait simplement d'un effet placebo. La façon idéale de prouver que l'acupuncture était réellement efficace aurait été de donner un traitement placebo au groupe « contrôle », c'est-à-dire de lui administrer quelque chose semblant identique à l'acupuncture mais complètement inactif. Malheureusement, trouver ce genre de placebo s'est révélé difficile : comment inventer une thérapeutique qui ressemblerait à l'acupuncture, mais qui ne serait pas réellement de l'acupuncture ? Comment obtenir que les patients soient « aveugles » sur le point de savoir s'ils sont traités ou non par acupuncture ?

Dans le cas des essais sur les médicaments classiques, il est facile de faire des groupes « contrôle » avec placebo : tandis que le groupe « traité » reçoit un comprimé contenant le composé actif, le groupe « contrôle » placebo reçoit un comprimé de même apparence, mais sans le composé en question. Ou bien le groupe « traité » peut recevoir le composé actif sous forme d'une injection, tandis que le groupe « contrôle » avec placebo peut recevoir une injection de liquide physiologique. Malheureusement, il n'y avait pas à l'époque de traitement de remplacement pouvant, de façon similaire, servir de placebo pour l'acupuncture.

Petit à petit, cependant, les chercheurs ont commencé à imaginer deux méthodes permettant de faire croire aux patients qu'ils sont en train de subir une véritable séance d'acupuncture, alors qu'ils sont, en fait, en train d'être traités par une fausse acupuncture. L'une de ces méthodes consiste à n'implanter les aiguilles que peu profondément, alors que la plupart des acupuncteurs les enfoncent généralement à un centimètre de profondeur ou davantage. La raison de cette implantation superficielle des aiguilles est qu'elle peut apparaître semblable à l'implantation réelle aux yeux des patients qui n'ont jamais eu précédemment de séances authentiques d'acupuncture, alors que, selon la théorie chinoise, une telle implantation peu profonde ne procure aucune amélioration médicale, puisque les aiguilles n'atteignent pas les méridiens. Les chercheurs ont donc proposé de conduire des essais cliniques dans lesquels le groupe « contrôle » se verrait implanter des aiguilles de façon superficielle, tandis que le groupe « traité » subirait une séance de réelle acupuncture. Les deux groupes bénéficieraient du même niveau d'effet placebo ; mais si l'acupuncture réelle possède un effet physiologique véritable, alors le groupe « traité » devrait manifester une amélioration importante dépassant celle du groupe « contrôle ».

L'autre façon de pratiquer une acupuncture « placebo » consiste à implanter des aiguilles en des points qui ne sont pas des points reconnus de l'acupuncture. Selon les conceptions traditionnelles de l'acupuncture, de telles localisations n'ont rien à voir avec l'état de santé du patient. Ces implantations d'aiguilles au mauvais endroit pourraient évoquer de l'authentique acupuncture aux yeux de patients n'ayant jamais subi de véritables séances auparavant, mais selon la théorie chinoise, ces implantations erronées d'aiguilles ne devraient procurer aucune amélioration, puisqu'elles passent à côté des méridiens. Par conséquent, on a envisagé de réaliser des essais cliniques dans lesquels le groupe « contrôle » se verrait implanter des aiguilles en de mauvais endroits, tandis que le groupe « traité » subirait une séance d'acupuncture authentique. Les deux groupes bénéficieraient donc de l'effet placebo, mais une amélioration plus grande dans le groupe « traité » pourrait alors être attribuée à l'acupuncture.

Ces deux formes d'acupuncture, celle avec implantation des aiguilles en de mauvaises localisations et celle avec implantation superficielle des aiguilles, sont souvent qualifiées d'acupuncture simulée. Durant les années 1990, les sceptiques ont demandé que l'acupuncture fasse l'objet d'une grande vérification, cette fois-ci au moyen d'essais cliniques contrôlés par placebo, grâce à l'emploi des techniques d'acupuncture simulée. Pour de nombreux acupuncteurs, de telles recherches étaient inutiles, car, disaient-ils, ils voyaient bien comment leurs propres patients répondaient positivement à leur thérapeutique. Ils soutinrent donc que les preuves en faveur de cette dernière étaient déjà convaincantes. Comme les critiques insistaient pour que soient effectués des essais contrôlés par placebo, les praticiens de l'acupuncture les accusèrent de faire beaucoup de bruit pour rien et de nourrir des préjugés défavorables à l'encontre des médecines alternatives. Néanmoins, les chercheurs en médecine faisant confiance à la rigueur des essais contrôlés par placebo ne cédèrent pas. Ils continuèrent à manifester leur scepticisme et soutinrent que l'acupuncture resterait une thérapeutique douteuse tant qu'elle n'aurait pas prouvé le contraire au moyen d'essais cliniques les plus rigoureux.

Ceux qui demandaient de voir l'acupuncture testée correctement virent finalement leurs vœux exaucés lorsque des moyens financiers importants furent débloqués, permettant que soient réalisés des dizaines d'essais cliniques contrôlés par placebo en Europe et aux États-Unis dans les années 1990. Chaque essai devait être mené avec rigueur dans l'espoir que les résultats permettraient enfin de voir qui avait tort et qui avait raison au sujet de l'acupuncture. Celle-ci était-elle une médecine miraculeuse capable de tout soigner, depuis la cécité aux couleurs jusqu'à la coqueluche, ou n'était-elle rien de plus qu'un placebo ?

Un jugement d'experts sur l'acupuncture

À la fin du vingtième siècle, les essais cliniques ont commencé à produire toute une nouvelle série de résultats sur l'acupuncture. De façon générale, ces essais étaient de meilleure qualité que ne l'avaient été les précédents, et certains d'entre eux ont examiné l'effet de l'acupuncture sur des maux et des maladies qui n'avaient pas été considérés auparavant. Face à cette abondance de données nouvelles, l'OMS décida de relever le défi et de faire la synthèse de toutes ces recherches pour en tirer un certain nombre de conclusions.

Comme nous l'avons vu ci-dessus, l'OMS avait déjà publié, en 1979, un document de synthèse qui s'était montré très positif quant aux capacités de l'acupuncture à soigner plus de vingt maladies ; mais les experts de l'OMS étaient à présent très désireux de réviser leurs appréciations au vu des nouveaux résultats. Ils prirent en considération les résultats rapportés dans 293 articles de recherche et publièrent leurs conclusions en 2003 dans un rapport intitulé *Acupuncture : passage en revue et analyse des articles de recherche portant sur des essais cliniques contrôlés*. Ce nouveau rapport évaluait la quantité et la qualité des preuves en faveur de l'acupuncture comme moyen de traiter toute une série de maladies ou de troubles et il énonçait ses conclusions en répartissant ces maux en quatre catégories. La première catégorie concernait les maladies pour lesquelles les preuves étaient les plus fortes en faveur de l'acupuncture comme traitement, tandis que la quatrième concernait les maladies pour lesquelles les preuves étaient les moins fortes :

1. Les maladies « pour lesquelles il a été prouvé, au moyen d'essais contrôlés, que l'acupuncture est un traitement efficace » allaient des nausées matinales à l'attaque d'apoplexie. Leur nombre total était de vingt-huit.
2. Les maladies « pour lesquelles il a été montré que l'acupuncture possède un effet thérapeutique, celui-ci nécessitant cependant des preuves supplémentaires » allaient des maux de ventre à la coqueluche. Leur nombre total était de soixante-trois.
3. Les maladies « pour lesquelles on ne dispose que d'essais contrôlés individuels, leurs résultats indiquant certains effets thérapeutiques, mais pour lesquelles il vaut la peine d'essayer de les traiter par acupuncture, les traitements conventionnels ou autres étant difficiles »... Ces maladies allaient de la cécité aux couleurs à la surdité. Leur nombre total était de neuf.
4. Les maladies « pour lesquelles un traitement par acupuncture peut être essayé, à condition que le praticien possède un savoir médical spécial moderne » allaient du coma aux convulsions chez les bébés. Leur nombre total était de sept.

Le rapport de l'OMS publié en 2003 concluait donc qu'il avait été « prouvé » ou « montré » que le traitement par acupuncture provoquait des améliorations dans le cas de quatre-vingt-onze maladies. Il se prononçait de façon modérément positive ou ambiguë pour ce qui concernait seize autres maladies. En tout cas, il n'excluait pas le recours à l'acupuncture dans le cadre de n'importe quelle maladie. Ainsi l'OMS donnait à l'acupuncture une approbation retentissante, renforçant donc son rapport de 1979.

Il est naturel de penser que le jugement de l'OMS représente le mot de la fin dans le débat sur l'acupuncture, puisque l'OMS est une autorité internationale dans le domaine médical et que l'acupuncture se révèle ainsi être une remarquable thérapeutique. En fait, ce n'était pas du tout aussi clair que cela. Malheureusement, comme nous allons le voir, le rapport de 2003 de l'OMS était affreusement trompeur.

L'OMS avait commis deux grandes erreurs dans la façon dont elle avait jugé l'efficacité de l'acupuncture. La première était que les experts avaient pris en compte les résultats d'un trop grand nombre d'essais cliniques. Cela peut sembler une critique paradoxale, car on considère généralement qu'il est bon de fonder une conclusion sur de grands nombres de résultats issus de grands nombres d'essais portant sur des grands nombres de patients (« plus on est de fous, plus on rit »). Cependant, si certains des essais avaient été mal conduits, alors leurs résultats allaient être trompeurs et influencer à tort la conclusion générale sur l'ensemble des essais. Ainsi, l'espèce de vue d'ensemble que s'était efforcée d'atteindre l'OMS aurait été plus fiable si elle avait évalué la qualité des essais, pour ne prendre en compte que les plus rigoureux sur l'acupuncture. En réalité, l'OMS avait pris en considération presque tous les essais ayant été conduits jusque-là, parce qu'elle s'était fixé un seuil de qualité relativement bas. Par conséquent, le rapport final a été fortement influencé par des résultats qui n'étaient pas dignes de confiance.

La seconde erreur était que l'OMS avait retenu les résultats d'un grand nombre d'essais sur l'acupuncture effectués en Chine, alors qu'il aurait été préférable de les exclure. À première vue, ce rejet des essais chinois pourrait sembler déloyal et discriminatoire, mais il faut savoir qu'il règne une forte suspicion sur la recherche en acupuncture menée en Chine. Par exemple, regardons ce que donne le recours à l'acupuncture pour traiter la dépendance à la drogue. Les résultats issus des essais cliniques effectués en Occident sont variés : certains sont légèrement en faveur d'un effet positif de l'acupuncture ; d'autres sont ambigus ; et d'autres encore sont négatifs. Globalement, le résultat d'ensemble est, tout compte fait, en défaveur de l'acupuncture. Par contraste, les essais conduits en Chine dans le cadre du même objectif (stopper la dépendance à la drogue au moyen de l'acupuncture) donnent toujours des résultats positifs. Cela n'est pas cohérent, car l'efficacité de l'acupuncture ne devrait pas dépendre de savoir si l'on se trouve dans la moitié occidentale ou orientale du monde. Donc, ou bien les chercheurs occidentaux, ou bien les chercheurs orientaux doivent se tromper : et, justement, il y a de bonnes raisons de penser que le problème se situe à l'Est. Disons-le carrément : la raison première d'attribuer aux chercheurs chinois l'origine de la contradiction entre les résultats obtenus à l'Occident et à l'Orient est que les leurs sont tout simplement trop bons pour être vrais. Cette critique a été confirmée par des analyses statistiques soigneuses de tous les résultats obtenus par les chercheurs chinois, analyses démontrant au-delà de tout doute raisonnable que les chercheurs chinois sont coupables de ce que l'on appelle *le biais statistique lié au système de publication*.

Avant d'expliquer de quoi il s'agit, il est important de souligner que cela ne consiste pas nécessairement en une forme de fraude délibérée, parce qu'il est facile de se représenter des situations dans lesquelles ce biais peut se produire en raison de la pression inconsciente exercée par le désir de parvenir à un résultat donné. Pensez à un chercheur chinois menant un essai clinique sur l'acupuncture et qui obtient un résultat positif. L'acupuncture est un sujet majeur de fierté en Chine, de sorte que ce chercheur va publier rapidement et fièrement son résultat positif dans un périodique scientifique. Il peut même obtenir de l'avancement dans sa carrière en raison de ce travail. Un an plus tard, il va réaliser un deuxième essai similaire au premier, mais cette fois-ci, le résultat va être négatif, ce qui, évidemment, est désappointant. Le point fondamental est que cette seconde recherche peut éventuellement ne jamais faire l'objet d'aucune publication, et ceci, pour de multiples raisons : le chercheur va peut-être penser que ce résultat ne présente pas un intérêt majeur, ou il peut penser que personne ne sera intéressé de lire un article rapportant un résultat négatif ; ou bien il peut aussi se persuader lui-même que ce second essai a été mal conduit ; ou bien il peut penser que ce tout dernier résultat va offenser ses pairs. Quelle que soit la raison, ce chercheur aura donc finalement publié les résultats positifs de son premier essai, mais laissé les résultats négatifs de son second essai enfouis dans un tiroir. C'est cela que l'on appelle le « biais statistique lié au système de publication ».

Si ce phénomène se reproduit à de multiples reprises dans toute la Chine, on se retrouve face à des dizaines d'essais positifs faisant l'objet d'une publication et à des dizaines d'essais négatifs qui ne sont pas publiés. Par conséquent, lorsque l'OMS a passé en revue la littérature publiée, à laquelle la recherche chinoise contribuait fortement, ses conclusions ne pouvaient qu'être faussées, puisqu'une telle étude des résultats de recherches ne pouvait évidemment pas prendre en compte les essais négatifs n'ayant pas été publiés.

Le rapport de l'OMS n'était pas seulement faussé et trompeur ; il était aussi dangereux, puisqu'il approuvait l'usage de l'acupuncture pour toute une série de maladies, dont certaines très graves, comme l'atteinte des artères coronaires cardiaques. Cela soulève la question de savoir pourquoi et comment l'OMS a-t-elle pu écrire un rapport aussi irresponsable ?

L'OMS a une excellente réputation en ce qui concerne la médecine conventionnelle, mais, dans le domaine des médecines alternatives, elle semble faire passer le « politiquement correct » avant la vérité. En d'autres termes, la critique de l'acupuncture aurait pu être perçue comme une critique de la Chine, des sagesses anciennes et, globalement, de la culture orientale. En outre, généralement, lorsque des commissions d'experts sont mises en place afin de passer en revue et d'évaluer des recherches scientifiques, la règle veut que l'on y fasse figurer des experts connaissant bien le sujet mais d'opinions variées. Et, fondamentalement, la commission doit comprendre des personnes à l'esprit critique qui vont mettre en doute et contester chaque point ; sinon, les délibérations de la commission ne représenteront rien d'autre qu'une pure perte de temps et d'argent. Or, la commission de l'OMS sur l'acupuncture ne comprenait pas un seul critique de l'acupuncture. Elle ne représentait donc qu'un simple groupe de personnes croyant en l'acupuncture, qui, ce n'est pas surprenant, procéda à une évaluation manquant pour le moins d'objectivité. Mais le point le plus contestable de tous est celui-ci : le rapport fut rédigé, revu et corrigé par le docteur Zhu-Fan Xie, qui était le directeur honoraire de l'Institut des médecines intégrées de Beijing, institut qui soutient totalement l'emploi de l'acupuncture pour toute une série de maladies. Il est généralement considéré comme inapproprié d'associer aussi étroitement dans l'écriture d'une étude médicale une personne présentant un tel conflit d'intérêt majeur.

Si l'on ne peut pas faire confiance à l'OMS pour faire un bilan adéquat du vaste nombre d'essais cliniques concernant l'acupuncture, alors, vers qui se tourner ? Fort heureusement, plusieurs universitaires de par le monde ont remédié à l'incurie de l'OMS et ont fourni leurs propres bilans de ces recherches. Grâce à ces intellectuels, nous pouvons enfin répondre à la question qui est restée pendante tout au long de ce chapitre : l'acupuncture est-elle efficace ?

La Collaboration Cochrane

Les médecins font face chaque année à des centaines de nouveaux résultats issus des essais cliniques, pouvant couvrir toutes sortes de sujets, depuis la réévaluation des traitements existants les plus employés jusqu'aux premières mises à l'épreuve de thérapies alternatives controversées. Il arrive souvent que plusieurs essais concernent le même traitement pour la même affection, et que leurs résultats soient difficiles à interpréter, ou même carrément contradictoires. Comme ils n'ont déjà pas assez de temps à consacrer à leurs patients chaque jour, il serait irréaliste et insensé de demander aux médecins d'éplucher chaque article de recherche et d'en tirer leurs propres conclusions. En fait, ces derniers se reposent sur les universitaires qui se consacrent à extraire le « noyau dur » de toutes ces recherches et qui publient leurs conclusions, lesquelles aident alors les médecins à conseiller à leurs patients les meilleures formes de traitements.

Dans ce domaine, l'autorité la plus célèbre et la plus respectée est peut-être l'organisation appelée la « Collaboration Cochrane », qui est un réseau d'experts disséminés dans le monde entier, coordonné par son siège central situé à Oxford. Adhérant fermement aux principes de la médecine fondée sur des preuves, la Collaboration Cochrane s'est fixé pour but d'examiner les essais cliniques et d'autres types de recherche médicale afin d'offrir aux médecins des conclusions faciles à comprendre sur le point de savoir quels traitements sont authentiquement efficaces pour telle maladie. Avant de révéler ce qu'a découvert la Collaboration Cochrane au sujet de l'acupuncture, nous allons d'abord brièvement rappeler comment cette organisation est née et comment elle a gagné une réputation aussi prestigieuse. En procédant ainsi, c'est-à-dire en montrant comment la Collaboration Cochrane a gagné sa haute réputation, nous espérons que cela aidera le lecteur à accepter ses conclusions sur l'acupuncture lorsque nous les aborderons.

La Collaboration Cochrane est ainsi appelée d'après le nom d'un médecin écossais, Archie Cochrane, qui abandonna ses études en médecine à l'Hôpital universitaire de Londres en 1936 pour s'engager dans une unité d'ambulance de campagne pendant la guerre civile en Espagne. Puis, lorsque la Seconde Guerre mondiale éclata, il rejoignit le corps médical de l'Armée royale en tant que capitaine et fut envoyé en Égypte. Il tomba aux mains des Allemands en 1941 et passa le reste de la guerre dans un camp de prisonniers à soigner ses camarades de captivité. C'est là qu'il prit conscience pour la première fois de l'importance de la médecine fondée sur des preuves. Il écrivit plus tard que les autorités du camp l'avaient encouragé en lui déclarant qu'il était libre de décider du traitement de ses patients : « J'avais une considérable liberté de choix thérapeutique : le problème était que je ne savais pas quel traitement utiliser plutôt qu'un autre et à quel moment l'administrer. J'aurais volontiers sacrifié cette liberté pour un peu plus de connaissances. » Afin d'acquérir celles-ci, il réalisa ses propres essais cliniques sur ses camarades de captivité, dont il avait obtenu l'acquiescement en leur racontant comment James Lind avait mené des essais cliniques afin de trouver le meilleur traitement pour soigner ses patients souffrant du scorbut.

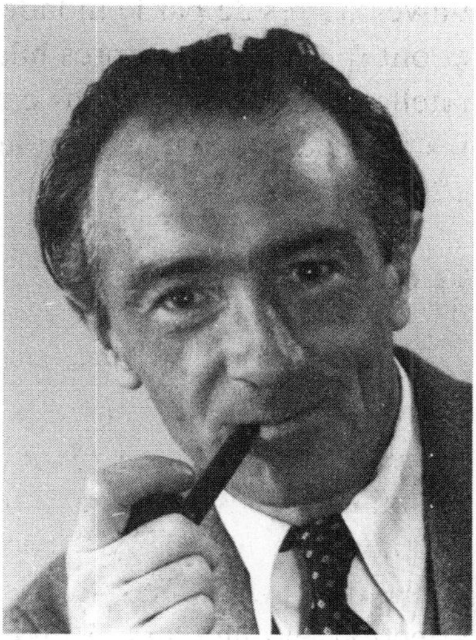

Archie Cochrane

S'il était vrai que Cochrane était manifestement un ardent partisan de la méthode scientifique et des essais cliniques, il est important de souligner qu'il avait aussi compris l'importance en médecine de la compassion, comme il le manifesta à de nombreuses reprises durant sa vie. Un épisode poignant illustre bien cette attitude. Alors qu'il était prisonnier de guerre à Elsterhorst, en Allemagne, il se trouva dans la situation extrêmement triste d'avoir à traiter un prisonnier soviétique « en train de mourir et qui ne cessait de hurler ». Tout ce que Cochrane pouvait lui donner était de l'aspirine. Il raconta plus tard :

> Finalement, je m'assis instinctivement sur le lit et le pris dans mes bras. Il s'arrêta de crier presque immédiatement. Il mourut en paix dans mes bras quelques heures plus tard. Ce n'était pas la pleurésie qui l'avait fait crier, mais le sentiment de solitude. Cela constitua pour moi une importante leçon sur la façon de soigner les mourants.

Après la guerre, Cochrane mena une remarquable carrière dans la recherche médicale. Il travailla notamment sur la pneumoconiose des mineurs de charbon dans le Sud du Pays de Galles et fut nommé professeur, titulaire de la chaire sur la tuberculose et les maladies des voies respiratoires à la Faculté nationale de médecine du Pays de Galles en 1960. Au fur et à mesure de sa carrière, il devint de plus en plus convaincu de l'importance de la médecine fondée sur des preuves et de la nécessité de faire savoir aux médecins quels étaient les traitements les plus efficaces. Simultanément, il se rendit compte qu'il était extrêmement difficile pour ces derniers de faire le point sur les résultats de tous les essais cliniques menés de par le monde. Cochrane estima donc qu'on pourrait rendre le plus grand service en faveur du progrès de la médecine, si l'on pouvait mettre sur pied une organisation qui aurait pour but de tirer des conclusions parfaitement claires à partir des innombrables programmes de recherches. En 1979, il écrivait : « la grande critique que l'on peut sûrement adresser à notre profession, c'est que l'on ne s'est pas organisé pour avoir à disposition des bilans critiques, spécialité par spécialité ou par sous-spécialité, de tous les essais cliniques pertinents, randomisés et contrôlés, bilans devant être périodiquement révisés et corrigés ».

Le point fondamental, dans cette déclaration de Cochrane, était l'expression « bilan critique », ce qui voulait dire que quiconque publierait un bilan de ce genre devrait s'assurer de façon claire de la valeur de chaque essai afin de déterminer dans quelle mesure il devrait être pris en compte dans la conclusion finale sur le point de savoir si une thérapie donnée était efficace dans le cas d'une maladie donnée. Autrement dit, un essai soigneusement mené et portant sur un grand nombre de patients devrait être pris au sérieux ; un essai moins soigneusement mené et ne portant que sur un petit nombre de patients devrait avoir un poids plus faible dans le bilan final ; et un essai très mal conduit devrait être complètement laissé de côté. On allait par la suite appeler ce type de démarche un *bilan critique systématique*. Il s'agit d'une évaluation scientifique rigoureuse des essais cliniques relatifs à un traitement particulier, par opposition aux rapports du genre de ceux que l'OMS a publiés sur l'acupuncture, lesquels ne représentent que des vues d'ensemble superficielles et dépourvues d'esprit critique.

Comme cela a été discuté précédemment, exercer à une médecine fondée sur des preuves demande de rechercher quelles sont les preuves scientifiques fournies par les essais cliniques et par d'autres méthodes, afin de définir quelle est la meilleure pratique médicale. Le bilan critique systématique est souvent le stade ultime de la médecine fondée sur des preuves, stade à partir duquel on peut tirer une conclusion fondée sur la totalité des preuves disponibles. Archie Cochrane est mort en 1988, date à laquelle les notions de médecine fondée sur des preuves et de bilans critiques systématiques avaient commencé à être prises en compte par la communauté médicale, mais il fallut attendre 1993 pour que les idées de ce visionnaire ne deviennent une réalité sous la forme de la Collaboration Cochrane, qui fut instituée à cette époque. Aujourd'hui cette dernière comprend douze centres de par le monde et plus de 10 000 experts médicaux volontaires appartenant à plus de quatre-vingt-dix pays, qui épluchent les essais cliniques afin « d'aider les médecins et leurs patients à prendre des décisions bien informées grâce à la réalisation de bilans critiques systématiques sur les effets d'interventions médicales dans tous les domaines de la médecine, mettant ces bilans sans cesse à jour et s'efforçant de les rendre largement accessibles ».

Dans la mesure où elle existe maintenant depuis plus d'une décennie, la Collaboration Cochrane a accumulé à ce jour une documentation comprenant les résultats de milliers d'essais et a publié des centaines de bilans critiques systématiques. Ces derniers ne font, d'ailleurs, pas que fournir des évaluations sur l'efficacité des médicaments ; ils jaugent aussi toutes sortes d'autres interventions et pratiques médicales, telles que les mesures de prévention, les tests de dépistage, et l'impact du mode de vie et de l'alimentation sur la santé. Dans chaque cas, la Collaboration Cochrane, qui est totalement indépendante, fournit ses conclusions sur l'efficacité de quoi que ce soit faisant l'objet d'un bilan critique systématique.

Ce sont sans aucun doute ces caractéristiques de la Collaboration Cochrane qui lui ont permis d'acquérir sa réputation d'indépendance, de rigueur et de travail bien fait. Nous pouvons donc à présent examiner ses bilans critiques systématiques sur l'acupuncture avec la certitude que ses conclusions ont de grandes chances d'être exactes. La Collaboration Cochrane a publié plusieurs bilans critiques systématiques traitant de l'effet de l'acupuncture sur toute une gamme de maladies, en se concentrant principalement sur les preuves fournies par les essais cliniques contrôlés par placebo.

Premièrement, voici la mauvaise nouvelle pour les praticiens de l'acupuncture. Les bilans de la Collaboration Cochrane suggèrent qu'il n'existe pas de preuve convaincante montrant que l'acupuncture est un traitement efficace pour aucun des cas médicaux suivants : la dépendance au tabac, la dépendance à la cocaïne, le déclenchement des contractions d'accouchement, la paralysie de Bell, l'asthme chronique, la rééducation après un accident vasculaire cérébral, la présentation du nouveau-né par le siège lors de l'accouchement, la dépression, l'épilepsie, le syndrome du canal carpien, le syndrome de l'intestin irritable, la schizophrénie, l'arthrite rhumatoïde, l'insomnie, le mal de dos non spécifique, l'inflammation latérale du coude, la douleur de l'épaule, la lésion des tissus mous de l'épaule, les nausées matinales, le recueil des ovocytes en vue de la fécondation in vitro, le glaucome, la démence vasculaire, le syndrome des règles douloureuses, le traumatisme des vertèbres du cou, l'accident vasculaire cérébral. Sur la base de l'examen de quantités d'essais cliniques, les bilans de la Collaboration Cochrane concluent que les améliorations apparemment procurées par l'acupuncture dans tous les cas médicaux énumérés ci-dessus ne sont rien d'autres que des effets placebo. Voici un échantillon des conclusions que l'on peut lire dans leurs récapitulatifs :

« L'acupuncture et les techniques apparentées ne paraissent pas aider les fumeurs désirant arrêter le tabac. »

« Il n'y a actuellement aucune preuve que l'acupuncture auriculaire soit efficace dans le traitement de la dépendance à la cocaïne. »

« Il n'y pas de preuves suffisantes indiquant que l'acupuncture soit capable de déclencher les contractions de l'accouchement. »

« Les preuves actuelles ne soutiennent pas l'idée que l'acupuncture pourrait constituer un traitement de l'épilepsie. »

En outre, les bilans de la Collaboration Cochrane critiquent tous la qualité des recherches conduites à ce jour, avançant des commentaires du genre : « La qualité des essais considérés n'était pas suffisante pour permettre d'en tirer quelque conclusion que ce soit. » Cependant, que les essais aient été fiables ou non, le verdict final des bilans successifs de la Collaboration Cochrane a toujours été le même : en dépit des milliers d'années d'utilisation en Chine et des décennies de recherches scientifiques menées dans de nombreux pays, il n'y a pas de preuve solide en faveur de l'emploi de l'acupuncture pour soigner aucun des cas médicaux énumérés ci-dessus.

Ceci est particulièrement inquiétant lorsqu'on voit les types de traitements qui sont proposés actuellement par de nombreuses cliniques d'acupuncture. Par exemple, si l'on recherche sur Internet un acupuncteur au Royaume-Uni et si l'on clique sur la première annonce publicitaire qui se présente à nos yeux, on tombe sur une clinique du centre de Londres proposant l'acupuncture pour soigner toutes les cas médicaux et problèmes suivants : dépendances aux drogues, anxiété, problèmes de circulation sanguine, dépression, diabète, rajeunissement du visage, fatigue, problèmes gastro-intestinaux, rhume des foins, problèmes cardiaques, hypertension artérielle, différents cas de stérilité, insomnie, problèmes rénaux, maladies du foie, problèmes liés à la ménopause, problèmes liés aux règles, soins durant la grossesse, induction de l'accouchement, nausées matinales, présentation du nouveau-né par le siège lors de l'accouchement, maladies respiratoires, rhumatismes, problèmes sexuels, problèmes relatifs aux sinus, problèmes dermatologiques, maladies liées au stress, problèmes urinaires et perte de poids. Tous ces cas relèvent de l'une ou l'autre des trois catégories suivantes :

1. Les bilans de la Collaboration Cochrane jugent que les preuves tirées des essais cliniques ne montrent aucune efficacité de l'acupuncture.
2. Les bilans de la Collaboration Cochrane concluent que les

essais cliniques ont été si mal réalisés qu'on ne peut rien dire de certain sur l'efficacité de l'acupuncture.

3. Les recherches ont été tellement mauvaises et limitées que la Collaboration Cochrane n'a même pas pris la peine de réaliser de bilans critiques systématiques.

En outre, les bilans critiques systématiques réalisés par d'autres institutions ou par des universités arrivent exactement aux mêmes genres de conclusions que ceux de la Collaboration Cochrane. Bien qu'il n'y ait aucune raison de penser que l'acupuncture soit efficace dans aucun des cas médicaux variés énumérés ci-dessus, sinon comme placebo, des milliers de cliniques aux États-Unis et en Europe continuent à faire de la publicité pour ce type de traitement, soutenant qu'il peut remédier à toutes ces affections.

La bonne nouvelle pour les praticiens de l'acupuncture, c'est que les bilans critiques systématiques de la Collaboration Cochrane ont été plus encourageants sur la capacité de l'acupuncture à traiter d'autres cas. Il y a eu des bilans Cochrane prudemment optimistes sur le traitement des douleurs dorsales et pelviennes durant la grossesse, des douleurs lombaires, des maux de tête, des nausées et vomissements post-opératoires, des nausées et vomissements induits par la chimiothérapie, des affections du cou et de l'incontinence urinaire nocturne. Donc, mis à part cette dernière, ce n'est que pour certains types de douleurs et de nausées que le traitement par acupuncture s'est vu reconnaître des effets positifs.

Cependant, même dans ces cas où les bilans Cochrane sont les plus positifs au sujet des améliorations apportées par l'acupuncture, il est important de remarquer que leur approbation est hésitante. Par exemple, dans le cas des maux de tête idiopathiques, c'est-à-dire de ceux qui surviennent sans raison apparente, le bilan Cochrane déclare : « Globalement, les preuves disponibles sont en faveur de l'acupuncture comme moyen de soulager les maux de têtes idiopathiques. Cependant, la qualité et la quantité des preuves fournies ne suffisent pas à emporter une complète conviction. »

Puisque les preuves ne sont que légèrement positives et pas complètement convaincantes, même dans le domaine des douleurs et des nausées, les chercheurs ont concentré leurs efforts pour améliorer la qualité et la quantité des preuves afin d'arriver à des conclusions plus solides. L'un des auteurs de ce livre, le professeur

Edzard Ernst, a pris part à ces recherches. Directeur jusqu'en 2011 de l'Unité de recherche sur les médecines alternatives à l'université d'Exeter, en Grande-Bretagne, il a commencé à s'intéresser à l'acupuncture lorsqu'il s'y est initié durant ses études à la faculté de médecine. Depuis lors, il a rendu visite à des praticiens de l'acupuncture en Chine, réalisé lui-même dix essais cliniques, et publié plus de quarante bilans critiques au sujet d'autres essais cliniques. Il a écrit un livre sur ce sujet et fait aujourd'hui partie des comités éditoriaux de plusieurs périodiques d'acupuncture. Cela montre bien à quel point il s'attache à examiner avec un esprit ouvert les effets de ce type de traitement, tout en gardant un esprit critique et en essayant d'améliorer la qualité des essais cliniques sur l'acupuncture.

L'un des plus importants apports d'Ernst dans le domaine de l'amélioration qualitative des essais cliniques a été la mise au point d'une forme supérieure d'acupuncture simulée, encore meilleure que celles où l'implantation des aiguilles est faite soit de façon superficielle, soit en de mauvaises localisations. On peut voir sur la figure 2, page 57, qu'une aiguille d'acupuncture consiste en une partie inférieure, longue et fine et une partie supérieure plus large que l'acupuncteur tient entre ses doigts. Ernst et ses collègues sont partis de l'idée que l'on pourrait réaliser des aiguilles télescopiques : elles donneraient l'impression de s'enfoncer dans la peau, mais en réalité se rétracterait dans la partie supérieure plus large, à la manière des poignards utilisés au théâtre.

Jongbae Park, un étudiant coréen préparant sa thèse de doctorat dans le groupe d'Ernst, s'est alors lancé dans la réalisation d'un prototype de ce type d'aiguille. Il a dû surmonter plusieurs problèmes pour y arriver. Par exemple, l'aiguille d'acupuncture normale tient en place parce qu'elle est enfoncée dans la peau. Or, l'aiguille télescopique doit seulement faire semblant de pénétrer dans la peau ; dès lors, comment va-t-elle tenir verticalement en place ? La solution a été de tirer parti du tube de plastique servant de guide que les acupuncteurs utilisent souvent pour aider à positionner l'aiguille et à faciliter son insertion dans la peau. Ce tube servant de guide est souvent retiré après l'insertion, mais Park a suggéré de faire des tubes dotés d'une extrémité collante, et de les laisser en place, permettant ainsi de tenir les aiguilles télescopiques en position verticale. L'étudiant coréen a aussi arrangé le système télescopique de telle sorte que l'aiguille offre une certaine résistance avant de se rétracter dans la partie supérieure. Cela permet de provoquer de petites sensations cutanées durant son apparente insertion, aidant ainsi à convaincre le patient qu'il est bien en train de subir une vraie séance d'acupuncture.

Lorsque ces chercheurs de l'université d'Exeter ont utilisé ces aiguilles télescopiques lors d'une séance d'acupuncture placebo, les patients furent en effet convaincus d'être réellement traités. Ils virent la partie longue et pointue des aiguilles, observèrent que celle-ci diminuait de longueur après qu'elle ait touché la peau, ressentirent une petite douleur localisée et constatèrent que les aiguilles restaient en place pendant plusieurs minutes avant d'être retirées. L'implantation superficielle des aiguilles ou en de mauvaises localisations constitue de bons placebos, mais une acupuncture placebo parfaite demande que la peau ne soit pas percée ; c'est pourquoi les aiguilles télescopiques procurent une forme supérieure de thérapie simulée. L'équipe d'Exeter se réjouit d'avoir ainsi mis au point et pratiqué avec succès le premier vrai placebo pour les essais cliniques d'acupuncture. Cependant, ils durent tempérer quelque peu leur sentiment de triomphe quand ils s'aperçurent que deux groupes de recherche allemands, l'un à l'université d'Heidelberg et l'autre à celle d'Hanovre, avaient travaillé sur une idée très similaire. Les grands esprits se rencontrent.

Il a fallu plusieurs années pour concevoir, mettre au point et tester les aiguilles télescopiques et il a fallu encore plusieurs autres années pour organiser et réaliser des essais cliniques les utilisant. Aujourd'hui, cependant, on commence à disposer des premiers résultats de ce que l'on peut qualifier d'essais cliniques d'acupuncture les plus rigoureux qui aient jamais été menés.

Et les conclusions qui en ont été tirées ont généralement désappointé les praticiens de l'acupuncture : il n'y a pas de preuve convaincante que les vraies séances d'acupuncture soient significativement plus efficaces que les séances d'acupuncture placebo pour le traitement des maux de tête chroniques dus à la tension nerveuse, les nausées provoquées par la chimiothérapie, les nausées post-opératoires et la prévention de la migraine. Autrement dit, les dernières conclusions contredisent certaines des conclusions les plus positives avancées par les bilans Cochrane. Si ces résultats sont reproduits lors d'essais cliniques supplémentaires, alors il est probable que la Collaboration Cochrane révisera ses propres conclusions, les rendant moins positives. D'une certaine façon, tout ceci n'est pas très surprenant. Dans le passé, lorsque des essais cliniques avaient été menés avec insuffisamment de rigueur, les résultats apparaissaient positifs pour l'acupuncture ; mais lorsque les essais gagnaient en qualité, les effets positifs de l'acupuncture semblaient disparaître. Plus les chercheurs éliminent les causes pouvant fausser leurs essais, plus les résultats tendent à montrer que l'acupuncture n'est guère plus qu'un placebo. Si cette tendance se poursuit, et à supposer que les chercheurs soient capables de réaliser des essais cliniques parfaits, alors, il semble vraisemblable que l'on arrivera à la conclusion suivante : la vérité sur l'acupuncture est qu'elle ne procure que des améliorations insignifiantes.

Malheureusement, il ne sera jamais possible de réaliser des essais cliniques parfaits en acupuncture, parce qu'un essai parfait se mène en double aveugle, ce qui demande que ni le patient, ni le praticien ne savent si le traitement en cours est réel ou placebo. Dans un essai en acupuncture, le praticien connaîtra toujours la nature, réelle ou placebo, du traitement qu'il administre. Il pourrait sembler que cela n'a pas grande importance, mais il y a un risque que le praticien fasse inconsciemment savoir au patient, par le biais du langage du corps ou par celui du ton de sa voix, qu'il est en train de lui administrer un traitement placebo. Il se pourrait que, dans certains essais cliniques, les résultats légèrement positifs présentés par l'acupuncture pour le traitement des douleurs ou des nausées proviennent des légers biais statistiques qui ne sont pas éliminés dans le cadre d'essais en « simple aveugle ». Le seul espoir de réduire ce problème au minimum dans l'avenir est de donner des directives claires et précises aux praticiens participants à ces essais, afin de minimiser ce genre de communication involontaire.

Tandis que certains scientifiques se sont concentrés sur l'utilisation d'aiguilles télescopiques au cours des essais cliniques, des chercheurs allemands se sont appliqués à réaliser des essais comportant de grands nombres de patients, dans le but d'améliorer la précision de leurs conclusions. En Allemagne, on s'est intéressé à la mise à l'épreuve de l'acupuncture à partir de la fin des années 1990, date à laquelle les autorités nationales ont émis de sérieux doutes sur cette médecine alternative. Elles ont posé la question de savoir si elles devaient continuer à rembourser les traitements par acupuncture, dès lors qu'il n'y avait pas de preuves fiables sur leur efficacité. Pour répondre à cette question, le Comité fédéral allemand des médecins et des assurances de santé a pris une décision spectaculaire, à savoir réaliser huit essais cliniques extrêmement rigoureux sur l'acupuncture, essais qui allaient examiner quatre affections : la migraine, la céphalée de tension, les douleurs lombaires chroniques et l'arthrose du genou. Ces essais devaient porter sur des effectifs beaucoup plus grands que cela n'avait jamais été le cas dans tous les essais précédents sur l'acupuncture ; c'est pourquoi on les a désignés du nom de « méga-essais ».

Le nombre de patients dans ces essais allait de 200 à plus de 1 000. Dans chacun d'eux, les patients étaient répartis en trois groupes : le premier groupe n'était pas traité par acupuncture ; le second recevait un traitement de réelle acupuncture et le troisième groupe (placebo) faisait l'objet d'une acupuncture simulée. Dans ce dernier cas, les chercheurs n'ont pas employé les nouvelles aiguilles rétractables, parce qu'elles venaient juste d'être inventées et n'avaient pas encore été correctement testées. Ils se sont donc servis des techniques d'implantation des aiguilles en de mauvaises localisations ou de leur implantation superficielle.

En raison même de leur ampleur, il a fallu de nombreuses années pour réaliser ces méga-essais. Ils n'ont été achevés que récemment, et les données obtenues sont encore en train d'être analysées. Néanmoins, en 2007, les chercheurs ont publié les premières conclusions qu'ils tiraient de l'ensemble des méga-essais. Celles-ci indiquent que les effets de l'acupuncture réelle sont légèrement meilleurs que ceux de l'acupuncture simulée ou bien qu'ils leur sont identiques. Ces conclusions contiennent typiquement ce genre de déclaration : « L'acupuncture n'a pas été plus efficace que l'acupuncture simulée pour réduire les maux de tête du type de la migraine. » On voit donc se manifester toujours la même tendance : à mesure que les essais deviennent plus rigoureux et fiables, l'acupuncture apparaît de plus en plus comme si elle n'est rien d'autre qu'un placebo.

Conclusions

L'histoire de la recherche sur l'acupuncture a suivi une voie tortueuse durant les trois dernières décennies et davantage d'articles scientifiques évaluant cette technique seront publiés dans l'avenir, notamment ceux qui rendront compte des essais cliniques réalisés avec l'emploi de ce matériel relativement nouveau constitué par les pseudo-aiguilles télescopiques ; sont aussi attendus les articles scientifiques qui évalueront plus complètement les méga-essais réalisés en Allemagne. Cependant, tous les résultats obtenus jusqu'ici s'assemblent déjà bien en un même tableau, avec un haut niveau de cohérence et de concordance. Il semble bien, donc, que notre façon actuelle de comprendre l'acupuncture soit très proche de la vérité, et nous allons conclure ce chapitre en faisant le bilan de ce que toutes ces nombreuses recherches nous ont appris. Les quatre points fondamentaux de ce bilan sont les suivants :

1. Les principes de l'acupuncture, issus de la tradition, sont complètement illusoires, puisqu'il n'y a absolument aucune preuve de l'existence du Qi ou des méridiens.
2. Au cours des trois dernières décennies, un nombre énorme d'essais cliniques a été réalisé pour essayer de savoir si oui ou non l'acupuncture permet de traiter efficacement toute une série d'affections. Certains de ces essais ont laissé entendre que l'acupuncture est efficace. Malheureusement, la plupart de ces derniers ont été menés sans groupes contrôles adéquats (avec placebo) et sans grande rigueur : la majorité de ces essais positifs ne sont donc pas fiables.
3. Sur la base des seuls articles de recherches scientifiques très rigoureux, d'ailleurs de plus en plus nombreux, les bilans critiques systématiques ont tiré des conclusions fiables faisant apparaître clairement que l'acupuncture n'est pas efficace contre une vaste gamme d'affections, excepté en tant que placebo. Donc, si vous voyez des cliniques faire de la publicité pour des traitements par acupuncture, vous pouvez vous dire que ceux-ci ne procurent aucune amélioration réelle, sauf peut-être pour certains types de douleurs ou de nausées.
4. Certains essais cliniques très rigoureux sont en faveur d'un effet positif de l'acupuncture dans le traitement de certains types de douleurs ou de nausées, mais il existe aussi d'autres essais très rigoureux qui contredisent cette conclusion. En bref, les preuves ne sont ici ni homogènes, ni convaincantes : elles sont à la limite de la signification.

Ces quatre points s'appliquent aussi aux variantes de l'acupuncture, telles que l'acupression (les aiguilles sont remplacées par des pressions exercées avec les doigts ou des bâtonnets), la moxibustion (de petites boules formées d'une plante broyée, l'armoise, sont brûlées au-dessus des points d'acupuncture et stimulent ceux-ci par la chaleur) et d'autres formes d'acupuncture, mettant en jeu l'électricité, la lumière laser ou des vibrations sonores. Ces autres thérapies se fondent sur les mêmes principes essentiels que l'acupuncture classique, ne différant de celle-ci que par les moyens employés pour solliciter les points d'acupuncture : au lieu de piqûres, il s'agit de stimulations par la pression, la chaleur, l'électricité, la lumière ou les vibrations sonores. Ces formes exotiques d'acupuncture ont été moins rigoureusement testées que l'acupuncture classique, mais les conclusions globales sur leur efficacité sont tout aussi décevantes que pour cette dernière.

En résumé, si l'acupuncture avait été considérée à l'instar d'un nouveau médicament antalgique soumis à évaluation par essais cliniques, elle n'aurait pas réussi à prouver son efficacité et n'aurait pas obtenu son autorisation de mise sur le marché. Et pourtant, la pratique de l'acupuncture, prenant place largement en-dehors des cabinets et établissements médicaux conventionnels, génère des milliards d'euros dans le monde entier. Les acupuncteurs soutiennent, cependant, que leur profession et les revenus qu'ils en tirent sont légitimes, car il existe certaines preuves que l'acupuncture est efficace. De leur côté, les critiques rétorquent que la majorité des acupuncteurs traite des affections pour lesquelles il n'y aucune preuve correcte en faveur de leur thérapie. Et même dans le cas du traitement de la douleur et des nausées, les critiques affirment que les apaisements procurés par l'acupuncture (à supposer qu'ils existent) doivent être bien faibles : en effet, s'ils étaient importants, cela aurait été déjà démontré catégoriquement par les essais cliniques. En outre, il existe des médicaments antalgiques classiques capables de réduire la douleur avec une raisonnable fiabilité et qui sont infiniment moins chers qu'une séance d'acupuncture. En effet, celle-ci coûte au moins 25 £ en Grande-Bretagne et une thérapie complète peut comprendre jusqu'à des dizaines de séances.

Lorsque les chercheurs en médecine soutiennent que les preuves semblent largement nier l'efficacité de l'acupuncture, les praticiens de cette thérapie répondent souvent en invoquant cinq types d'arguments. Bien qu'à première vue, ceux-ci puissent paraître convaincants, ils sont en réalité très faibles. Nous allons les envisager tour à tour :

1. Les acupuncteurs soulignent qu'on ne peut tout simplement pas ignorer les essais cliniques randomisés contrôlés par placebo qui indiquent que l'acupuncture est efficace. Bien entendu, on ne doit pas ignorer ce type de preuves, mais il faut aussi les mettre en regard avec les preuves contraires ; et il est alors nécessaire de décider lesquelles sont les plus convaincantes, comme le ferait un jury dans le cadre d'un procès. Essayons donc d'évaluer le poids des preuves et de voir de quel côté penche la balance. Est-ce que l'acupuncture est efficace dans une large gamme d'affections au-delà de tout doute raisonnable ? Non. Est-ce que l'acupuncture est efficace dans le cas de douleurs et de nausées au-delà de tout doute raisonnable ? Non. Dans ce dernier cas, puisqu'on n'a pas encore de certitude absolue, peut-on alors dire si l'acupuncture a une chance d'être reconnue efficace contre ces maux ou bien la probabilité est-elle qu'elle ne le soit pas ? Le jury n'a pas encore rendu sa réponse, mais le temps passant et la rigueur scientifique ne cessant de s'accroître, la balance des preuves penche de plus en plus en défaveur de l'acupuncture. Par exemple, tandis que le présent livre est sous presse, viennent de paraître les résultats d'un essai clinique portant sur 640 patients souffrant de douleurs du dos chroniques. Selon ce travail de recherche particulier, commandité par l'Institut national de la santé (National Institute of Health, NIH) aux États-Unis, et dirigé par Daniel Cherkin, l'acupuncture simulée est tout aussi efficace que l'acupuncture réelle. Cela soutient bien l'idée que le traitement par acupuncture n'est rien de plus qu'un puissant placebo.

2. Les praticiens de l'acupuncture soutiennent que celle-ci, à l'instar de nombreuses thérapies alternatives, est un traitement complexe ajusté à chaque individu, de sorte qu'elle ne se prête pas à ce type d'évaluation à grande échelle que constituent les essais cliniques. En avançant cet argument, les praticiens de l'acupuncture montrent qu'ils ne comprennent

pas vraiment ce que sont les essais cliniques : ils croient que ceux-ci doivent nécessairement ne pas tenir compte des aspects particuliers ou complexes de la thérapeutique appliquée aux patients. En réalité, ces aspects peuvent être pris en compte (et le sont souvent) au niveau des protocoles des essais cliniques. En outre, la plus grande partie de la pratique médicale classique est également complexe et ajustée à chaque individu, et pourtant, cette médecine conventionnelle n'a cessé de progresser grâce aux essais cliniques. Par exemple, lorsqu'un médecin reçoit un patient, il lui demande généralement ses antécédents médicaux, son âge, l'état général de sa santé, les changements récents dans son régime alimentaire ou dans sa vie quotidienne, etc. Après avoir considéré tous ces facteurs, le médecin va généralement proposer un traitement approprié à ce patient particulier : et il est vraisemblable que le traitement en question aura été évalué dans le cadre d'un essai clinique randomisé.

3. De nombreux acupuncteurs affirment que la philosophie sous-jacente à leur thérapeutique est tellement à l'opposé de la science conventionnelle que les essais cliniques ne sont pas appropriés pour évaluer son efficacité. Mais cette critique est sans fondement, car les essais cliniques n'ont rien à voir avec la philosophie. Ils ont en fait pour seul but d'établir si tel ou tel traitement donne ou non des résultats probants.

4. Les acupuncteurs se plaignent que les essais cliniques ne sont pas appropriés pour les thérapies alternatives, parce que les effets de leurs traitements sont très subtils. Mais si l'effet de l'acupuncture est tellement subtil qu'il ne peut pas être détecté, alors, cette thérapie est-elle réellement utile ? Les essais cliniques modernes représentent une méthode extrêmement perfectionnée, souple et sensible pour évaluer l'efficacité de n'importe quel traitement et ils constituent le meilleur moyen de détecter les effets même les plus subtils. Ils peuvent mesurer des effets de toutes sortes de façon différentes, allant de l'analyse du sang des patients jusqu'à l'auto-évaluation de leur état de santé par le biais de questions. Certains essais cliniques utilisent des questionnaires très standardisés demandant aux patients de rapporter un

certain nombre de points concernant leur qualité de vie, tels que les douleurs physiques qu'ils ressentent, les problèmes affectifs qu'ils peuvent éprouver ou encore l'énergie dont ils se sentent capables.

5. Finalement, certains praticiens de l'acupuncture admettent qu'il est peut-être vrai que l'acupuncture réelle n'est pas plus efficace que l'acupuncture simulée ; mais il est peut-être vrai aussi que cette dernière procure aux patients d'authentiques bénéfices médicaux, de sorte qu'il est impossible de trouver une différence entre les résultats des deux types d'acupuncture. Nous avons supposé jusqu'ici que l'acupuncture simulée n'a pas d'effet, excepté en tant que placebo. Mais les acupuncteurs estiment concevable que des aiguilles mal positionnées ou implantées superficiellement parviennent d'une façon ou d'une autre à se connecter elles aussi aux méridiens du corps. Si cela était vrai, toute la théorie sous-tendant l'acupuncture s'effondrerait, car cela voudrait dire qu'implanter une aiguille n'importe où et à n'importe quelle profondeur pourrait procurer des bénéfices thérapeutiques, ce qui semble extrêmement invraisemblable. Et aussi, la mise au point d'aiguilles télescopiques s'oppose à cette nouvelle conception du mécanisme de l'acupuncture, car ces aiguilles ne perforent pas la peau, de sorte qu'elles ne peuvent absolument pas se connecter aux méridiens. Les acupuncteurs pourraient peut-être encore rétorquer sur ce point que les aiguilles télescopiques peuvent peut-être, elles aussi, procurer des bénéfices thérapeutiques dès lors qu'elles déterminent certaines pressions sur la peau. Mais si c'était le cas, alors, nous pourrions aussi retirer de tels bénéfices d'une poignée de mains, d'une tape dans le dos ou d'un grattage de l'oreille. Ou bien, au contraire, les pressions de cette sorte sur la peau pourraient peut-être influencer quelquefois dans le mauvais sens le flux du Qi, et par conséquent, les contacts corporels de ce genre pourraient peut-être nous causer des maladies. Manifestement, ce cinquième type d'argument débouche sur le ridicule.

En bref, aucune de ces critiques ne résiste à un examen correct. Ce sont des arguments peu solides, le type même de ceux que l'on attend de praticiens qui, instinctivement, désirent protéger une thérapie à laquelle ils sont attachés professionnellement et affectivement. Ces acupuncteurs ne veulent pas accepter l'idée que les essais cliniques représentent sans aucun doute la meilleure méthode disponible pour minimiser les causes d'erreurs statistiques. Bien que ces essais ne soient jamais parfaits, ils nous permettent d'approcher la vérité d'aussi près que possible.

En fait, il est important de se rappeler que les essais cliniques sont tellement efficaces pour éliminer les biais statistiques qu'ils constituent un outil fondamental en recherche médicale conventionnelle. Ce point a été bien analysé par le scientifique britannique, lauréat du prix Nobel, Sir Peter Medawar :

> Les affirmations exagérées sur l'efficacité d'un médicament proviennent rarement d'une volonté délibérée de mentir. Elles résultent généralement d'une gentille conspiration dans laquelle tout le monde est animé des meilleures intentions. Le patient veut guérir, son médecin veut le faire aller mieux, et la firme pharmaceutique voudrait conférer au médecin ce pouvoir d'agir pour le bien de son patient. L'essai clinique contrôlé a pour objectif d'éviter ce piège de la conspiration des bonnes volontés.

Bien que ce chapitre démontre que l'acupuncture agit très vraisemblablement comme un placebo, et rien de plus, on ne peut finir sans soulever un sujet à l'aune duquel cette technique pourrait trouver une place dans les systèmes de soins modernes. Nous avons vu que l'effet placebo peut jouer un rôle puissant et positif lors des soins médicaux ; or l'acupuncture semble exceller dans la production d'un effet placebo. Par conséquent, les acupuncteurs peuvent-ils justifier de leur activité, dès lors qu'ils pratiquent une médecine placebo et aident les patients grâce à un traitement qui est fondamentalement un artifice ?

Par exemple, nous avons expliqué que les méga-essais allemands avaient réparti les patients en trois groupes : dans l'un de ceux-ci, ils se voyaient appliquer une acupuncture réelle ; dans un autre, une acupuncture simulée ; et dans le dernier, ils ne subissaient aucun traitement d'acupuncture. En général, les résultats ont montré que l'acupuncture réelle réduisait significativement la douleur chez environ la moitié des patients et que l'acupuncture simulée procurait grosso modo le même bénéfice thérapeutique, tandis que les patients du troisième groupe présentaient une amélioration significativement moindre. Le fait que l'acupuncture réelle et l'acupuncture simulée soient grossièrement aussi efficaces l'une que l'autre suggère que l'acupuncture réelle met simplement en jeu un effet placebo : mais est-ce que cela importe, dès lors que les patients en tirent bénéfice ? En d'autres termes, est-ce que cela importe que le traitement soit un artifice, aussi longtemps que le bénéfice est réel ?

Un procédé thérapeutique qui s'appuie aussi fortement sur l'effet placebo est une simulation de traitement, comparable à l'eau magnétisée de Mesmer ou aux extracteurs de Perkins. L'acupuncture est efficace seulement parce que les patients ont foi dans le traitement, mais si l'on faisait davantage de publicité aux derniers résultats des recherches, alors, certains patients perdraient leur confiance dans l'acupuncture et les bénéfices procurés par l'effet placebo s'évanouiraient largement. Certaines personnes pourraient alors soutenir qu'il faut maintenir une conspiration du silence de façon que perdure la croyance en l'efficacité de l'acupuncture, ce qui, à son tour, permettrait aux patients de continuer à en retirer les effets bénéfiques. D'autres pourraient, cependant, penser qu'il est moralement condamnable de tromper les patients et qu'il n'est pas conforme à l'éthique d'administrer des traitements placebos.

La question de savoir si les thérapies placebos sont ou ne sont pas acceptables va aussi se poser lorsque nous considérerons d'autres formes de médecines alternatives, de sorte qu'elle sera analysée dans sa totalité seulement au chapitre final. D'ici là, la question principale est la suivante : lesquelles des autres thérapies alternatives majeures sont authentiquement efficaces et lesquelles sont simplement des placebos ?

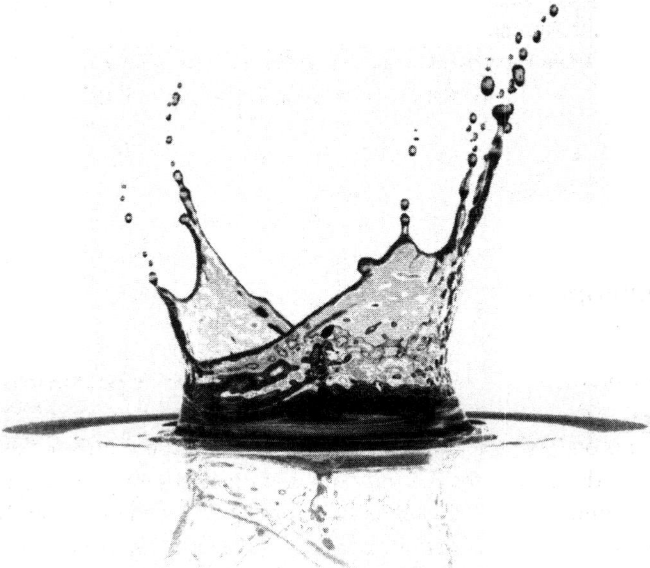

Chapitre 3

La vérité sur l'homéopathie

> La vérité est solide. Elle ne va pas se briser comme une bulle sous l'effet d'un petit choc. Oh ! Non ! Elle est plutôt comme un ballon de football dans lequel on peut taper à coups de pied toute la journée et qui, le soir, va se retrouver parfaitement rond.
>
> OLIVER WENDELL HOLMES

L'homéopathie

Une façon de traiter les maladies fondée sur le principe que « le semblable doit être soigné par le semblable ». Les homéopathes traitent des symptômes donnés en administrant des doses infinitésimales ou virtuelles de substances données qui, administrées en grande quantité à des personnes saines, reproduisent les symptômes en question. Ils visent à donner des soins personnalisés à leurs patients et affirment qu'ils peuvent traiter pratiquement toutes les affections, depuis le rhume jusqu'aux maladies cardiaques.

CES DERNIÈRES DÉCENNIES, L'HOMÉOPATHIE EST DEVENUE L'UNE DES formes de médecine alternative à la croissance la plus rapide, particulièrement en Europe. La proportion de la population française recourant à l'homéopathie est passée de 16 pour cent à 36 pour cent entre 1982 et 1992, tandis qu'en Belgique, plus de la moitié de la population emploie régulièrement des remèdes homéopathiques. Ce fort développement de la demande a poussé de plus en plus de gens à devenir praticiens homéopathes, et même certains médecins conventionnels à étudier cette thérapeutique alternative et à proposer des traitements homéopathiques à leurs patients. Le corps des homéopathes au Royaume-Uni comprend déjà plus de 1 400 praticiens, mais c'est en Inde que l'homéopathie est la plus massivement représentée, avec 300 000 homéopathes qualifiés, 182 établissements d'enseignement supérieur et 300 hôpitaux homéopathiques. Et tandis que les États-Unis comptent beaucoup moins d'homéopathes que l'Inde, les profits engrangés y sont bien plus grands. Les ventes annuelles y ont été multipliées par cinq entre 1987 et 2000, passant de 300 millions de dollars à 1,5 milliard.

Étant donné le nombre de ses praticiens et son grand succès commercial, on pourrait raisonnablement penser que l'homéopathie doit être efficace. En effet, s'il en était autrement, pourquoi donc des millions de gens y recourraient, riches et pauvres, occidentaux et orientaux, instruits ou non ?

Et pourtant, l'institution médicale et scientifique regarde généralement l'homéopathie avec beaucoup de scepticisme et ses remèdes n'ont cessé de susciter de longue date un débat souvent très vif. Ce chapitre va examiner les faits et dire si oui ou non l'homéopathie est une merveilleuse thérapeutique ou bien si les sceptiques ont raison de la qualifier de médecine charlatanesque.

Les origines de l'homéopathie

Contrairement à l'acupuncture, les origines de l'homéopathie ne se perdent pas dans la nuit des temps, mais peuvent être rapportées au travail d'un médecin allemand, Samuel Hahnemann, à la fin du dix-huitième siècle. Après avoir étudié la médecine à Leipzig, Vienne et Erlangen, Hahnemann était devenu l'un des savants les plus en vue en Europe. Il publia énormément d'articles et de livres aussi bien en médecine qu'en chimie et utilisa sa connaissance de l'anglais, du français, de l'italien, du grec, du latin, de l'arabe, du syriaque, du chaldéen et de l'hébreu pour traduire de nombreux traités érudits.

Il semblait destiné à mener une brillante carrière médicale, mais au cours des années 1780, il commença à mettre en doute les pratiques classiques admises à son époque. Par exemple, il saignait rarement ses patients, alors que ses collègues étaient de chauds partisans de la saignée. En outre, il avait publiquement critiqué les médecins qui avaient soigné l'empereur du Saint Empire Romain Germanique, Léopold d'Autriche, le saignant quatre fois dans les vingt-quatre heures précédant sa mort en 1792. Selon Hahnemann, la forte fièvre et le ballonnement abdominal du monarque ne justifiaient pas que lui ait été administré un traitement aussi risqué. Bien entendu, nous savons de nos jours que la saignée est effectivement un acte médical dangereux. Les médecins de la cour impériale réagirent en traitant Hahnemann d'assassin parce qu'il privait ses propres patients d'une thérapeutique qu'ils estimaient fondamentale.

Hahnemann était quelqu'un d'honnête, qui combinait l'intelligence à l'intégrité. Il prit conscience petit à petit que ses collègues médecins ne connaissaient vraiment pas grand-chose à la façon de poser un diagnostic précis sur leurs patients et, plus grave, qu'ils en savaient encore moins sur les effets de leurs traitements, ce qui signifiait que leurs interventions faisaient probablement plus de mal que de bien. Il n'est donc pas surprenant que le médecin allemand se soit senti finalement incapable de continuer à pratiquer ce type de médecine :

> Mon sens des responsabilités n'allait pas me permettre de soigner sans états d'âme mes frères souffrants, traitant leurs états pathologiques mal connus au moyen de remèdes mal connus. Penser que je pourrais devenir ainsi un assassin ou un malfaiteur compromettant la vie de mes semblables m'était une idée tout à fait insupportable, tellement insupportable et angoissante que j'abandonnai complètement mon métier dans les premières années de mon mariage et que je m'occupai désormais uniquement de chimie et d'écriture.

En 1790, alors qu'il avait pris ses distances avec tout ce qui relevait de la médecine conventionnelle de l'époque, Hahnemann fut amené à élaborer sa propre conception révolutionnaire de la médecine. Il fit son premier pas vers l'invention de l'homéopathie lorsqu'il se mit à expérimenter sur lui-même un remède, le quinquina, extrait de l'écorce d'un arbre du Pérou. Le quinquina contient une substance, la quinine, et il était utilisé avec succès pour traiter le paludisme ; mais Hahnemann l'ingéra alors qu'il n'était pas malade, peut-être dans l'espoir qu'il pourrait agir comme une sorte de fortifiant permettant de se maintenir en bonne santé. À sa grande surprise, cependant, il commença à se sentir mal, ressentant les symptômes généralement associés au paludisme. En d'autres termes, cette substance qui était normalement utilisée pour guérir les fièvres, les sueurs et les frissons éprouvés par un patient souffrant de paludisme reproduisait apparemment ces mêmes symptômes chez une personne saine.

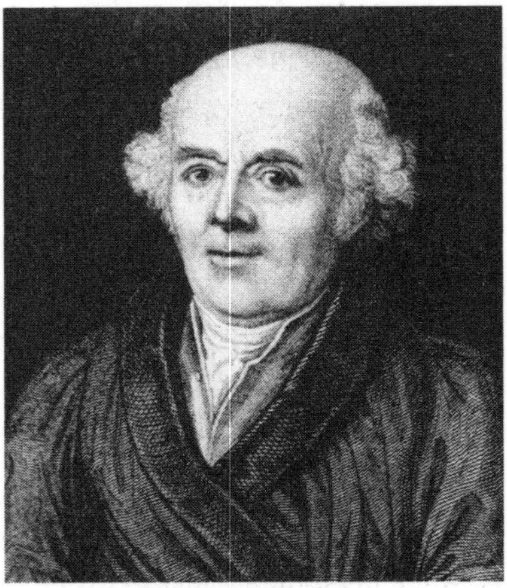

Samuel Hahnemann

Il fit des expériences avec d'autres traitements et obtint le même genre de résultats : les substances utilisées pour traiter des symptômes donnés chez une personne malade semblaient faire apparaître ces mêmes symptômes chez une personne saine. Inversant le raisonnement, il proposa alors un principe universel selon lequel « ce qui est capable de produire une série de symptômes chez une personne saine peut soigner une personne malade présentant une série de symptômes semblables ». En 1796, il publia un exposé de sa *Loi des Semblables*, mais il n'était encore, ce faisant, qu'à mi-chemin de l'invention de l'homéopathie.

Hahnemann poursuivit dans cette voie en proposant qu'il pourrait améliorer les effets de ses remèdes, fondés sur le principe du « semblable guéri par le semblable », s'il les diluait. Selon lui, et pour des raisons qui restent encore mystérieuses, il estimait que diluer un remède accroissait sa puissance thérapeutique, tout en réduisant sa capacité à produire des effets secondaires. Sa conception présentait quelque ressemblance avec le dicton anglais sur « le poil du chien qui vous a mordu », signifiant qu'un petit peu de ce qui a fait du mal à quelqu'un serait capable, supposait-on, d'annuler le mal en question. Ce dicton avait pour origine la croyance selon laquelle on pouvait guérir, après avoir été mordu par un chien enragé, en mettant dans la plaie un peu de poils du chien en question. De nos jours, l'expression « le poil du chien » désigne le petit verre d'alcool que l'on dit être capable de soigner la « gueule de bois ».

En outre, tandis qu'il transportait ses remèdes dans une calèche tirée par un cheval, Hahnemann fit une autre découverte majeure. Il estima que les fortes secousses ayant affecté son véhicule pendant le transport avaient accru ce qu'il appelait la *puissance* de ses remèdes homéopathiques ; par suite, il se mit à recommander de secouer les substances en cours de dilution, cette méthode, appelée la *succussion*, devant faire partie intégrante du processus de préparation des remèdes. La combinaison de la dilution et des secousses déterminait ce qu'il appelait la *dynamisation* de ses médicaments.

Au cours des années qui suivirent immédiatement, Hahnemann identifia divers remèdes homéopathiques en réalisant des expériences appelées *essais.* Cela consistait, de façon générale, à donner quotidiennement des doses de remèdes homéopathiques à plusieurs personnes saines et à leur demander ensuite de tenir un journal détaillé de tous les symptômes qu'elles pouvaient éprouver pendant les quelques semaines suivantes. L'analyse de l'ensemble de ces journaux était ensuite utilisée pour déterminer la gamme des symptômes éprouvés par une personne saine absorbant le remède : Hahnemann soutenait alors que ce dernier administré à un malade présentant ces mêmes symptômes pouvait faire disparaître ceux-ci.

En 1807, Hahnemann forgea le terme de *Homöopathie* (d'après les racines grecques *homoios* et *pathos*) signifiant « souffrance similaire ». Puis, en 1810, il publia *Organon der rationellen Heilkunde* (*Organon de l'Art de Guérir*), son premier traité majeur sur l'homéopathie, qui fut suivi dans la décennie suivante de *Materia Medica Pura*, un ouvrage en six volumes détaillant les symptômes pouvant être guéris par soixante-sept remèdes homéopathiques. Hahnemann avait ainsi donné un solide fondement à l'homéopathie et la façon dont celle-ci est pratiquée n'a guère changé au cours des deux derniers siècles. Selon Jay W. Shelton, un auteur qui a énormément publié dans ce domaine : « Hahnemann et ses écrits sont tenus presque en révérence religieuse par la plupart des homéopathes. »

L'évangile selon Samuel Hahnemann

L'inventeur de l'homéopathie soutenait fermement que celle-ci était distincte de la phytothérapie et les homéopathes d'aujourd'hui continuent à maintenir cette distinction, refusant d'être considérés comme des phytothérapeutes. L'une des raisons principales fondant ce point de vue est que les remèdes homéopathiques ne font pas uniquement appel aux plantes. Ils peuvent aussi provenir des animaux, consistant tantôt en des organismes entiers (comme des abeilles réduites en poudre), tantôt en de simples sécrétions (comme le venin de serpent ou le lait de louve). D'autres remèdes font appel au règne minéral, allant du sel à l'or, tandis que d'autres remèdes encore, appelés *nosodes*, proviennent des agents responsables des maladies (tels que des bactéries) ou sont issus de tissus ou d'organismes malades (tels que pus, vomi, tumeurs, fèces, verrues). Depuis l'époque d'Hahnemann, les homéopathes ont ajouté des remèdes dits *impondérables* tirés de phénomènes physiques immatériels tels que les rayons X ou les champs magnétiques.

Les médicaments tirés des plantes, en phytothérapie, ont foncièrement quelque chose de réconfortant, avec les images de feuilles, de pétales ou de racines qui leur sont associées. Par contraste, les remèdes homéopathiques peuvent paraître un peu inquiétants. Par exemple, au dix-neuvième siècle, un homéopathe a décrit comment il a préparé un remède à partir « du pus issu d'une pustule prurigineuse chez un jeune Nègre, par ailleurs en bonne santé, mais qui avait contracté la gale ». D'autres remèdes homéopathiques demandent d'écraser des punaises de lits vivantes ou bien d'opérer des anguilles vivantes pour introduire un scorpion dans leur rectum.

Une autre raison pour laquelle l'homéopathie est absolument distincte de la phytothérapie, même lorsque les remèdes homéopathiques sont tirés des plantes, est l'accent mis par Hahnemann sur la dilution. Lorsqu'une plante est prise pour base d'un remède homéopathique, le processus de préparation consiste, pour commencer, à la déposer dans un flacon hermétiquement fermé et contenant un solvant, lequel va alors dissoudre un peu de ses molécules. Le solvant peut être de l'eau ou de l'alcool, mais pour la simplicité des explications, nous supposerons qu'il s'agit d'eau dans tout ce chapitre. Après plusieurs semaines, on retire le matériau solide : l'eau qui reste, et qui contient les substances dissoutes est appelée *teinture mère*.

Celle-ci est ensuite soumise au processus de dilution, ce qui consiste par exemple à prendre un volume de teinture mère pour la dissoudre dans neuf volumes d'eau, la diluant ainsi d'un facteur dix. Le remède homéopathique obtenu de cette façon est appelé 1X, ces deux chiffres indiquant le numéro de la dilution et son taux (le 1 désignant ici la première dilution ; le X étant le chiffre romain pour 10, signifiant donc une dilution au dixième). Après la dilution, le mélange est secoué vigoureusement, afin de mettre en œuvre le processus de dynamisation. Si l'on prend un volume du remède 1X, qu'on le dissout dans neuf volumes d'eau, puis qu'on secoue le nouveau mélange, on obtient un remède 2X. La répétition des processus de dilution et de dynamisation conduit à des remèdes 3X, 4X, 5X, et ce jusqu'à des dilutions encore plus élevées : il faut se rappeler la thèse de Hahnemann selon laquelle plus les solutions étaient diluées, plus les remèdes obtenus étaient puissants. En phytothérapie, au contraire, on applique la règle de bon sens selon laquelle des doses plus concentrées donnent des remèdes plus forts.

La solution homéopathique obtenue, qu'elle soit de dilution 1X, 10X ou même encore plus diluée, peut ensuite être directement administrée à un patient. Alternativement, on peut ajouter des gouttes de la solution en question à une pommade, à des comprimés ou à toute autre forme de produit permettant d'administrer le remède. Par exemple, on peut utiliser une goutte de la solution diluée pour imbiber une dizaine de comprimés de sucre, ce qui les transformera en une dizaine de pilules homéopathiques.

Il convient maintenant de se rendre compte de l'ampleur des dilutions qui sont pratiquées lors de la préparation des remèdes homéopathiques. Par exemple, lorsqu'un remède est dénoté 4X, cela signifie que la teinture mère a été diluée d'un facteur 10 (1X), puis de nouveau d'un facteur 10 (2X), de nouveau d'un facteur 10 (3X), et de nouveau d'un facteur 10 (4X). Cela donne une dilution d'un facteur de 10 × 10 × 10 × 10, soit 10 000. Bien que cela soit un taux de dilution déjà élevé, les remèdes homéopathiques résultent généralement de dilutions encore bien plus élevées. Au lieu de faire des dilutions de facteur 10, les pharmaciens homéopathes procèdent généralement en diluant un volume de teinture mère dans 99 volumes d'eau, ce qui revient à la diluer d'un facteur 100. Le remède ainsi obtenu est dénoté 1C, C étant le chiffre romain pour cent. La répétition des dilutions d'un facteur 100 donne des solutions 2C, 3C, 4C jusqu'à des solutions ultra-diluées.

Par exemple, les remèdes homéopathiques au taux de dilution 30C sont courants, ce qui signifie que l'ingrédient originel a été dilué 30 fois d'un facteur 100 à chaque fois. Autrement dit, la substance de départ a été diluée d'un facteur total de 1 000 000 000 000 000 000 000 000 000 000 000 000 000 000 000 000 000 000 000 000 000. Cette longue série de zéros peut paraître ne pas signifier grand-chose, mais il faut savoir [1] qu'un gramme de teinture mère contient moins de 1 000 000 000 000 000 000 000 000 molécules. Comme le montre le nombre des zéros, le taux de dilution est énormément plus grand que le nombre des molécules dans la teinture mère, ce qui signifie qu'il n'y a tout simplement pas assez de molécules à diluer du facteur total mentionné ci-dessus. Dit d'une autre façon, ce taux de dilution est tellement élevé que la solution finalement obtenue ne contiendra sûrement pas une seule molécule de la substance originelle. En fait, la probabilité d'avoir une molécule de substance active présente dans le remède final au taux de dilution 30C est de un sur un milliard de milliards de milliards de milliards. En d'autres termes, il est pratiquement certain qu'un remède homéopathique au taux de dilution 30C ne contient rien de plus que de l'eau. Ce point est expliqué de façon imagée par la figure 2. De nouveau, cela souligne la différence entre les remèdes de la phytothérapie et ceux de l'homéopathie : les premiers contiennent toujours, en règle générale, au moins une petite quantité de substance active, tandis que les seconds n'en contiennent, en règle générale, absolument aucune.

Les matériaux qui ne se dissolvent pas dans l'eau, tels que le granite, sont réduits en poudre, puis on prend un volume de la poudre obtenue pour le mélanger à 99 volumes de lactose (un type de sucre particulier), le mélange obtenu étant de nouveau moulu, pour donner une poudre au taux de dilution 1C. Un volume de

1. Le nombre de molécules d'une matière donnée contenu dans une quantité standard (appelée « mole ») caractéristique de cette matière est le même pour tous les types de matière. Il est appelé « nombre d'Avogadro » et est voisin de 6×10^{23} (soit 6 suivi de 23 zéros), chiffre inférieur à celui indiqué par les auteurs (10^{24}, soit 10×10^{23}), lequel constitue ainsi une borne supérieure. (N.d.T.)

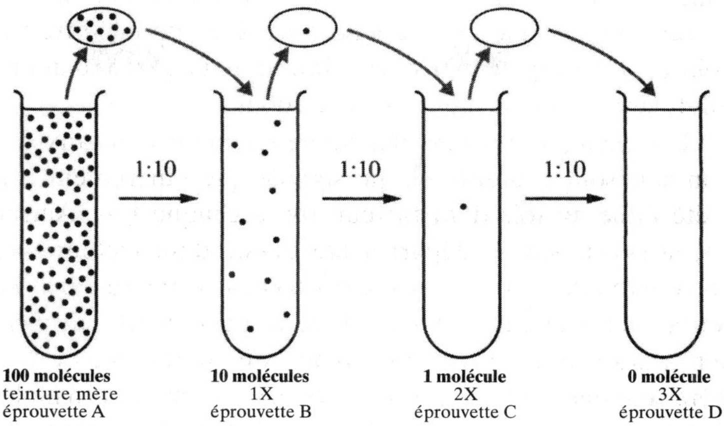

FIGURE 3. *Les remèdes homéopathiques sont préparés au moyen de dilutions répétées, la solution étant toujours vigoureusement secouée entre les étapes successives de dilution. L'éprouvette A contient la solution initiale, appelée teinture mère, laquelle comprend, sur cette figure, 100 molécules de substance active. Un échantillon prélevé dans l'éprouvette A est ensuite dilué d'un facteur 10, donnant une solution contenue dans l'éprouvette B, qui ne comprend plus que dix molécules (cette solution présente un taux de dilution noté 1X). Puis, un échantillon prélevé dans l'éprouvette B est dilué de nouveau d'un facteur 10, donnant une solution contenue dans l'éprouvette C, qui ne comprend plus qu'une seule molécule (cette solution présente un taux de dilution noté 2X). Finalement, un échantillon prélevé dans l'éprouvette C est dilué d'un facteur 10 pour la troisième fois, donnant une solution contenue dans l'éprouvette D qui va très vraisemblablement ne plus contenir aucune molécule de substance active (cette solution présente un taux de dilution noté 3X). Le contenu de l'éprouvette D, dépourvu de toute substance active, est alors utilisé pour préparer des remèdes homéopathiques. Dans la réalité, le nombre de molécules dans la teinture mère est beaucoup plus grand, mais le nombre des dilutions et les taux de dilution mis en œuvre pour préparer les remèdes homéopathiques sont bien plus poussés, de sorte que le résultat final est toujours le même : il n'y a plus de molécules de substance active dans le remède homéopathique.*

cette poudre est de nouveau mélangé à 99 volumes de lactose, donnant une poudre au taux de dilution 2C, et ainsi de suite. Lorsque ce processus est répété 30 fois, la poudre finalement obtenue peut être tassée pour obtenir des comprimés au taux de dilution 30C. Alternativement, à n'importe quel stade du processus de préparation, la poudre peut être dissoute dans l'eau et la solution peut être diluée répétitivement, comme décrit précédemment. Dans tous les cas, il est pratiquement assuré que le remède au taux de dilution 30C ainsi obtenu ne contient aucun atome ou molécule de la substance granitique active originelle.

Comme si tout cela n'était déjà pas suffisamment mystérieux, certaines pharmacies homéopathiques vendent des remèdes au taux de dilution 100 000C, ce qui signifie que les fabricants sont partis de remèdes au taux de dilution 30C, déjà dépourvus de tout ingrédient actif, puis les ont dilués 99 970 autres fois d'un facteur 100 à chaque fois. Étant donné le temps nécessaire à la réalisation de 100 000 dilutions, chacune d'entre elles étant suivie de l'application de vigoureuses secousses au produit en cours de préparation, de tels remèdes peuvent coûter plus de mille euros.

D'un point de vue scientifique, il est impossible d'expliquer comment un remède dépourvu de toute substance active est capable d'avoir un quelconque effet sur quelque maladie que ce soit, hormis par le biais de l'effet placebo, bien sûr. Les homéopathes font l'hypothèse que le remède garde un certain souvenir de la substance originelle, et, par-là exerce une certaine influence sur le corps ; mais cela n'a aucun sens scientifique. Néanmoins, les homéopathes continuent à affirmer que leurs remèdes sont efficaces pour toute une série de maladies, allant de maux temporaires (toux, diarrhées et maux de têtes) jusqu'à des affections plus chroniques (arthrose, diabète et asthme), ou bien allant de petits désagréments (contusions, rhumes) jusqu'à des maladies graves (cancer, maladie de Parkinson).

Bien que nous venions de mentionner des maladies variées, il est important de souligner que ni Hahnemann, ni ses disciples ultérieurs, ne considéraient qu'ils soignaient des maladies dans le sens habituel du terme. En fait, ils se concentraient sur des symptômes individuels et sur les caractéristiques propres aux patients. Pour bien comprendre cela, le mieux est de décrire la façon dont un homéopathe d'aujourd'hui procède lorsqu'un patient se présente à lui.

Il commence par un entretien très détaillé avec celui-ci, lui demandant quels symptômes il éprouve tant sur le plan physiologique que psychologique. Cela conduit généralement à plusieurs pages de notes décrivant par le menu tous les symptômes, spécifiant en quel endroit du corps chacun d'eux se manifeste, à quel moment ils se font sentir, ainsi que toutes les activités qui interfèrent avec eux. Par exemple, même si le patient se plaint principalement d'un mal d'oreilles, les notes prendront en compte de méticuleuses descriptions de tous les problèmes du patient, depuis ses oignons aux orteils jusqu'à tout épisode récent de constipation. L'homéopathie est une thérapie extrêmement individualisée, c'est pourquoi la consultation peut comporter des questions sur la personnalité du patient, sur son degré de satisfaction affective, sur des points apparemment banals de son histoire et sur ses préférences en matière d'aliments, de couleurs et d'odeurs. Cet entretien exhaustif dure généralement plus d'une heure et le résultat en est une analyse complète des symptômes du patient.

Puisque le but ultime est de trouver un remède homéopathique qui corresponde le mieux à l'ensemble des symptômes qui ont été recueillis, l'étape suivante consiste à consulter le *Materia Medica*, l'encyclopédie qui recense les remèdes et l'usage particulier qui doit être fait de chacun d'eux. Bien qu'Hahnemann en ait identifié seulement quelques dizaines dans ses premiers ouvrages, l'homéopathe William Boericke en a décrit plus de 600 dans son *Materia Medica* publié en 1901, et, de nos jours, *The Homeopathic Pharmacopoeia of the United States* (« Pharmacopée homéopathique des États-Unis ») en reconnaît plus de 1 000. Rechercher un remède donné parmi tous ceux pouvant être envisagés est d'autant plus compliqué que chacun d'eux soigne de nombreux symptômes, de sorte que l'article d'encyclopédie qui lui est consacré peut comprendre plus d'une page. À titre d'exemple, nous reproduisons pages 122-123 l'article portant sur *Aceticum acidum*, mieux connu sous le nom d'acide acétique, le composé chimique caractéristique du vinaigre.

L'objectif suprême de l'homéopathe est de trouver le *simillum*, c'est-à-dire le remède qui présente la ressemblance la plus parfaite avec les symptômes du patient. Afin de trouver ce remède optimum, l'homéopathe pourrait se référer à un *répertoire*, organisé en fonction des symptômes et donnant la liste des remèdes qui leur sont associés (par opposition au *Materia Medica* qui est organisé en fonction des remèdes et donnant les symptômes qui leur sont associés). Explorer un répertoire peut, cependant, représenter encore une tâche considérable, c'est pourquoi l'homéopathe va généralement tendre à se concentrer sur des symptômes très particuliers et spéciaux afin de mieux circonscrire la recherche. Par exemple, selon le *Materia Medica* de Boericke, les symptômes

Voici l'article concernant le remède homéopathique « Aceticum Acidum » figurant dans l'encyclopédie des remèdes homéopathiques, Materia Medica, de William Boericke (1901). Il contient de nombreuses assertions curieuses concernant ce remède, comme sa capacité à « contrecarrer l'empoisonnement par les saucisses » et le fait de recommander son emploi pour les personnes qui ont des soucis en matière d'affaires commerciales.

Aceticum Acidum

Acide acétique concentré

(*Acide acétique*)

Cette substance provoque un état de profonde anémie, avec des symptômes d'hydropisie, un grand affaiblissement, de fréquents évanouissements, de la dyspnée, un cœur faible, des vomissements, des émissions d'urine abondantes et de la transpiration. Hémorragies pouvant affecter n'importe quelle partie du corps. Particulièrement indiqué pour les personnes au teint pâle, de constitution maigre, avec des muscles relâchés et mous. *Amaigrissement et affaiblissement.* L'acide acétique est capable de *liquéfier les dépôts albumineux et fibrineux*. Cancer épithélial, interne et local (W. Owens). Sycose avec nodules et excroissances dans les articulations. Chancre dur. La solution 1X va l'amollir et provoquer la formation de pus.

Psychologie — Caractère irritable, tendance à se faire du souci pour les affaires commerciales.

Tête — Maux de tête dus à l'anxiété, suite à l'abus de narcotiques. Afflux de sang à la tête avec délire. Vaisseaux temporaux distendus. Douleur à la base de la langue.

Visage — *Pâle, cireux, émacié.* Yeux enfoncés, entourés de cercles noirs. Rouge vif. Trempé de sueur.
Epithéliome de la lèvre. Joues chaudes et rouges. Douleur à la pointe de la mâchoire à gauche.

Estomac — *Salivation. Fermentation* dans l'estomac. Soif ardente. Souffrance à l'ingestion de boissons froides. Vomissement après tout type de nourriture.
Douleurs épigastriques. Sensations de brûlures, comme celles d'un ulcère. Cancer de l'estomac.
Rots aigres et vomissements. Régurgitations brûlantes et salivation abondante. Hyperchlorhydrie et gastralgie. *Violentes sensations de brûlures au niveau de l'estomac et de la poitrine, suivies de sensations de froid sur toute la peau et de sueurs froides au front.* Une patiente dit que son estomac lui donne l'impression d'avoir ingurgité de grandes quantités de vinaigre.

Abdomen	Impression d'enfoncement de l'abdomen. Selles liquides, particulièrement prononcées le matin. *Gonflement de l'abdomen.* Ascite. Hémorragie intestinale.
Urine	Grandes quantités d'urine peu colorée. Diabète, avec soif intense et faiblesse (Remède homéopathique : Acide Phosphorique appelé « *Phos ac* »).
Gynécologie	Menstruations excessives. *Hémorragies après l'accouchement.* Nausées pendant la grossesse. Seins douloureusement hypertrophiés, gonflés de lait. Lait très pauvre, bleuâtre, transparent, aigre. Anémie des mères allaitantes.
Respiration	Enrouement, respiration sifflante, *respiration difficile. Toux déclenchée par l'inspiration.* Croup membraneux. Irritation de la trachée et des bronches. Fausses membranes dans la gorge. Hypersécrétion de mucus bronchique. Pharyngite gangreneuse (gargarisme).
Dos	Douleurs dorsales, *soulagées seulement par l'allongement sur le ventre.*
Membres	Amaigrissement sévère. Œdèmes des pieds et des jambes.
Peau	Pâle, cireuse, œdémateuse. Peau chaude, sèche, brûlante, ou trempée de sueur abondante. Sensibilité diminuée sur toute la surface du corps. Utile après piqûre, morsure, etc. Gonflements variqueux. Scorbut ; *œdème généralisé.* Bleus ; foulures.
Fièvre	*Grandes oscillations de température, avec sueurs nocturnes abondantes. Tache rouge sur la joue gauche. Fièvre sans sensation de soif.* Sensation d'être en ébullition. *Sueur abondante, froide.*
Autres utilisations	L'acide acétique est un antidote pour toutes les vapeurs anesthésiantes. Contrecarre l'empoisonnement par les saucisses.
Comparaisons avec d'autres remèdes homéopathiques	*Acétate d'ammonium* [appelé « *Ammon acet* »] (urine sucrée abondante ; le patient est trempé de sueur). *Benjoin odoriférant (suées nocturnes). Arsenic (appelé « Ars ») ; Quinquina (appelé « China ») ; Digitale (appelée « Digitalis ») ; Plume du Kansas (appelée « Liatris ») (Œdème généralisé lié à une maladie cardiaque* ou rénale, *hydropisie,* et diarrhée chronique).
Dosage	Puissance : du troisième au trentième taux de dilution. Ne pas répéter trop souvent, excepté dans le cas du croup.

suivants : « Visage : déformation de la bouche, tremblement de la mâchoire, paralysie faciale, davantage du côté gauche », couplés avec : « Selles : tachées de sang, noires et nauséabondes. Gélatineuses, vert-jaunâtre ; semi-liquides avec arrêt de la fonction urinaire » signifient que le sulfate de cadmium est le remède idéal.

Trouver le remède exact est une tâche tellement compliquée et subtile qu'un patient ayant rendu visite à différents homéopathes et ayant subi autant d'entretiens différents, aura beaucoup de chances de se voir prescrire des remèdes différents. En fait, il peut y avoir tellement de variations dans la démarche conduisant à trouver le remède correct que cela a mené à l'apparition d'écoles distinctes d'homéopathies. Par exemple, *l'homéopathie clinique* simplifie la procédure en se concentrant uniquement sur le symptôme principal du patient et en laissant de côté les caractéristiques plus secondaires recueillies lors de l'entretien d'homéopathie classique. De même, *l'homéopathie de combinaison* ne s'intéresse, elle aussi, qu'au symptôme principal du patient, mais elle fait appel à des combinaisons de différents remèdes possédant tous la propriété de pouvoir soigner le symptôme principal en question. Autrement dit, un patient souffrant de migraine pourra se voir prescrire une combinaison de tous les remèdes comportant la migraine parmi les symptômes qu'ils soignent. Une autre démarche homéopathique fonde ses prescriptions sur la *doctrine des signatures* : elle accorde moins d'importance aux symptômes répertoriés dans le *Materia Medica*, et recherche plutôt l'indice (ou *signature*) attestant que tel remède est celui-là même qu'il faut choisir. Par exemple, un remède tiré des noix serait approprié pour soigner des troubles liés au système nerveux, tels que le stress, dans la mesure où ces fruits décortiqués ressemblent au cerveau.

Puisque les démarches et les remèdes envisageables sont si nombreux, certains homéopathes recourent à des méthodes spéciales et étranges pour vérifier qu'ils ont bien trouvé le remède approprié. Il peut s'agir de la radiesthésie, la méthode consistant alors à tenir un pendule au-dessus de la collection des remèdes possibles. La direction que prend le pendule doit indiquer le remède correct ; cependant, un test scientifique réalisé en 2002 n'a trouvé aucune preuve de l'efficacité de la radiesthésie en homéopathie. Le test avait consisté à mettre six homéopathes devant vingt-six paires de flacons. Dans chaque paire, un flacon contenait un remède homéopathique à base de bryone, et l'autre, un placebo. On avait alors demandé aux homéopathes d'utiliser la radiesthésie pour déterminer quel était le flacon contenant le vrai remède. Bien que ces praticiens aient déclaré qu'ils avaient l'impression de faire cette détermination avec un grand degré de fiabilité, ils n'ont en fait trouvé la bonne réponse que 75 fois sur les 156 essais, ce qui est un taux de succès juste en dessous de 50 pour cent : autrement dit, c'est grosso modo le résultat attendu d'une détermination faite au hasard.

Tout ce rituel, depuis les très hautes dilutions jusqu'aux vigoureuses succussions, depuis les essais minutieux et exhaustifs jusqu'à la douteuse radiesthésie, est mis en œuvre pour atteindre le but final, c'est-à-dire essayer de restaurer la *force vitale* du patient, en la ramenant à son équilibre habituel, caractéristique de l'état de santé. Hahnemann pensait que cette force vitale, quelque chose d'apparenté à l'esprit, emplissait tout le corps et était entièrement responsable du bien-être de la personne. De nombreux homéopathes d'aujourd'hui croient encore en l'importance fondamentale de la force vitale, ce qui a pour corollaire qu'ils tendent à rejeter nombre des principes de la médecine conventionnelle, comme le rôle des bactéries en tant qu'agents causaux des maladies. Par exemple, un homéopathe traiterait un patient souffrant de maux d'oreille en notant tous ses symptômes physiologiques et psychologiques sans exception, puis prescrirait le remède le plus approprié selon le *Materia Medica* ; son but serait de rééquilibrer la force vitale du patient. En revanche, un praticien de la médecine conventionnelle se concentrerait sur les symptômes majeurs du patient, diagnostiquerait peut-être une infection bactérienne de l'oreille, puis prescrirait des antibiotiques pour tuer la bactérie.

On ne s'étonnera pas que la science moderne regarde l'homéopathie avec scepticisme. En effet, il n'y a pas de raison logique garantissant que le semblable doive guérir le semblable ; il n'y a pas de mécanisme connu expliquant comment des solutions ultradiluées (ne contenant aucune substance active) pourraient agir sur le corps ; et il n'y a pas la moindre preuve de l'existence d'une force vitale. Cependant, le simple fait que la philosophie et la pratique de l'homéopathie paraissent étranges ne doit pas nécessairement signifier qu'il faille rejeter cette approche de la médecine ; le test critique n'est pas de juger son étrangeté, mais de savoir si elle est efficace ou non. Ceci peut être établi par l'examen impitoyable constitué par les essais cliniques, l'outil fiable et bien établi de la médecine fondée sur des preuves, grâce auquel on peut distinguer la véritable médecine du charlatanisme.

L'essor, le déclin et le nouvel essor de l'homéopathie

L'homéopathie se répandit rapidement dans toute l'Europe durant la première moitié du dix-neuvième siècle, au point que la doctrine de Hahnemann devint célèbre dans le monde médical du vivant même de son auteur. La thèse selon laquelle « le semblable guérit le semblable » et la croyance que les maladies « résultent d'une perturbation de la force vitale qui anime le corps humain » étaient des principes qui rappelaient certaines notions de la philosophie grecque de la médecine, laquelle continuait à être tenue en haute estime ; et c'est pourquoi l'homéopathie fut accueillie avec enthousiasme. En outre, les idées de Hahnemann virent le jour avant que les scientifiques aient fermement établi la théorie microbienne des maladies et la théorie atomique de la matière, de sorte que les notions de force vitale et de solutions ultra-diluées ne semblaient pas aussi étranges qu'elles peuvent paraître de nos jours.

On peut voir des signes de l'influence grandissante de Hahnemann au dix-neuvième siècle dans divers événements tels que l'ouverture du premier hôpital homéopathique du monde à Leipzig en 1833 ou l'utilisation de l'homéopathie pour soigner Napoléon de sa pédiculose pubienne. L'homéopathie devint particulièrement à la mode à Paris, dans les années 1830, parce que Hahnemann était venu s'y installer après son mariage avec la belle mondaine parisienne, Marie-Mélanie d'Herville-Gohier : il avait quatre-vingts ans et elle avait à peine dépassé la trentaine. Grâce au parrainage de sa femme et à sa propre réputation, ils purent ouvrir un cabinet lucratif fréquenté par l'élite fortunée ; Mme Hahnemann assistait son mari l'après-midi, et s'occupait le matin de sa propre clinique pour les pauvres.

Ailleurs en Europe, les disciples de Hahnemann répandirent l'évangile de l'homéopathie, avec la voix de leur maître tonnant à leurs oreilles : « Celui qui ne marche pas exactement dans ma trace, et qui en dévie ne serait-ce que de l'épaisseur d'un cheveu vers la droite ou vers la gauche, est un traître, et je ne veux plus rien avoir à faire avec lui. » Assurément, le docteur Frederick Quin, qui avait étudié sous la direction d'Hahnemann à Paris, ne fut pas ce genre de traître, car il lança l'homéopathie à Londres en 1827, en suivant strictement les préceptes de son maître. Il fut rapidement très prisé de l'aristocratie britannique, et en moins d'un demi-siècle, la discipline était pratiquée dans tout le pays, de grands hôpitaux homéopathiques étant fondés à Londres, à Bristol, à Birmingham, Liverpool et Glasgow.

Quoique l'homéopathie fût bien accueillie par de nombreux médecins et patients, son rapide développement n'alla pas sans susciter des controverses. Lorsque William Henderson, professeur de pathologie générale à l'université d'Edimbourg, commença à manifester son soutien à cette forme de thérapeutique dans les années 1840, un collègue écrivit : « La consternation exprimée dans les rangs du corps professoral de l'Université et dans ceux de l'Académie de médecine fut semblable à celle qui pourrait être suscitée dans le milieu ecclésiastique à l'annonce qu'un professeur de théologie se serait converti à l'islam. »

À peu près à la même époque, l'homéopathie était aussi en train de s'établir de l'autre côté de l'Atlantique. Le docteur Hans Burch Gram, un Bostonien d'origine danoise, apprit l'homéopathie lors d'un séjour à Copenhague, puis rapporta cette pratique avec lui lorsqu'il revint aux États-Unis en 1825. Tout comme cela s'était produit en Grande-Bretagne, l'homéopathie s'y attira de fervents partisans et d'ardents détracteurs. Le résultat fut qu'il existait 2 500 praticiens homéopathes et six établissements d'enseignement supérieur en homéopathie à l'époque où éclata la guerre de Sécession aux États-Unis. Mais on déniait encore largement le droit aux homéopathes d'exercer leur thérapeutique dans le cadre de l'armée. Un professeur de la Faculté de médecine homéopathique du Missouri soutint que cela violait le droit des soldats de recevoir les soins médicaux de leur choix :

> Les droits personnels sont-ils abolis par la Constitution en temps de guerre ? Un soldat n'a-t-il donc pas le droit de penser par lui-même et de demander le soulagement de la douleur et l'évitement de la mort par les moyens que des années d'expérience personnelle lui ont appris être les meilleurs ? Le Congrès a-t-il le droit d'établir un statut

> privilégié pour un type de médecine, en violation de l'esprit et du génie de notre forme de gouvernement ?

Afin de répondre à leurs critiques, les homéopathes allaient souvent souligner les succès qu'ils avaient obtenus dans la lutte contre de grandes épidémies. Dès 1800, Hahnemann lui-même avait utilisé une solution ultra-diluée de belladone pour combattre la scarlatine ; puis en 1813, il employa l'homéopathie pour soigner une épidémie de typhus propagée par les soldats de Napoléon après leur invasion de la Russie ; et en 1831, des remèdes homéopathiques tels que Camphor, Cuprum et Veratrum furent apparemment utilisés avec succès en Europe Centrale pour faire face à des épidémies de choléra, une maladie que la médecine conventionnelle ne savait alors pas soigner.

Cette réussite se répéta lors d'une épidémie de choléra à Londres en 1854 : le taux de survie fut de 84 pour cent chez les patients admis à l'Hôpital homéopathique de Londres contre seulement 47 pour cent chez les patients recevant des traitements plus conventionnels à l'Hôpital du Middlesex voisin. De nombreux homéopathes ont donc soutenu que cela constituait une preuve forte en faveur de l'homéopathie, puisqu'il était possible d'interpréter les taux de survie dans ces deux hôpitaux comme les résultats d'un essai clinique informel. Ces pourcentages permettaient de comparer les taux de succès de deux traitements sur deux groupes de patients souffrant de la même maladie, et les remèdes homéopathiques avaient clairement fait mieux que les traitements de la médecine conventionnelle.

Cependant, des critiques mirent en avant ultérieurement trois raisons majeures pour lesquelles ces pourcentages ne signifiaient pas nécessairement que l'homéopathie était efficace. Premièrement, les patients des deux hôpitaux souffraient de la même maladie, mais cela ne signifiait pas nécessairement que ces deux établissements étaient comparables en tous points. Il se pouvait, par exemple, que les patients admis à l'Hôpital homéopathique de Londres étaient plus riches, ce qui signifiait qu'ils avaient pu être en meilleure santé avant de contracter le choléra et qu'ils avaient pu être mieux nourris et soignés après avoir quitté l'hôpital : tout cela, et non pas le traitement homéopathique lui-même, pouvait peut-être rendre compte du plus haut taux de survie chez ces patients.

Deuxièmement, les deux hôpitaux ne différaient pas seulement par les traitements qu'ils dispensaient ; ils avaient pu aussi se distinguer sur d'autres points importants. Par exemple, l'Hôpital homéopathique de Londres avait peut-être respecté des règles d'hygiène bien plus strictes que l'Hôpital du Middlesex, ce qui pouvait facilement expliquer son taux de survie supérieur chez ses patients. En effet, il s'agissait d'une maladie infectieuse, aussi avait-il été de la plus haute importance que les salles d'hôpital aient été propres, et que la nourriture et l'eau n'aient pas été contaminées.

Troisièmement, peut-être que le plus haut taux de survie enregistré à l'Hôpital homéopathique de Londres ne traduisait pas la plus grande efficacité de l'homéopathie, mais qu'il mettait en lumière, au contraire, les défauts de la médecine conventionnelle de l'époque. En fait, les historiens de la médecine soupçonnent que les patients qui ne recevaient aucun soin se rétablissaient probablement beaucoup mieux que ceux qui recevaient les médicaments et traitements de la médecine conventionnelle d'alors. Cela peut paraître surprenant, mais les années 1850 appartenaient encore à l'ère de ce que l'on appelait la « médecine héroïque », lorsque les médecins faisaient probablement plus de mal que de bien.

L'expression de « médecine héroïque » a été inventée au vingtième siècle pour décrire les pratiques agressives qui ont dominé les soins médicaux jusqu'au milieu du dix-neuvième siècle. Les patients devaient subir des saignées, des purges intestinales, des vomissements provoqués, l'exposition à de fortes chaleurs, des séances destinées à les faire suer : tout cela imposait un stress important à des malades dont le corps était déjà affaibli. Pour couronner le tout, les patients se voyaient souvent administrer de grosses doses de certains médicaments, tels que le mercure ou l'arsenic, dont les scientifiques savent aujourd'hui qu'ils sont extrêmement toxiques. Les saignées excessives qui furent imposées à George Washington, comme cela a été décrit au chapitre 1, sont un exemple éloquent de ce qu'était la médecine héroïque et de son impact nocif sur le patient. Quand on parlait de « médecine héroïque », c'était pour souligner le rôle joué par le médecin supposé être « héroïque », mais les véritable héros étaient plutôt les patients qui survivaient à de pareils traitements.

Les patients les plus riches étaient les plus héroïques de tous, car ils devaient subir les traitements les plus sévères. Cela avait déjà été observé dès 1622, par un médecin de Florence, Antonio Durazzini. Celui-ci a rapporté de la façon suivante les taux de survie consécutifs à une fièvre épidémique qui était en train de se répandre dans sa région : « Les décès sont plus nombreux parmi ceux qui sont capables d'obtenir le concours d'un médecin et un traitement médical que parmi les pauvres. » C'est durant cette période que Latanzio Magiotti, médecin personnel du grand-duc de Florence déclara à ce dernier : « Altesse sérénissime, je prends l'argent non pas pour mes services en tant que médecin, mais en tant que gardien vous protégeant de l'intervention de quelque jeune homme qui croit tout ce qu'il lit dans les livres et va faire ingurgiter quelque chose à son patient et, ce faisant, le tuer. »

Alors que les riches malades, angoissés, continuaient à faire appel aux médecins, de nombreux observateurs critiquaient ouvertement leurs pratiques. Benjamin Franklin fit le commentaire suivant : « Tous les médecins donnant des médicaments sont des charlatans », tandis que Voltaire écrivait : « Les médecins administrent des médicaments dont ils savent très peu, à des malades dont ils savent moins, pour guérir des maladies dont ils ne savent rien. » Il pensait que le bon médecin est celui qui amuse ses patients, tandis que la nature guérit la maladie. Ces doutes au sujet de la médecine ont été aussi exprimés par plusieurs dramaturges, dont Shakespeare, qui, dans *Timon d'Athènes*, fait dire à Timon : « Ne fais pas confiance au médecin ; ses antidotes sont des poisons. » De même, dans *Le Malade imaginaire*, Molière a écrit : « Presque tous les hommes meurent de leurs remèdes, et non pas de leurs maladies. »

Donc, s'il valait mieux, pour les malades du choléra, ne pas recevoir du tout de traitement plutôt que de subir les pratiques de la médecine héroïque conventionnelle, alors les sceptiques d'aujourd'hui ne sont pas surpris que l'homéopathie ait conduit à de plus grands taux de survie que ladite médecine héroïque. En effet, les sceptiques pensent que les remèdes homéopathiques sont tellement dilués que les absorber équivaut à ne pas recevoir du tout de traitement.

En bref, on peut avancer deux thèses au sujet d'un patient qui avait besoin d'un traitement avant le vingtième siècle. Premièrement, il valait mieux qu'il reste sans traitement plutôt que de se tourner vers la médecine héroïque. Deuxièmement, il valait mieux qu'il choisisse l'homéopathie plutôt que la dite médecine. La question importante, cependant, était de savoir si l'homéopathie valait mieux que pas de traitement du tout.

Les personnes favorables à l'homéopathie étaient convaincues, sur la base de leur propre expérience, qu'elle était réellement efficace, tandis que les sceptiques soutenaient que des remèdes dilués à ce point ne pouvaient sûrement procurer aucun bénéfice thérapeutique aux patients.

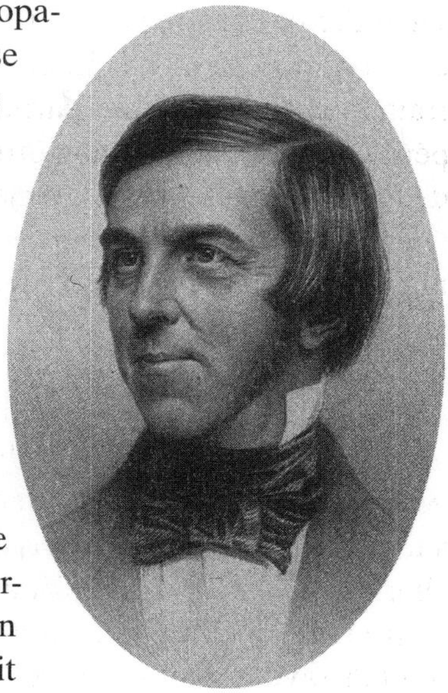

Oliver Wendell Holmes

La controverse se poursuivit durant tout le dix-neuvième siècle ; et, en dépit de l'accueil initialement favorable de la part de l'aristocratie et d'une partie importante du corps médical, l'opposition aux idées de Hahnemann grandit progressivement d'une décennie à l'autre. Par exemple, le médecin et écrivain américain Oliver Wendell Holmes admettait que la médecine avait mal rempli sa mission dans le passé (« si tous les médicaments du monde étaient jetés à la mer, cela serait mauvais pour les poissons et bon pour l'humanité ») mais il n'était pas du tout prêt à reconnaître que l'homéopathie représentait le progrès médical attendu. Il décrivait celle-ci comme « un assemblage confus de notions ingénieuses mais déraisonnables, de savoir encyclopédique de pacotille, de sottes invraisemblances et de déformations retorses de la réalité ».

En 1842, Holmes prononça une conférence intitulée « L'homéopathie et ses fantasmes », dans laquelle il réaffirma que les idées de Hahnemann n'avaient pas de sens du point de vue scientifique. Il fit porter sa critique principalement sur les dilutions extrêmes qui sont au cœur de l'homéopathie. L'une des façons d'analyser celles-ci est de se représenter la substance active en train d'être dissoute dans des volumes toujours plus grands de liquide. Chaque fois que les homéopathes diluent la substance active d'un facteur 100, ils sont en fait en train de la dissoudre dans un volume d'eau ou d'alcool 100 fois plus grand, et ils répètent ce processus un grand nombre de fois. Holmes se servit des calculs d'un médecin italien, le docteur Panvini, pour montrer les étranges conséquences de ces dilutions répétées quand on les applique à une substance de départ représentée par une goutte de Camomille :

> Pour la première dilution, il faudrait utiliser 100 gouttes d'alcool. Pour la seconde, 10 000 gouttes, soit à peu près une pinte. Pour la troisième, il y aurait besoin de 100 pintes. Pour la quatrième, 10 000 pintes, soit plus de 1 000 gallons et ainsi de suite jusqu'à la neuvième dilution, qui demanderait 10 milliards de gallons, ce qui, d'après ses calculs, remplirait le bassin du lac d'Agnano, dont la circonférence est de deux miles. La douzième dilution, bien entendu, remplirait un bassin correspondant à un million de lacs semblables. Et lorsque l'on atteindrait le dix-septième degré de dilution, la quantité d'alcool nécessaire serait égale à celle des eaux remplissant dix mille mers Adriatique. Vous qui consommez des globules, si l'une de vos petites pilules avait été trempée un instant dans les masses d'alcool contenues dans un million de lacs de deux miles de circonférence, et additionnées de cette goutte initiale de Teinture de Camomille, elle aurait précisément la puissance recommandée pour le remède préconisé dans votre manuel favori, celui de Jahr, pour traiter les maladies les plus soudaines, les plus effrayantes et les plus mortelles !

Dans le même esprit, William Croswell Doane (1832-1913), premier évêque de l'Église épiscopale de la ville d'Albany, dans l'État de New York, tira également à boulets rouges sur cette médecine alternative. Il écrivit un petit poème burlesque qu'il intitula « Vers sur l'homéopathie » :

> Agitez bien la mixture
> De peur qu'elle ne soit pas assez forte,
> Puis mettez en une demi-goutte
> Dans le lac Supérieur.
> Un jour sur deux
> Ingurgitez une goutte de son eau,
> Vous irez bientôt mieux
> Ou du moins vous devriez.

En Europe, Sir John Forbes, le médecin personnel de la reine Victoria, déclara que l'homéopathie était « un affront à la raison humaine », un point de vue en accord avec la teneur de l'article sur cette médecine alternative publié dans l'édition pour 1891 de l'*Encyclopaedia Britannica* : « Les erreurs de Hahnemann sont considérables [...] Il a mené ses disciples sur une voie très éloignée de l'approche sensée des maladies. »

Le déclin de la vogue de l'homéopathie trouve une partie de son explication dans le fait que l'institution médicale était en train de changer, abandonnant ses pratiques héroïques et dangereuses pour en mettre en œuvre de nouvelles, scientifiques et efficaces. Les essais cliniques, comme ceux qui avaient révélé les dangers de la saignée, permettaient de distinguer de plus en plus nettement entre pratiques risquées et thérapeutiques efficaces. Et, au fur et à mesure que les décennies passaient, on comprenait toujours mieux les vraies causes des maladies. L'une des percées médicales les plus importantes prit place durant l'épidémie de choléra à Londres en 1854, déjà mentionnée.

Cette maladie avait déjà frappé la Grande-Bretagne en 1831, entraînant la mort de 23 000 personnes. Une autre épidémie s'abattit sur le pays en 1849, faisant 53 000 victimes. C'est à cette date que le docteur John Snow, obstétricien, émit des doutes sur la théorie alors en vigueur, selon laquelle le choléra était propagé dans l'air par des vapeurs toxiques de nature inconnue. Il avait été un pionnier de l'anesthésie, ayant administré du chloroforme à la reine Victoria lorsqu'elle mit au monde le prince Leopold, de sorte qu'il avait acquis des connaissances scientifiques poussées sur les effets bénéfiques ou toxiques des gaz, et que, de ce fait, il savait parfaitement comment ces derniers pouvaient affecter des populations ; si le choléra était causé par un gaz, alors, des personnes par groupes entiers auraient dû être affectées simultanément ; mais, au lieu de cela, la maladie semblait toucher sélectivement les individus. Par conséquent, il postula l'hypothèse radicale selon laquelle le choléra était causé par le contact avec des eaux de boisson polluées ou avec des eaux d'égout. Il mit son hypothèse à l'épreuve lors de l'épidémie de choléra suivante qui éclata en 1854. Dans le quartier de Soho à Londres, il fit une observation qui semblait soutenir son hypothèse :

> Dans un rayon de 250 mètres autour du point où Cambridge Street rejoint Broad Street, il y a eu plus de 500 cas mortels de choléra en 10 jours. Dès que je fus au courant de la

> configuration de ces lieux et de l'ampleur de l'épidémie de choléra qui y sévissait, je soupçonnai quelque contamination de l'eau tirée de la pompe publique située dans Broad Street, pompe qui était utilisée par beaucoup de monde.

Pour vérifier son hypothèse, il porta sur une carte de Soho la position de tous les décès enregistrés dans le secteur (voir fig. 4), et, en effet, la pompe suspecte se trouvait à l'épicentre. Son hypothèse trouva une confirmation supplémentaire lorsqu'il observa qu'un café-restaurant local servant de l'eau tirée de la pompe avait eu neuf de ses clients frappés par le choléra. D'un autre côté, un hospice voisin qui avait son propre puits n'avait enregistré aucun cas et dans une brasserie fabriquant de la bière dans Broad Street, tous les employés étaient restés indemnes parce qu'ils buvaient leur propre production.

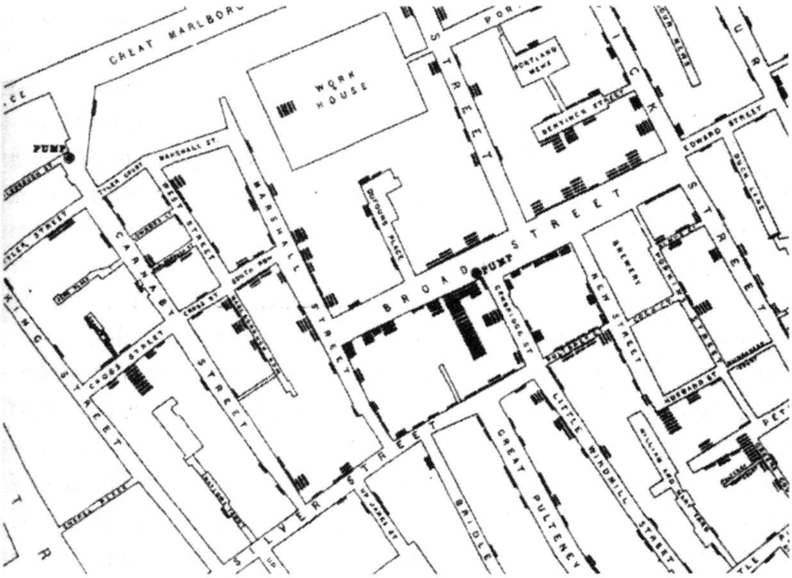

FIGURE 4. *Carte de Soho (quartier de Londres) établie en 1854 par le docteur John Snow, montrant les cas de décès dus au choléra lors de l'épidémie ayant sévi cette année-là. Chaque rectangle noir représente un décès et l'on peut ainsi voir que la pompe à eau de Broad Street se trouvait à l'épicentre de l'épidémie.*

Une autre preuve cruciale fut apportée par le cas d'une femme qui était morte du choléra, alors même qu'elle habitait loin de Soho. Snow apprit, cependant, qu'elle avait vécu antérieurement dans ce quartier et qu'elle trouvait tellement à son goût l'eau de la pompe en question qu'elle avait spécialement demandé qu'on lui en apporte chez elle depuis Broad Street. Sur la base de toutes ces observations, Snow persuada les autorités de la ville de retirer la poignée de la pompe, ce qui interdit désormais aux habitants de se fournir en eau contaminée et mit fin à l'épidémie de choléra. Snow, que l'on peut sans doute considérer comme le premier épidémiologiste au monde, avait démontré l'efficacité de la nouvelle approche de la médecine, fondée sur la science, et en 1866, la Grande-Bretagne connut sa dernière épidémie de choléra.

D'autres percées scientifiques majeures eurent également lieu, telles que la vaccination, qui n'avait cessé de se répandre dans toute l'Europe depuis le début du dix-neuvième siècle, ainsi que l'utilisation des antiseptiques, dont Joseph Lister avait été le pionnier en 1865. Puis, Louis Pasteur mit au point les vaccins contre la rage et le charbon, contribuant ainsi au développement de la théorie sur l'origine microbienne des maladies. Robert Koch et ses élèves firent des découvertes encore plus importantes, telles que l'identification des bactéries responsables du choléra, de la tuberculose, de la diphtérie, de la typhoïde, de la pneumonie, de la blennorragie, de la lèpre, de la peste bubonique, du tétanos et de la syphilis. Koch fut, à juste titre, récompensé par le prix Nobel de médecine en 1905 pour ses découvertes.

Ne pouvant invoquer de réussites comparables, et ne disposant pas de preuves rigoureuses, ni de justifications scientifiques pour la soutenir, l'homéopathie et l'emploi de ses remèdes ultradilués continuèrent à décliner durant tout le début du vingtième siècle, à la fois en Europe et aux États-Unis. Par exemple, l'homéopathie américaine connut un sévère échec en 1910 lorsque la Fondation Carnegie demanda à Abraham Flexner de rechercher de quelle façon on pourrait augmenter le niveau du recrutement, de l'enseignement et des diplômes pour les étudiants en médecine. L'une des recommandations fondamentales du Rapport de Flexner fut que les facultés de médecine devraient offrir des programmes d'enseignement fondés sur les pratiques de la médecine conventionnelle dominante, ce qui mit fin, de fait, à l'enseignement de l'homéopathie dans les grands hôpitaux.

L'homéopathie continua à décliner régulièrement, et, au cours des années 1920, il sembla qu'elle était destinée à disparaître dans le monde entier. Puis, en 1925, elle connut une renaissance soudaine et inattendue en Allemagne, le pays où elle avait été inventée. L'homme à l'origine de ce renouveau était un chirurgien éminent, August Bier, qui mit en œuvre le principe homéopathique du « semblable doit guérir le semblable » pour soigner la bronchite avec de l'éther et pour guérir les furoncles avec du soufre. Ses patients firent preuve d'une bonne réponse, de sorte qu'il rapporta ses résultats dans un périodique médical allemand. Ce fut le seul article portant sur l'homéopathie publié en Allemagne en 1925, mais il suscita la parution de quarante-cinq articles discutant de cette forme de médecine alternative en 1926, et au cours de la décennie suivante, un mouvement d'enthousiasme se manifesta de nouveau pour l'emploi de remèdes ultra-dilués.

Cela tomba à point nommé pour le Troisième Reich, dont les chefs cherchaient à promouvoir la *Neue Deutsche Heilkunde* (Nouvelle médecine allemande), une nouvelle forme de médecine cherchant à combiner ce qu'il y avait de meilleur dans les médecines traditionnelles et modernes. Le premier hôpital à mettre en œuvre complètement la *Neue Deutsche Heilkunde* fut fondé à Dresde en 1934 et fut baptisé du nom de Rudolf Hess, qui était alors le « dauphin » d'Hitler. Hess était très favorable à la prise en compte de l'homéopathie au sein de la *Neue Deutsche Heilkunde*, en partie parce qu'il pensait qu'elle était extrêmement efficace, et en partie parce qu'elle avait été inventée par un Allemand. En outre, il trouvait que les remèdes homéopathiques, dont le coût de fabrication était généralement faible, constituaient une solution bon marché pour les besoins du système de santé allemand.

Cependant, le ministère allemand de la Santé était très désireux de vérifier si oui ou non l'homéopathie était réellement efficace. Le médecin général des armées du IIIe Reich, le docteur Gerhard Wagner, lança un programme de recherche sans précédent, mettant à contribution soixante universités et coûtant des centaines de millions de Reichsmarks. Les études commencèrent immédiatement après le Congrès mondial d'homéopathie de 1937 qui s'était tenu à Berlin, et elles se poursuivirent sur les deux années suivantes, se concentrant particulièrement sur les traitements de la tuberculose, de l'anémie et de la blennorragie. Les équipes réalisant ces recherches comprenaient des pharmacologues, des toxicologues et, bien sûr, des homéopathes. Ensemble, ces chercheurs élaborèrent les protocoles de toute une série d'essais précis, puis les mirent en œuvre de façon rigoureuse. Il est bon de remarquer que tous ceux qui participèrent à ces études étaient les personnes les plus éminentes de leurs disciplines respectives, et qu'ils respectèrent, dans leurs travaux, le plus haut niveau qui soit en matière de règles d'éthique et de pratique scientifique.

Les résultats étaient sur le point d'être annoncés en 1939, mais le déclenchement de la seconde guerre mondiale empêcha leur publication. Les documents originaux survécurent à la guerre et furent de nouveau présentés en congrès lorsque les directeurs des recherche se réunirent de nouveau en 1947, mais, malheureusement, leurs conclusions n'ont jamais été formellement rendues publiques. Plus grave encore, on n'a plus jamais revu les documents en question. Il semble que les résultats de la première vaste étude sur l'homéopathie aient été mis sous le boisseau ou bien perdus ou détruits.

Néanmoins, il existe un seul et unique compte-rendu détaillé du programme de recherche mené sous le IIIe Reich, qui a été rédigé par le docteur Fritz Donner, et publié de façon posthume en 1995. Ce dernier avait rejoint l'Hôpital homéopathique de Stuttgart au milieu des années 1930, et avait participé au programme national de recherches en sa qualité de praticien homéopathe. Selon Donner, qui affirme avoir vu tous les documents pertinents, aucun des essais menés sous l'égide de ce programme n'a donné de résultats en faveur de l'efficacité de l'homéopathie : « Il n'est malheureusement pas encore connu de tout le monde que ces essais comparatifs concernant des maladies infectieuses telles que la scarlatine, la rougeole, la coqueluche, le typhus, etc. ont donné des résultats selon lesquels l'homéopathie ne faisait pas mieux qu'un placebo. » Il a encore ajouté : « Rien de positif n'est ressorti de ces tests [...] si ce n'est qu'il a été établi de façon indiscutable que les conceptions [à la base de l'homéopathie] relevaient de la pure imagination. »

Si ce que dit Donner est vrai, alors cela représenterait un témoignage accablant à l'encontre de l'homéopathie. Ainsi, le premier vaste programme rigoureux pour tester les prétentions de l'homéopathie, mené par des chercheurs qui sympathisaient avec sa philosophie et qui, dans une certaine mesure, étaient sous pression pour prouver sa validité, était finalement arrivé à une conclusion complètement négative. Bien entendu, on ne peut pas être complètement sûr que le compte-rendu de Donner soit parfaitement exact, puisque les documents fondamentaux n'ont jamais été retrouvés. Par conséquent, il ne serait pas correct de condamner l'homéopathie sur la base du témoignage fourni par une seule personne au sujet des résultats obtenus selon lui par un programme de recherche réalisé il y a soixante-quinze ans. Mais même si l'on ne tient pas compte des résultats supposés négatifs du programme de recherche du IIIe Reich, il est cependant intéressant de remarquer qu'entre le début des recherches de Hahnemann et la fin de la Seconde Guerre mondiale, ce qui représente une période d'environ cent cinquante ans, personne n'a réussi à publier de preuve scientifique convaincante soutenant le concept d'homéopathie.

Le miracle de *Nature*

Après la Seconde Guerre mondiale, la médecine conventionnelle dominante a continué de progresser sans cesse aux États-Unis et en Europe, grâce à de nouvelles grandes percées scientifiques, comme les antibiotiques. Pendant ce temps, la tradition homéopathique ne réussit à survivre que grâce au parrainage de certains puissants personnages bien disposés à son égard. Par exemple, en Grande-Bretagne, le roi George VI était un fervent partisan de l'homéopathie, au point qu'il appela l'un de ses chevaux Hypericum, d'après le nom du remède homéopathique tiré du millepertuis. Ce cheval remporta d'ailleurs le prix de Mille Guinées à Newmarket en 1946. Deux ans plus tard, le roi George joua un rôle déterminant en permettant à des hôpitaux homéopathiques de faire partie du Service national de santé qui venait d'être fondé.

Aux États-Unis, ce fut grâce à des hommes tels que le sénateur Royal Copeland que l'homéopathie put survivre, malgré la tendance générale de l'époque à s'éloigner de la philosophie de Hahnemann et à recourir à des traitements plus fiables et davantage fondés sur la science. À la fois homéopathe et homme politique, Copeland réussit à convaincre ses collègues que la Loi fédérale de 1938 sur les aliments, les médicaments et les cosmétiques devait prendre également en compte la *Pharmacopée homéopathique des États-Unis*. Cette loi était censée protéger les patients contre les remèdes dont l'efficacité n'était pas prouvée ou dont on avait montré qu'ils étaient inefficaces. Or les assertions de l'homéopathie sur l'efficacité de ses remèdes étaient toujours fondées sur de simples récits anecdotiques et sur les prêches de Hahnemann. Aussi, en prenant en compte le catalogue entier des remèdes homéopathiques, la loi en question leur reconnaissait une crédibilité injustifiée, étant donné qu'ils n'avaient aucune base scientifique.

En Inde, l'homéopathie ne faisait pas que survivre : en réalité, elle prospérait à tous les niveaux de la société, et cette réussite n'avait résulté ni d'un parrainage royal, ni d'une quelconque campagne politique. Cette médecine alternative y avait été introduite en 1829 par le docteur Martin Honigberger, un médecin roumain originaire de Transylvanie, qui rejoignit la cour du maharajah Ranjit Singh à Lahore. L'homéopathie se répandit ensuite rapidement dans toute l'Inde, sa popularité étant largement due au fait qu'on la voyait comme une médecine en opposition à celle, impérialiste, qui était pratiquée par les Britanniques, envahisseurs de l'Inde. La médecine britannique était perçue tellement de façon négative qu'au milieu du dix-neuvième siècle, les campagnes de vaccination et les tentatives de mettre en quarantaine les victimes de la peste échouèrent lamentablement.

En outre, les Indiens qui voulaient faire carrière dans la médecine conventionnelle se heurtaient souvent à des discriminations lorsqu'ils essayaient d'entrer dans le Service médical indien, de sorte qu'une meilleure option (et moins onéreuse) pour eux était d'apprendre le métier d'homéopathe praticien. Beaucoup pensaient aussi que l'homéopathie et la médecine ayurvédique hindoue pouvaient coopérer harmonieusement, et il y eut même des rumeurs selon lesquelles Hahnemann lui-même avait étudié la médecine traditionnelle indienne.

Avec le temps, des dizaines de millions d'Indiens en vinrent à ne compter que sur l'homéopathie pour leurs soins médicaux. Puis, après avoir importé l'homéopathie de l'Occident, l'Inde l'exporta en retour vers les pays occidentaux dans les années 1970. À une époque où nombre de patients occidentaux cherchaient en Orient des systèmes alternatifs de médecine, tels que l'acupuncture ou les thérapies ayurvédiques, ils commencèrent aussi à s'intéresser de nouveau à l'homéopathie. Celle-ci fut alors considérée par de nombreux Occidentaux comme une forme de médecine exotique, naturelle, holistique et personnalisée, par opposition à la médecine soumise aux impératifs des grands groupes pharmaceutiques en Europe et aux États-Unis.

Pendant ce temps, les scientifiques occidentaux continuèrent à mépriser cette forme de médecine alternative. Il y eut un petit nombre de tests scientifiques évaluant les bénéfices procurés par l'homéopathie dans les années 1950, 1960 et 1970, mais ils étaient très peu solides, de sorte que leurs résultats ne parurent pas fiables. En d'autres termes, il n'était pas encore apparu de preuve irréfutable pouvant soutenir l'idée que des solutions ultra-diluées étaient capables d'agir comme des remèdes médicaux efficaces. Par conséquent, les scientifiques continuèrent à considérer comme absurde tout système médical fondé sur cette conception.

En fait, ils commença même à apparaître dans le milieu médical des blagues sur les homéopathes. Par exemple, puisque les remèdes homéopathiques liquides sont tellement dilués qu'ils ne contiennent souvent rien d'autre que de l'eau, ils proclamèrent leur usage pouvait être approuvé pour soigner un état pathologique particulier : la déshydratation. Ou on offrait, pour plaisanter, des tasses de café homéopathique, qui était évidemment ultra-dilué, et qui, cependant, était d'un goût incroyablement corsé, puisque les homéopathes pensent que les quantités très faibles de composé actif agissent d'autant plus fort. Avec le même type de raisonnement, on pouvait s'attendre à ce qu'un patient ayant oublié de prendre son remède homéopathique risque de mourir d'une « overdose », se gaussaient les scientifiques.

Les homéopathes reconnaissaient que les dilutions répétées font inévitablement disparaître toute trace de substance active, et, bien entendu, les analyses chimiques ont toujours confirmé que les remèdes homéopathiques « de grande puissance » ne contiennent rien d'autre que de l'eau pure. Les homéopathes soutenaient alors avec force que cette eau était spéciale parce qu'elle gardait la mémoire de ce qu'elle avait précédemment contenue. Cela conduisit le Comité australien de lutte contre les fraudes dans la santé à se moquer de l'homéopathie en faisant remarquer que cette mémoire devait être extrêmement sélective : « Étrangement, l'eau qui est offerte en guise de traitement ne se souvient pas des vessies dans lesquelles elle a été stockée, ni des composés chimiques avec lesquels ses molécules ont pu entrer en contact, ni des substances présentes dans les égouts où elle a pu circuler, ni des radiations cosmiques qui ont pu la traverser violemment. »

Puis, en juin 1988, les rires cessèrent soudainement. La revue *Nature*, que l'on peut considérer comme le journal scientifique le plus respecté du monde, publia un article de recherche avec un titre ronflant : « Dégranulation des basophiles humains induite par un antisérum très dilué contre les IgE ». Il fallut un brin de décryptage avant que les non-spécialistes puissent comprendre le sens de ce papier, mais, très rapidement, il devint clair qu'il s'agissait d'un résultat de recherche qui semblait soutenir certaines des thèses des homéopathes. Si ce que disait cet article était vrai, alors, des solutions ultra-diluées ne contenant aucune substance active avaient effectivement un impact sur les systèmes biologiques. Cela ne pouvait être possible que si la substance avait laissé une trace d'elle-même dans l'eau. De plus, une telle découverte aurait signifié que les homéopathes avaient pu avoir raison dès l'origine.

Ce travail de recherche, qui est regardé comme le plus célèbre de l'histoire de l'homéopathie, avait été réalisé par un charismatique scientifique français, Jacques Benveniste, qui avait été antérieurement pilote de course avant de se lancer dans la recherche médicale à cause d'une blessure au dos. Bien qu'il ait publié plusieurs articles scientifiques importants sur toute une série de sujets au cours de sa carrière, on devrait se souvenir finalement de lui seulement pour son papier sur l'homéopathie dans *Nature*, qui a scandalisé la communauté scientifique et fait les gros titres des journaux dans le monde entier.

L'article controversé de Benveniste avait eu pour point de départ l'arrivée dans son laboratoire, en 1980, d'un jeune chercheur, Bernard Poitevin, qui désirait faire une thèse sous sa direction. Docteur en médecine conventionnelle, Poitevin s'était aussi formé à l'homéopathie (il allait plus tard ouvrir un cabinet de praticien homéopathe, puis occuper la fonction de directeur scientifique dans deux firmes françaises produisant des remèdes homéopathiques, en même temps qu'il continuait à travailler dans le laboratoire de Benveniste).

En plus de son travail de thèse, au début des années 1980, Poitevin se mit secrètement dans le laboratoire de Benveniste à essayer de comprendre scientifiquement le mode d'action des remèdes homéopathiques.

Pour cela, il regardait comment les *basophiles*, une variété de globules blancs, réagissaient à la présence d'un allergène particulier. Il s'agit d'un phénomène comparable à la réaction allergique qui peut se produire quand du pollen vient heurter l'œil, mais il se réalise à une bien plus petite échelle. Poitevin regardait aussi comment des remèdes homéopathiques contre l'inflammation pouvaient s'opposer à l'action de l'allergène sur les basophiles.

À un certain moment, en 1981, il mit Benveniste dans la confidence. Celui-ci ne connaissait alors rien à l'homéopathie à cette époque, mais accepta que Poitevin mène des recherches dans son laboratoire sur les basophiles et les remèdes homéopathiques, et ce, d'autant plus, qu'il put ainsi obtenir deux sources de financement pour son laboratoire par les deux principales firmes françaises produisant des remèdes homéopathiques.

Puis, à la fin de l'année 1985, la recherche en homéopathie dans le laboratoire de Benveniste prit un tour nouveau lorsque Poitevin et ses collègues apprirent une nouvelle étonnante, fournie par un ancien chercheur de Benveniste travaillant désormais pour le plus grand fabricant de remèdes homéopathiques en France (le laboratoire Boiron) : celui-ci leur dit que l'on pouvait observer une réaction des basophiles même lorsque l'allergène était dilué « plus que de coutume », sans préciser ce qu'il fallait entendre par « plus que de coutume ». Les chercheurs du laboratoire de Benveniste firent alors de nouvelles expériences de dilution avec cet allergène et constatèrent avec étonnement qu'ils pouvaient, semblait-il, déclencher la réaction des basophiles même lorsque la solution était tellement diluée qu'elle ne contenait plus l'allergène. Cela semblait apporter une confirmation aux thèses soutenues par les homéopathes depuis deux siècles. Ces résultats laissaient, en effet, penser que l'eau possédait une certaine sorte de mémoire concernant ce qu'elle avait contenu antérieurement, et que cette mémoire pouvait ensuite jouer un rôle dans les processus biologiques. C'est cette étrange conclusion que Benveniste commenta en disant que le processus par lequel cette mémoire intervient ultérieurement « s'apparente à celui qui ferait agiter dans la Seine au Pont-Neuf la clé d'une automobile, puis recueillir au Havre quelques gouttes d'eau pour faire démarrer la même automobile, et pas une autre ».

L'équipe française a continué à explorer l'idée d'une mémoire de l'eau pendant les deux années suivantes. Durant toute cette période, ils obtinrent constamment des résultats positifs. Pour la toute première fois, les homéopathes pouvaient soutenir qu'on avait donc maintenant une explication scientifique du mécanisme de l'homéopathie.

Antérieurement, les partisans de l'homéopathie avaient dû faire appel à des arguments qui étaient loin d'être convaincants. Par exemple, les homéopathes soutenaient souvent que l'homéopathie fonctionnait à la façon de la vaccination. Cette dernière est également un traitement qui consiste à utiliser une minuscule quantité de l'agent responsable d'une maladie pour combattre celle-ci. À première vue, cet argument peut sembler convaincant, mais il y a une différence majeure entre l'homéopathie et la vaccination. Les quantités d'agent actif utilisés dans les vaccins peuvent être minuscules, peut-être de l'ordre de quelques microgrammes, mais cela représente quelque chose d'énorme par rapport aux remèdes homéopathiques. Un vaccin contient des milliards de virus ou de fragments de virus, tandis que la plupart des remèdes homéopathiques ne contiennent pas une seule molécule de substance active. Cette comparaison erronée entre vaccination et homéopathie est mise en avant par les homéopathes depuis le dix-neuvième siècle, époque où, d'ailleurs, Oliver Wendell Holmes, la réfutait déjà en disant que c'était comme si l'on voulait soutenir « qu'un caillou peut être à l'origine d'une montagne, puisqu'un gland peut engendrer une forêt ».

S'étant convaincu que ses résultats de recherche étaient fiables, Benveniste envoya un article décrivant ses expériences à John Maddox, le directeur de la rédaction de *Nature*. Celui-ci le fit lire, comme c'est l'usage, à des « referees » [= arbitres], ce qui est la procédure standard permettant à des scientifiques indépendants de vérifier un résultat nouveau et de dire si la recherche a été conduite correctement ou non. Le protocole expérimental semblait correct, mais les affirmations avancées dans l'article étaient tellement extraordinaires que Maddox prit sur lui d'ajouter une mise en garde, parallèlement à la publication de l'article. La dernière fois que Maddox avait fait appel à cette procédure inhabituelle remontait à 1974, lorsqu'il avait publié un article sur les prétendues facultés paranormales d'Uri Geller, grâce auxquelles celui-ci pouvait prétendument faire se plier des cuillers. La mise en garde concernant l'article de Benveniste était la suivante : « Réserves de la rédaction : les personnes qui vont lire cet article vont probablement partager l'incrédulité de nombre de ses referees. ... *Nature* a donc prévu que ces expériences seraient répétées en présence d'observateurs indépendants. »

En d'autres termes, *Nature* avait décidé de publier le travail de Benveniste, mais en prévenant que le journal allait revérifier cette recherche en envoyant une équipe d'experts rendre visite au laboratoire français. L'équipe était dirigée par Maddox lui-même, et comprenait Walter Stewart (un chimiste) et James Randi (un illusionniste). La participation de ce dernier fit tiquer un certain nombre de gens, mais Randi avait acquis une réputation internationale pour son habileté à réduire à néant des assertions « fumeuses » et à démasquer des fraudes scientifiques. Pour illustrer le genre de démarche qu'il affectionnait, Randi racontait souvent que si son voisin déclarait qu'il avait une chèvre dans son jardin, il le croirait probablement volontiers ; mais si le voisin affirmait qu'il avait une licorne, alors, lui, Randi, voudrait probablement vérifier à quel point la corne unique était vraiment bien attachée sur le front de l'animal. L'illusionniste avait acquis la stature du sceptique le plus coriace du monde dès 1964, lorsqu'il avait fait les gros titres des journaux, parce qu'il offrait une récompense de 10 000 dollars à toute personne pouvant prouver l'existence de d'un phénomène paranormal, quel qu'il soit, ce qui concernait aussi les thérapeutiques telles que l'homéopathie qui sont contraires aux principes de la science. Le montant de la récompense n'a, depuis, cessé d'augmenter, pour atteindre un million de dollars en 1988, de sorte que si l'équipe de *Nature* avait dû authentifier les résultats de Benveniste, Randi aurait dû libeller un très gros chèque en faveur du scientifique français.

L'enquête commença dans la semaine qui suivit la publication de l'article. Elle dura quatre jours, consistant en la reproduction de l'expérience cruciale, sous la surveillance de Maddox, Stewart et Randi, qui observaient chacune des étapes et cherchaient à mettre en évidence de possibles défauts dans le protocole expérimental. Ils furent témoins des manipulations effectuées sur des éprouvettes contenant les globules blancs appelés basophiles, certaines étant traitées avec la solution homéopathique allergénique, tandis que d'autres étaient traitées avec de l'eau pure et servaient de contrôles. Le travail d'analyse des éprouvettes était confié à Élisabeth Davenas, une chercheuse du laboratoire de Benveniste, et, de nouveau des résultats identiques à ceux des deux dernières années furent obtenus. Les cellules ayant été traitées par la solution homéopathique montraient une réponse allergique plus intense que les cellules contrôle, ce qui laissait penser que la solution homéopathique avait réellement déclenché une réaction dans les cellules sanguines. Même si la solution homéopathique ne contenait plus aucune substance allergénique, son « souvenir » de l'allergène semblait capable de déclencher une réaction biologique dans les globules blancs. La reproduction de l'expérience avait donc réussi.

Les enquêteurs n'étaient, cependant, pas encore convaincus. Lorsqu'Élisabeth Davenas analysait les éprouvettes, elle savait exactement lesquelles avaient été traitées avec la solution homéopathique, de sorte que les enquêteurs se dirent que son analyse pouvait éventuellement être délibérément ou inconsciemment biaisée. Au chapitre 2, nous avons discuté de la question de la réalisation des essais cliniques selon une procédure « en aveugle », ce qui signifie que les patients ne doivent pas savoir s'ils reçoivent le traitement réel ou un traitement placebo, servant de contrôle. La procédure « en aveugle » est également applicable aux médecins et aux scientifiques. Il ne faut pas qu'ils sachent s'ils administrent ou s'ils étudient le traitement réel ou le traitement contrôle. Le but de la procédure « en aveugle » est de minimiser les biais et d'éviter que quiconque soit influencé par son désir d'obtenir un résultat particulier.

Par conséquent, l'équipe de *Nature* demanda à Élisabeth Davenas de répéter ses analyses, mais seulement après qu'il l'ait rendue « en aveugle » en ce qui concernait le contenu des éprouvettes. Maddox, Randi et Stewart s'enfermèrent dans une pièce séparée, en obscurcirent les fenêtres avec du papier journal, retirèrent les étiquettes marquant les éprouvettes pour les remplacer par des numéros de code secrets qui seraient utilisés ultérieurement pour savoir quels échantillons avaient été traités avec la solution homéopathique et lesquels avaient été traités avec de l'eau. Élisabeth Davenas effectua ses analyses, tandis que tous les collègues de son laboratoire se rassemblaient, attendant le résultat final. Randi « le Stupéfiant » (c'est son nom de scène) divertit la foule en faisant quelques tours de cartes, afin de détendre un peu l'atmosphère.

Finalement, Élisabeth Davenas arriva au terme de ses analyses. Les numéros de code secrets furent révélés, et l'équipe de *Nature* détermina quelles éprouvettes avaient été traitées par la solution homéopathique. Cette fois-ci, les résultats montrèrent que les basophiles dans les échantillons traités homéopathiquement n'avaient pas réagi différemment des basophiles contrôle qui avaient été traités avec de l'eau pure. Cette dernière expérience ne mettait donc pas en évidence le genre d'effet que Benveniste avait trouvé au cours de ces deux dernières années. Ses résultats ne donnaient aucune preuve pouvant soutenir l'homéopathie et se montraient, au contraire, en accord avec les conceptions scientifiques conventionnelles et toutes les lois connues de la physique, de la chimie et de la biologie. Certains des collègues de Benveniste fondirent en larmes à l'annonce des résultats.

Par la suite, il apparut que Benveniste n'avait jamais personnellement réalisé aucune des expériences, mais avait toujours laissé tout faire à Élisabeth Davenas. En outre, celle-ci avait toujours mené ses analyses sans recourir à la procédure « en aveugle ». Cela signifiait qu'il était hautement vraisemblable qu'elle avait accidentellement et constamment introduit des biais dans ses résultats, surtout qu'elle était déjà elle-même fermement convaincue des pouvoirs de l'homéopathie, et qu'elle était très désireuse de prouver son efficacité.

Lorsque *Nature* publia les résultats de son enquête, ce journal souligna l'existence de plusieurs problèmes dans la manière dont Benveniste avait abordé sa recherche. Parmi les critiques, figurait par exemple celle-ci : « Nous pensons que les données expérimentales n'ont pas été évaluées de façon critique et que leurs imperfections n'ont pas été rapportées comme il l'aurait fallu. » En outre, le journal mit en lumière le fait que deux des chercheurs qui avaient co-signé l'article original de Benveniste avaient, en partie, été subventionnés par une firme homéopathique française dont le chiffre d'affaires annuel dépassait les 100 millions d'euros. Les subventions en provenance des entreprises ne constituent pas forcément un problème, mais ces possibles conflits d'intérêt n'avaient pas été mentionnés comme ils auraient dû l'être. En dépit de ces critiques, les enquêteurs de *Nature* s'empressaient de souligner qu'ils n'accusaient pas Benveniste de fraude délibérée, mais que celui-ci et son équipe s'illusionnaient eux-mêmes et qu'ils n'avaient pas réalisé leurs expériences de façon rigoureuse.

Le manque de rigueur, et en particulier, l'absence de toute procédure « en aveugle », peut gravement biaiser n'importe quel résultat scientifique, même lorsque le scientifique est le plus honnête et le mieux intentionné du monde. Imaginez le scénario suivant : un scientifique a misé sa réputation sur l'hypothèse que les hommes ont une meilleure perception de l'espace et une plus grande habileté motrice, et qu'il pense pouvoir confirmer cette hypothèse en proposant à des hommes et des femmes de dessiner un cercle à main levée et en comparant ensuite la qualité de leurs dessins. L'expérience commence : les hommes et les femmes dessinent leur cercle ; ils écrivent leur nom en haut de leur feuille ; les dessins sont ramassés par un assistant et remis au scientifique, qui examine les cercles par simple inspection visuelle et attribue à chacun une note sur dix. Cependant, puisqu'il peut lire le nom des dessinateurs en haut de chaque feuille, il peut être tenté inconsciemment de noter plus généreusement les cercles dessinés par les hommes. Par conséquent, indépendamment de la vérité, il est vraisemblable que ses résultats vont venir soutenir son hypothèse selon laquelle les hommes réussissent mieux que les femmes dans le dessin des cercles. Par contraste, si l'on répète l'expérience et que l'on attribue un numéro à chaque dessinateur pour que l'on ne sache pas s'il s'agit d'un homme ou d'une femme, alors, le scientifique qui a un préjugé favorable aux hommes va faire son travail d'appréciation des dessins « en aveugle » et il y a beaucoup plus de chances qu'il juge alors les dessins de façon impartiale. Le nouveau résultat sera vraisemblablement plus digne de confiance.

Dans le cas de Benveniste, le problème était qu'Élisabeth Davenas ne travaillait pas « en aveugle » et qu'elle avait un préjugé favorable pour l'homéopathie : cette combinaison de facteurs avait pu biaiser ses résultats. En particulier, les analyses réalisées par Élisabeth Davenas demandaient qu'elle juge si une solution homéopathique déterminait des globules blancs à exprimer une réaction allergique : or, un jugement de cette sorte repose sur une observation qui n'est pas du type tout ou rien, même si les cellules étaient examinées au microscope. En fait, juger de l'importance de la réaction allergique exprimée par un basophile s'apparente à juger de la perfection d'un cercle dessiné à main levée. Dans les deux cas, le jugement est vulnérable à l'interprétation personnelle et au biais.

Par exemple, Élisabeth Davenas avait pu être confrontée à de nombreux cas limite : face à une cellule de cette catégorie, la chercheuse avait dû décider si oui ou non elle avait présenté la réaction allergique. Elle avait pu alors être tentée inconsciemment de répondre oui, si elle avait su qu'elle avait été traitée par la solution homéopathique ; ou être tentée inconsciemment de répondre non si elle avait su qu'elle avait été traitée par de l'eau pure. Cependant, en demandant à Élisabeth Davenas de répéter l'expérience avec des éprouvettes dont les étiquettes avaient été retirées, les enquêteurs de *Nature* s'assurèrent que la chercheuse opérait « en aveugle » et que ses jugements n'étaient pas biaisés. À la suite de quoi, les traitements avec solution homéopathique et ceux avec eau conduisirent à des résultats similaires. Un test réalisé dans des conditions de totale impartialité avait donc montré que les solutions homéopathiques n'avaient aucun effet sur les basophiles.

Tandis que Benveniste admit facilement certains éléments des critiques qui lui avaient été adressées, il défendit fermement le noyau dur de ses recherches et soutint que les résultats qu'il avait accumulés durant plus de deux ans ne pouvaient pas être réduits à néant par ce que l'équipe de *Nature* avait observé en seulement quelques jours. Il expliqua que les erreurs dont avaient été témoins Maddox, Randi et Stewart, avaient été provoqués par des circonstances inhabituelles, c'est-à-dire que son équipe avait travaillé sous une pression intense et sous le feu des projecteurs.

Benveniste restait convaincu que son travail finirait un jour par être reconnu et couronné d'un prix Nobel ; mais, en réalité, il fut simplement récompensé par un prix parodique, appelé le prix IgNobel. Il gagna un prix IgNobel en 1991, puis un autre en 1998, ce qui fit de lui le premier scientifique à gagner deux prix IgNobel. Les années passant, Benveniste vit sa réputation scientifique décliner dans la presse et parmi ses pairs, ce qui le conduisit à se plaindre d'être persécuté. Il se compara même à Galilée, parce que tout comme ce dernier, il avait fait l'objet d'attaques dès lors qu'il avait osé prendre la parole contre les idées reçues au sein de l'institution. Mais cette comparaison est erronée pour deux raisons. Premièrement, Galilée a été attaqué en grande partie par l'institution religieuse, et non par ses pairs scientifiques. Deuxièmement, Galilée se situait dans une autre catégorie que celle de Benveniste : en effet, les observations de l'astronome ont résisté à l'examen approfondi et ses résultats expérimentaux ont été reproduits par d'autres scientifiques.

Benveniste se battit pour ne pas perdre la direction de son unité de recherches, à la suite de l'échec essuyé lors de l'enquête de *Nature*, mais il était, de toute façon, déterminé à ne pas abandonner ses travaux ; c'est pourquoi il fonda une entreprise appelée DigiBio afin de continuer ceux-ci et de les faire connaître publiquement. Parmi leurs plus extravagantes déclarations, les chercheurs de DigiBio soutinrent que non seulement l'eau pouvait garder le souvenir de ce qu'elle avait contenu précédemment, mais que cette trace mnésique pouvait être numérisée, transmise par e-mail et réintroduite dans un autre échantillon d'eau, où elle pouvait de nouveau affecter des basophiles. Benveniste mourut en 2004, mais DigiBio a continué à faire campagne pour que ses idées soient prises au sérieux. Le site Internet de cette firme proclamait il y a quelques années :

> Depuis les premières expériences de haute dilution en 1984, et jusqu'à ce jour, des milliers d'expériences ont été réalisées, enrichissant et consolidant considérablement nos connaissances initiales. Jusqu'à présent, il faut observer que pas un seul défaut n'a été décelé dans ces expériences et qu'aucune contre-expérience valable n'a jamais été proposée.

En réalité, moins d'un an après la publication de l'article original de Benveniste en 1988, *Nature* avait fait paraître trois articles rédigés par des scientifiques qui n'avaient pas réussi à reproduire les prétendus effets des solutions ultra-diluées. L'agence officielle chargée des recherches militaires aux États-Unis, la DARPA, a même collaboré avec des homéopathes pour évaluer les affirmations de DigiBio selon lesquelles les effets étudiés par Benveniste pouvaient être numérisés et acheminés par e-mail. Mais ils aboutirent à la conclusion suivante : « Notre équipe n'a pas trouvé d'effets pouvant être reproduits à partir de signaux numérisés. »

D'un autre côté, il y a eu quelques articles affirmant avoir reproduit les effets observés par Benveniste, mais jusqu'ici aucun d'entre eux n'a présenté de façon cohérente ou convaincante des preuves qui donneraient raison, à titre posthume, au scientifique français. En 1999, le docteur Andrew Vickers a examiné 120 articles de recherche se rapportant au travail de Benveniste et à d'autres types de recherches fondamentales sur le mode d'action des remèdes homéopathiques. À l'époque, il travaillait à l'Hôpital homéopathique royal de Londres, de sorte qu'il était certainement bien disposé à l'égard des travaux sur les pouvoirs de l'homéopathie. Et cependant, il fut frappé par le fait que les effets de l'homéopathie observés par certains scientifiques n'arrivaient pas à être reproduits par d'autres scientifiques, indépendants des premiers. « Dans le petit nombre de cas où une équipe de recherche a entrepris de reproduire le travail d'une autre, soit les résultats étaient négatifs, soit la méthodologie était contestable. » Le progrès de la science dépend de façon fondamentale de la réplication indépendante des travaux. Une série unique d'expériences peut avoir donné des résultats erronés pour toutes sortes de raisons, comme le manque de rigueur, la fraude ou tout simplement la malchance, de sorte que la reproduction indépendante est une façon de vérifier (ou de revérifier) qu'une découverte originale est bien réelle. Les recherches de Benveniste n'ont pas réussi ce test.

C'est pourquoi James Randi a continué à offrir un million de dollars à quiconque serait capable de reproduire indépendamment les effets que Benveniste prétendait avoir observés. La 2e chaîne TV de la BBC a décidé de mettre cette offre sur la place publique dans le cadre de sa série documentaire sur les sciences, appelée *Horizon*, et a rassemblé pour ce faire une équipe de scientifiques chargée de superviser l'opération. Ceux-ci ont examiné l'effet d'une solution homéopathiquement diluée d'*histamine* sur des cellules, et l'ont comparé avec l'effet de l'eau pure. L'histamine est associée à des réactions allergiques dans les cellules, mais déterminerait-elle encore les cellules à réagir si elle était diluée jusqu'au point où elle ne serait plus du tout présente ? Le professeur Martin Bland du Centre hospitalo-universitaire de St George annonça le résultat final : « Il n'y a absolument aucune preuve permettant de dire qu'il y ait une quelconque différence entre la solution ultra-diluée provenant de l'eau pure et la solution ultra-diluée provenant de l'histamine. » Comme preuve anecdotique permettant de bien souligner la conclusion ainsi acquise, Randi mentionna l'histoire suivante au cours de l'émission : « J'ai aussi absorbé des pilules somnifères homéopathiques à une dose soixante-quatre fois supérieure à celle qui est prescrite et je ne suis même pas senti somnolent. Et j'ai fait cela pendant une séance du Congrès américain : si cela ne vous induit pas à dormir, rien d'autre ne le fera jamais. »

Pendant que les biologistes essayaient de trouver sans y réussir des preuves que les remèdes homéopathiques agissaient à un niveau cellulaire fondamental, les physiciens tentèrent d'examiner les thèses homéopathiques au niveau moléculaire. Il était clair que les solutions homéopathiques ultra-diluées ne contenaient que de l'eau, c'est-à-dire que plus aucune molécule de la substance active n'y figurait ; mais certains physiciens se demandèrent si les molécules d'eau avaient d'une façon ou d'une autre modifié leur arrangement afin de garder le souvenir de la substance qui avait figuré antérieurement parmi elles.

Durant les deux dernières décennies, les physiciens ont publié les résultats de dizaines d'expérience ayant comparé la structure moléculaire de l'eau normale à celle de l'eau préparée selon la méthode homéopathique. Ils ont utilisé de puissantes et ésotériques techniques telles que la résonance magnétique nucléaire, la spectroscopie Raman et l'absorption de la lumière pour détecter la preuve la plus minime que l'eau garde la mémoire de ce qu'elle a contenu antérieurement. Malheureusement, un bilan de ces études publié dans *The Journal of Alternative and Complementary Medicine* en 2003 a montré que ces expériences étaient généralement de mauvaise qualité et sujettes aux erreurs.

Par exemple, selon une expérience de résonance magnétique nucléaire, il avait été détecté une différence entre les molécules d'une eau ordinaire et celles d'une eau de solution ultra-diluée homéopathique. Finalement, il est apparu que cette différence provenait d'un problème lié au matériel expérimental employé. On plaçait dans l'appareil de résonance magnétique nucléaire des éprouvettes fabriquées au moyen d'un verre à base de soude, qui n'est pas très stable. Donc, lorsque la solution homéopathique était secouée durant sa préparation, des molécules provenant du verre étaient relâchées dans la solution. Il n'était alors pas surprenant que cette préparation homéopathique ne présentait pas la même réponse que l'eau pure en termes de résonance magnétique nucléaire, ce qui, au début, donna l'impression trompeuse que la solution homéopathique exprimait des caractéristiques particulières, relevant de la mémoire de l'eau. Bien entendu, lorsqu'une autre équipe de chercheurs répéta l'expérience avec des éprouvettes fabriquées avec du verre borosilicaté, lequel est bien plus stable que le verre sodocalcique, la résonance magnétique nucléaire ne détecta plus aucune différence entre l'eau pure et la solution homéopathique. Ainsi, de nouveau, les recherches expérimentales n'ont jusqu'ici pas réussi à trouver quoi que ce soit de surprenant dans le comportement des molécules au sein des solutions homéopathiques.

En résumé, les homéopathes ont été déçus que les physiciens examinant les molécules d'eau n'aient rien trouvé de particulier dans les remèdes homéopathiques. De même, les biologistes travaillant sur des cellules individuelles n'ont effectué aucune grande percée qui aurait pu apporter des preuves convaincantes pouvant soutenir l'homéopathie.

Tout cela, cependant, importe assez peu au regard du débat principal concernant l'homéopathie, parce que ce qui se produit au niveau cellulaire ou moléculaire a bien moins d'intérêt que ce qui se passe chez les patients. Laissons de côté la biologie ou la physique, car l'homéopathie est avant tout une question de médecine. La question fondamentale est très claire : est-ce que l'homéopathie guérit les patients ?

Bien sûr, les homéopathes ont toujours été certains que leurs remèdes guérissaient toute une série de symptômes, mais afin de persuader les médecins et tout un chacun que l'homéopathie était réellement efficace, ils avaient besoin de preuves concrètes provenant de l'expérimentation scientifique. Nous avons expliqué dans les chapitres précédents que le type d'essai clinique le plus concluant est celui qu'on appelle « essai randomisé, contrôlé par placebo et en double aveugle ». Si des essais de cette sorte pouvaient donner des résultats soutenant les idées de Hahnemann, alors cela forcerait l'institution médicale à prendre en compte l'homéopathie. Alternativement, si de telles études ne réussissent pas à montrer que les solutions ultra-diluées procurent des bénéfices, alors cela voudrait dire que l'homéopathie n'est rien de plus que du charlatanisme. Tandis que l'on approchait du vingt-et-unième siècle, on s'apprêtait à mener des essais rigoureux à grande échelle. Leurs résultats allaient enfin pouvoir régler le débat sur l'homéopathie une fois pour toute.

L'homéopathie à l'épreuve

Pour beaucoup d'homéopathes, l'absence de preuves scientifiques décisives en faveur de leur remèdes n'était pas un sujet de préoccupation, parce qu'ils pouvaient citer de nombreux exemples qui semblaient démontrer l'efficacité de leur thérapeutique. Par exemple, le livre de David W. Sollars, *The Complete Idiot's Guide to Homeopathy*, rapporte l'histoire suivante racontée par une mère ayant soigné son fils, Kailin, au moyen de l'homéopathie. Celui-ci s'était brûlé le bras lors d'un barbecue, mais, par bonheur, les personnes ayant organisé la fête, venaient juste d'acheter une trousse de secours homéopathique :

> Je leur dis d'aller la chercher rapidement tandis que je maintenais mon verre empli de glace sur son bras, ce qui aidait un peu à atténuer la douleur. Dans les minutes qui suivirent, quelqu'un arriva avec la trousse, et je choisis le remède nommé *Cantharis*, dont je donnai une dose à Kailin. En deux ou trois minutes, la douleur s'arrêta, et durant les quinze minutes suivantes, nous surveillâmes tous la brûlure tandis que la couleur de la peau commençait à s'atténuer. Je lui redonnai le remède plusieurs fois, c'est-à-dire à chaque fois que la douleur revenait. Le jour suivant, la brûlure était presque partie, et elle disparut complètement en deux jours. Nous fûmes tous étonnés qu'aucune cloque ne s'était jamais formée.

Cet exemple paraît impressionnant, mais il a été mis en pièces par Jay W. Shelton, l'auteur du livre *Homeopathy*. Shelton distingue quatre questions qui mettent en doute la valeur de cet exemple et d'autres cas similaires. Premièrement, la brûlure semble ici être du premier degré, la moins grave, qui ne provoque de lésions qu'à la surface de la peau ; aussi doit-on être réellement surpris de l'absence d'ampoules ? Deuxièmement, pourquoi faudrait-il accorder à l'homéopathie le mérite de la guérison, alors que celle-ci pourrait être entièrement due aux capacités naturelles de réparation du corps ? Troisièmement, se peut-il que le verre empli de glace ait joué le rôle le plus important dans l'aide apporté à l'enfant ? Finalement, si l'homéopathie a réellement aidé le patient, cette aide a-t-elle pu entièrement résulter de l'effet placebo ? Dans le chapitre précédent, nous avons vu que le pouvoir du placebo est tellement grand qu'il peut faire apparaître comme véritablement efficace une thérapie sans aucun effet réel, dès lors que le patient lui fait confiance.

Lorsque les scientifiques nient l'efficacité de l'homéopathie dans les cas de ce genre chez les êtres humains, en attribuant totalement ou partiellement ses apparents succès à l'effet placebo, les homéopathes citent alors souvent des cas de guérison chez les animaux, parce qu'ils pensent que ces derniers sont à l'abri de l'effet placebo. Il est vrai que de nombreux propriétaires d'animaux domestiques et d'éleveurs estiment que l'homéopathie soigne leurs animaux, et il est aussi vrai que ces derniers ne savent pas quels effets est censé produire la pilule qu'ils ingèrent ; mais les anecdotes ainsi rapportées sur l'effet de l'homéopathie chez les animaux ne tiennent pas lorsqu'on les examine de plus près.

Par exemple, s'il est exact qu'un animal ne sait pas quel traitement il reçoit, ni comment il est censé y répondre, il n'en reste pas moins que la personne en charge de l'animal est parfaitement au courant de tout. En d'autres termes, l'animal est réellement « aveugle » par rapport à ce qui se passe, mais la personne décrivant ses réactions n'est pas « aveugle », et par conséquent, on ne peut pas faire confiance à ses dires. Ainsi, un propriétaire d'animal domestique qui est angoissé mais croit en l'homéopathie va peut-être focaliser son attention sur tout signe d'amélioration qu'il attend, tandis qu'il ne fera pas attention aux symptômes marquant une détérioration. Même si l'état de l'animal s'est amélioré, au-delà de l'effet placebo, cela peut être dû à toutes sortes de facteurs autres que la pilule homéopathique, comme les soins et l'attention supplémentaires que lui consacre son propriétaire affectueux et soucieux.

En bref, l'institution médicale ne peut absolument pas accepter des observations anecdotiques (que les patients soient des êtres humains ou des animaux) comme des preuves en faveur de l'homéopathie (ou de tout autre traitement), parce qu'elles ne sont pas suffisamment fiables. Même si l'on peut rapporter un grand nombre d'anecdotes, cela ne remplacera jamais des preuves solides.

Les chercheurs en médecine mettent l'accent sur les données d'observation, parce que le meilleur moyen d'analyser l'effet de n'importe quelle thérapeutique est de regarder les résultats d'études scientifiques rigoureuses, et, en particulier, des essais cliniques. Si l'on fait une brève récapitulation, nous avons vu au chapitre 1 l'incroyable capacité des essais cliniques randomisés à distinguer les thérapies qui sont efficaces de celles qui ne le sont pas.

Le chapitre 2 s'est appuyé sur cet acquis pour montrer comment on pouvait utiliser cette méthode pour tester les affirmations des acupuncteurs. Alors, qu'obtient-on si l'on soumet l'homéopathie au même examen scientifique ?

En théorie, il devrait être beaucoup plus aisé de tester l'homéopathie que l'acupuncture, car il est beaucoup plus facile, avec cette médecine alternative, de prendre en compte l'effet placebo. Un essai clinique portant sur un remède homéopathique demanderait que les patients soient assignés aléatoirement à deux groupes, l'un traité par le remède homéopathique et l'autre traité par placebo, servant de groupe contrôle. Les patients ne seraient pas informés de la nature du groupe auquel ils seraient assignés. Les membres des deux groupes bénéficieraient d'un entretien cordial et approfondi avec un homéopathe qui serait lui aussi « en aveugle » par rapport à ces patients, ne sachant pas à quel groupe ils appartiendraient. Les chercheurs fabriqueraient alors deux lots de pilules qui seraient identiques, sauf qu'aux pilules de l'un d'entre eux serait ajoutée une goutte de solution homéopathique, l'autre lot étant laissé tel quel. Les membres du groupe dit « traité » recevraient les pilules homéopathiques et les membres du groupe « contrôle », les pilules neutres. Les patients des deux groupes devraient manifester quelque amélioration, simplement due à l'effet placebo. La question cruciale est alors celle-ci : est-ce que le groupe « traité » présente en moyenne des améliorations supérieures à celles enregistrées par le groupe contrôle ? Si la réponse est « oui », alors, cela indiquerait clairement que l'homéopathie est authentiquement efficace. Cependant, si la réponse est « non », chaque groupe présentant une réponse similaire, il serait prouvé que l'homéopathie ne produit rien de plus qu'un effet placebo.

Avant d'examiner les essais cliniques réalisés chez les êtres humains, il est intéressant de noter qu'ont été effectués quelques essais randomisés contrôlés par placebo visant à évaluer l'effet des remèdes homéopathiques sur les animaux. La conclusion globale des plus importantes de ces études est que l'homéopathie ne procure aucun bénéfice aux animaux. Par exemple, en 2003, l'Institut national vétérinaire en Suède a mené un essai « en double aveugle » sur le remède homéopathique appelé *Podophyllum*, employé pour soigner la diarrhée chez les veaux, et il n'a trouvé aucune preuve de l'efficacité de l'homéopathie. Plus récemment, un groupe de recherches de l'université de Cambridge a réalisé un essai « en double aveugle » dans lequel il s'agissait de comparer un remède homéopathique à un placebo dans le traitement de la mammite chez 250 vaches. Une façon objective de vérifier si l'inflammation du pis avait diminué était de compter le nombre des globules blancs dans le lait des vaches, et la conclusion fut que le traitement homéopathique n'était pas plus efficace que le placebo.

Lorsque les scientifiques se sont intéressés aux preuves disponibles dans le cas des êtres humains, le tableau est apparu plus compliqué. La bonne nouvelle est qu'au milieu des années 1990, il y avait eu plus de 100 essais publiés, cherchant à déterminer la valeur thérapeutique de l'homéopathie. La mauvaise nouvelle est que cette montagne de travaux consistait principalement en essais mal réalisés, souvent sans randomisation adéquate, ou bien sans groupe contrôle véritable, ou bien avec un nombre insuffisant de patients. Aucun de ces essais n'était en mesure de donner une réponse définitive à la question de savoir si l'homéopathie procurait un bénéfice aux patients, au-delà de l'effet placebo.

Dans cette situation où l'on ne pouvait compter que sur des anecdotes incapables d'emporter la conviction et des essais peu concluants, le débat pour ou contre l'homéopathie se trouvait dans une impasse. Puis, en 1997, une équipe de recherche internationale prit une décision spectaculaire en vue de le régler. Elle était dirigée par Klaus Linde, un chercheur de haut niveau au Centre de recherches sur les médecines alternatives, situé à Munich. Cette équipe décida d'examiner la vaste masse des recherches sur l'homéopathie afin d'arriver à une conclusion globale prenant en compte tous les essais sans exception. C'est ce qu'on appelle une *méta-analyse*, autrement dit, l'analyse d'analyses variées. En d'autres termes, chaque essai individuel sur l'homéopathie avait abouti à une conclusion fondée sur l'analyse de ses propres données, et Linde proposait de rassembler toutes ces analyses distinctes afin d'arriver à un résultat global, nouveau et plus fiable. On peut considérer une méta-analyse comme un type particulier de bilan critique systématique, concept qui a été introduit dans le chapitre précédent. De la même façon qu'un bilan critique systématique, une méta-analyse tente de tirer une conclusion globale à partir d'essais distincts, sauf que la méta-analyse tend à recourir à une approche plus mathématique.

Bien que de nombreux lecteurs ne connaissent sans doute pas le terme de méta-analyse, il s'agit d'une démarche qui est mise en œuvre dans bon nombre de situations familières où il est important de comprendre le sens global de toute une série de données. Par exemple, dans la période précédant une élection législative ou présidentielle, les journaux publient des sondages d'opinion dont les résultats peuvent diverger. Dans ce cas, il peut être judicieux de combiner toutes les données de tous les sondages, ce qui devrait permettre d'arriver à une conclusion plus fiable que le résultat de n'importe quel sondage individuel, parce que ce « méta-sondage » (sondage des sondages) reflète la totalité des données issues d'un groupe plus grand d'électeurs.

La puissance de la méta-analyse apparaît clairement si l'on examine, à titre d'illustration, une série fictive de résultats concernant l'astrologie. Si le signe astrologique d'une personne détermine son caractère, alors, un astrologue doit pouvoir l'identifier après s'être entretenu avec elle. Imaginons que cinq équipes rivales de chercheurs dans le monde réalisent chacune de son côté l'expérience suivante : elles demandent simplement à un astrologue donné (qui va être le même pour toutes les expériences) de dire quel est le signe du zodiaque d'une personne, en se fondant sur entretien de cinq minutes avec elle. La taille des échantillons varie de 20 à 290 personnes interrogées, suivant les expériences, mais celles-ci obéissent toutes au même protocole.

Le hasard seul donnerait un taux de succès qui serait d'une identification réussie (ou « réussite ») sur douze. Il faut donc que l'astrologue obtienne un taux de succès significativement meilleur que celui-là, pour que l'on puisse dire de l'astrologie qu'elle est fiable. Les cinq expériences enregistrent les taux de succès suivants :

Expérience 1	12 réussites sur 170	(= 0,85 réussites sur 12)
Expérience 2	5 réussites sur 50	(= 1,20 réussites sur 12)
Expérience 3	5 réussites sur 20	(= 3 réussites sur 12)
Expérience 4	6 réussites sur 70	(= 1,03 réussites sur 12)
Expérience 5	21 réussites sur 290	(= 0,87 réussites sur 12)

Considérée isolément, la troisième expérience semble suggérer que l'astrologie donne des résultats probants, parce qu'un taux de succès de 5 réussites sur 20 est largement supérieur à celui que le hasard seul déterminerait. En fait, la majorité des expériences (trois sur cinq) donne un taux de réussite supérieur à celui prédit par le hasard, de sorte que l'une des façons d'interpréter cette série de données serait de conclure que, de façon générale, ces expériences prouvent que l'astrologie est fiable. Cependant, une méta-analyse conduirait à une conclusion différente.

Elle commencerait par souligner que le nombre des essais d'identification par l'astrologue est relativement petit dans n'importe laquelle de ces expériences, et que, par conséquent, le résultat de n'importe laquelle d'entre elles pourrait être expliqué par le simple hasard. Autrement dit, le résultat de n'importe laquelle de ces expériences pourrait être regardé comme, en réalité, dépourvu de sens. Ensuite, le chercheur réalisant la méta-analyse combinerait toutes les données de toutes les expériences individuelles comme si elles participaient d'une seule et même expérience géante. Dans ces conditions, l'astrologue réussit 49 identifications sur un total de 600 essais, ce qui donne un taux de réussite de 0,98 sur 12, ce qui est très voisin de 1 sur 12, le taux de réussite donné par le simple hasard. La conclusion de cette méta-analyse fictive serait donc que l'astrologue n'a pas fait la preuve d'une capacité particulière à déterminer le signe astral d'une personne sur la base de sa personnalité. Cette conclusion est bien plus fiable que tout ce qui peut être déduit sur la seule base de n'importe laquelle des expériences individuelles ne portant que sur de petits échantillons. En termes scientifiques, on dit qu'une méta-analyse minimise les biais statistiques dus au hasard ou au choix des échantillons.

Si l'on se tourne maintenant vers la recherche médicale, il existe de nombreux exemples de traitements qui ont été testés au moyen de la méta-analyse. Ainsi, dans les années 1980, des chercheurs voulaient savoir si un traitement par les corticostéroïdes pouvait aider à réduire les problèmes respiratoires des bébés prématurés. Ils ont envisagé de mener un essai clinique consistant à donner ce traitement à des femmes enceintes qui allaient vraisemblablement accoucher prématurément, puis de surveiller la santé des bébés nés ainsi. Dans l'idéal, ces chercheurs auraient dû réaliser un unique essai clinique dans un seul hôpital présentant un grand nombre de cas, mais ils n'ont pu repérer qu'un petit nombre de cas annuellement par hôpital ; dès lors, il aurait fallu de nombreuses années pour accumuler un nombre suffisant de données de cette manière. C'est pourquoi ils ont finalement réalisé plusieurs essais dans plusieurs hôpitaux. Les résultats de chaque essai individuel se sont montrés variables d'un hôpital à l'autre, parce que le nombre des bébés dans chaque essai était petit et que les facteurs aléatoires influençant les résultats y jouaient un grand rôle. Pourtant, la méta-analyse de tous les essais a montré avec certitude que l'administration de corticostéroïdes durant la grossesse bénéficiait aux bébés prématurés. La mise en place de ce type de traitement explique en partie pourquoi la mortalité des nouveau-nés due au syndrome de détresse respiratoire a chuté spectaculairement : de 25 000 dans les années 1950 aux États-Unis, ce type de mortalité est passé à moins de 500 de nos jours.

Cette méta-analyse sur les bébés prématurés avait été plutôt facile à réaliser, parce que les essais individuels étaient semblables les uns aux autres, de sorte qu'ils pouvaient être aisément regroupés. Cela était aussi vrai de notre exemple fictif sur l'astrologie. Malheureusement, effectuer une méta-analyse est souvent un exercice très compliqué, parce que les essais individuels sont généralement menés de façons différentes. Les essais cliniques sur un même médicament peuvent varier selon la dose administrée, la durée pendant laquelle ont été observés les effets, et ainsi de suite. Dans le cas de Linde, la méta-analyse s'est révélée particulièrement difficile à mettre en œuvre. Dans la mesure où il voulait arriver à une conclusion décisive sur l'efficacité de l'homéopathie, le chercheur allemand s'est, en effet, efforcé de prendre en compte des essais cliniques portant sur une très grande diversité de remèdes, employés selon des degrés variés de puissance pour traiter une vaste gamme d'affections, comprenant, par exemple, l'asthme ou les petites brûlures.

Linde a fouillé les bases de données informatisées, assisté à de nombreux congrès d'homéopathie, contacté les chercheurs travaillant dans ce domaine et trouvé finalement 186 essais cliniques publiés sur l'homéopathie. Ses collègues et lui ont alors décidé d'exclure de leur méta-analyse ceux des essais qui ne répondaient pas à certaines conditions fondamentales. Par exemple, pour qu'un essai soit accepté dans la méta-analyse, il fallait, en plus de l'existence d'un groupe traité par homéopathie et d'un groupe contrôle, que ce dernier ait reçu un placebo ; il fallait aussi que les patients aient été assignés aléatoirement au groupe « traité » ou au groupe contrôle. Cette élimination effectuée, il resta quatre-vingt-neuf essais. Vinrent ensuite des mois d'analyse statistique soigneuse, afin que chaque essai contribue de façon appropriée au résultat final. Par exemple, le résultat d'un très petit essai devait compter pour très peu dans la conclusion globale, parce que la fiabilité du résultat d'un essai est étroitement liée au nombre de participants à l'essai.

Leur méta-analyse fut finalement publiée dans le numéro de septembre 1997 de *The Lancet*. Ce fut l'un des articles de recherche médicale les plus controversés de l'année, parce que sa conclusion venait soutenir exactement ce que les homéopathes disaient depuis deux siècles. En moyenne, les patients recevant un traitement homéopathique avaient plus de chances de montrer des signes d'amélioration que les patients des groupes contrôle recevant un placebo. L'article concluait : « Les résultats de notre méta-analyse ne sont pas compatibles avec l'hypothèse que les effets cliniques de l'homéopathie sont entièrement dus à un effet placebo. » En d'autres termes, selon cette méta-analyse, l'homéopathie était authentiquement efficace.

Bien entendu, la conclusion de Linde fut mise en doute par les adversaires de l'homéopathie. Ils soutinrent que cette méta-analyse avait été trop peu rigoureuse, dans la mesure où elle avait pris en compte de nombreux essais de qualité relativement faible, et ils pensaient que cela avait pu infléchir la conclusion globale en faveur de l'homéopathie. Les homéopathes rétorquèrent qu'un seuil de qualité avait été fixé par Linde dans le but explicite d'exclure les essais cliniques peu rigoureux. Rappelez-vous, en effet, que le chercheur allemand n'avait pris en compte que ceux des essais qui avaient été randomisés et contrôlés par placebo. Néanmoins, les critiques restaient insatisfaits, soutenant que le seuil de qualité n'avait pas été fixé assez haut.

Puisque les essais cliniques de plus basse qualité ont le plus de chances de conduire à des résultats trompeurs, des chercheurs ont mis au point des techniques permettant d'évaluer la qualité des essais et d'éliminer ceux qui ne peuvent pas être pris au sérieux. Par exemple, le système d'évaluation dit « d'Oxford » a été mis au point par Alejandro Jadad et ses collègues à l'université d'Oxford en 1996. Il consiste à décerner à un essai clinique un nombre de points compris entre 0 (essai très mauvais) et 5 (essai rigoureux). Pour appliquer ce système d'évaluation à un essai donné, on attribue ou on retranche des points, en fonction des pratiques mentionnées dans l'article publié qui lui est consacré. Ainsi, si cet article confirme qu'il y a bien eu randomisation des patients, alors, l'essai se voit attribuer un point ; cependant, ce point peut être retiré, si l'on constate que la randomisation n'a pas été bien menée. L'essai peut aussi gagner un point, si l'article décrit ce que les chercheurs ont fait des données relatives aux patients qui n'ont pas suivi la totalité de la procédure (on dit qu'ils sont « sortis » de l'essai). Si les chercheurs ont réfléchi de façon approfondie à ce genre de circonstances, et s'ils ont pris la peine de le rapporter dans leur article de recherche, c'est une bonne indication du niveau global de rigueur qu'ils ont appliqué.

Les critiques ont fait remarquer que soixante-huit des quatre-vingt-neuf essais retenus dans la méta-analyse de Linde atteignaient un score de 3 ou inférieur à 3 dans l'échelle d'évaluation d'Oxford, ce qui signifiait que les trois-quarts des essais étaient de qualité médiocre. En outre, ils ont encore souligné que le fait de restreindre la méta-analyse aux seuls essais de qualité supérieure (score de 4 ou 5 points) réduisait radicalement l'efficacité de l'homéopathie. En fait, la conclusion globale obtenue à partir des vingt-et-un essais de qualité supérieure était que l'homéopathie ne procurait qu'un petit bénéfice aux patients ou pas de bénéfice du tout. Toutefois, en dépit de toutes les données recueillies dans ces vingt-et-un essais, on ne pouvait toujours pas trancher entre ces deux possibilités.

Au bout d'un certain temps, Linde et ses collègues admirent que leurs critiques avaient raison, et, en 1999, ils publièrent un article complémentaire qui réexaminait les mêmes données en faisant particulièrement attention à la qualité des essais individuels. Linde y a écrit : « Nous concluons que dans la série d'études examinée, il apparaît clairement que les essais cliniques présentant la meilleure méthodologie tendent à donner des résultats moins positifs. » Puis, se référant à la méta-analyse originale, il a souligné : « Il semble donc vraisemblable que notre méta-analyse a, au minimum, surestimé les effets des traitements homéopathiques. »

L'article original de Linde en 1997 apportait un soutien à l'homéopathie, mais son article de révision en 1999 était plus ambigu. Le réexamen par Linde de sa propre méta-analyse déçut évidemment les milieux de la médecine alternative, mais elle contraria également l'institution médicale. Personne n'était satisfait, car Linde n'était en mesure ni d'affirmer que l'homéopathie est efficace, ni de la rejeter en tant que simple placebo.

En dépit de l'absence de preuves décisives dans un sens ou dans l'autre, le public était train de se tourner de plus en plus vers l'homéopathie, soit en consultant les praticiens, soit en achetant des remèdes homéopathiques en vente libre dans les pharmacies. Cela conduisit les chercheurs à ressentir de nouveau l'urgence de mettre à l'épreuve cette thérapie au moyen de plus grands essais cliniques, plus rigoureusement réalisés. C'est pourquoi l'homéopathie a été soumise à un examen approfondi de plus haut niveau à partir de la fin des années 1990.

Cela incita finalement le docteur Aijing Shang et ses collègues de l'université de Berne, en Suisse, à entreprendre une nouvelle méta-analyse de tous les essais cliniques publiés jusqu'en 2003. Ce groupe de recherche médicale à Berne, dirigé par le professeur Mathias Egger, est reconnu dans le monde entier pour sa très grande valeur, et le gouvernement suisse lui a fourni le financement suffisant pour mener à bien une méta-analyse rigoureuse. L'espoir était donc grand que Shang serait enfin capable d'apporter une réponse fiable. En fait, après deux siècles d'âpres disputes entre homéopathes et médecins conventionnels, la méta-analyse de Shang visait rien moins qu'à déterminer enfin qui avait raison et qui avait tort.

Le chercheur suisse fut impitoyable en matière de qualité des essais cliniques, ce qui signifie que ne furent pris en compte dans sa méta-analyse que ceux des essais comportant un grand nombre de participants, des procédures « en aveugle » convenables et des randomisations correctes. Au bout du compte, il se retrouva avec seulement huit essais cliniques sur l'homéopathie.

Après avoir étudié les données de ces huit essais (les meilleurs disponibles sur l'homéopathie), la méta-analyse de Shang arriva à sa conclusion tant attendue, d'importance capitale. Celle-ci fut la suivante : en moyenne, l'homéopathie n'était que très légèrement plus efficace que le placebo. Alors, est-ce que ce minuscule bénéfice moyen signifiait que l'homéopathie avait réellement permis aux patients de guérir dans ces essais cliniques ?

Avant de répondre à cette question, il est important de se rendre compte que les résultats de toute analyse scientifique comportent toujours une marge d'erreur. Par exemple, l'estimation de l'âge de la Terre donne un résultat de 4 milliards 550 millions d'années, à 30 millions d'années près, en plus ou en moins.

La marge d'erreur dans l'estimation de Shang, quoique très faible, était supérieure à l'écart qui sépare le résultat obtenu de celui qui signifie que l'homéopathie est exactement un placebo. Les résultats de Shang étaient donc compatible avec l'idée que l'homéopathie avait agi dans ces essais comme rien de plus qu'un placebo. En fait, l'interprétation la plus raisonnable de cette méta-analyse était que l'homéopathie n'est effectivement rien de plus qu'un placebo.

Cette interprétation apparaît encore plus convaincante si l'on considère un autre aspect des recherches de Shang. Tout en réalisant sa méta-analyse sur l'homéopathie, le chercheur suisse a aussi mené une méta-analyse d'essais cliniques testant de nouveaux médicaments conventionnels. Ces derniers ont été employés contre les mêmes maladies traitées par remèdes homéopathiques dans le cadre de sa méta-analyse sur l'homéopathie. Dans cette autre méta-analyse, Shang a, de façon scrupuleuse, appliqué exactement les mêmes critères de sélection pour les essais sur les médicaments conventionnels que ceux employés dans sa méta-analyse sur l'homéopathie. La conclusion de sa méta-analyse des essais cliniques portant sur les médicaments conventionnels a été qu'en moyenne, ils sont efficaces. Bien que ce résultat fût lui aussi entaché d'une certaine marge d'erreur, le bénéfice moyen était si grand que l'efficacité de ces nouveaux médicaments conventionnels ne pouvait absolument pas être mise en doute.

Le contraste entre les essais cliniques portant sur l'homéopathie et ceux portant sur les médicaments conventionnels était frappant. L'homéopathie n'avait pas réussi à montrer un bénéfice clair pour les patients et la conclusion était compatible avec la thèse que l'homéopathie agit comme un placebo, tandis que les médicaments conventionnels se sont montrés capables d'apporter un évident bénéfice aux patients, ce qui suggère qu'ils ont effectivement un réel impact physiologique sur le corps. Cela illustre la différence tranchée qui sépare la pseudo-médecine de la vraie médecine.

Shang a publié ses résultats dans *The Lancet* en août 2005. En se fondant sur sa méta-analyse, il a conclu : « Ce résultat est compatible avec la thèse que les effets cliniques de l'homéopathie sont des effets placebo. » Enfonçant le clou, *The Lancet* publia un éditorial intitulé : « La fin de l'homéopathie », déclarant que « les médecins ne doivent pas hésiter à dire franchement à leurs patients que l'homéopathie ne procure aucun bénéfice ». Cela déclencha une vague d'articles dans tous les grands journaux de par le monde, provoquant la colère des homéopathes qui refusèrent d'accepter les conclusions de la méta-analyse de Shang ainsi que la déclaration parallèle de *The Lancet*. Ils tentèrent de jeter le discrédit sur cette recherche en pointant quatre problèmes majeurs à leurs yeux ; mais, en fait, il était facile de répondre à chacune de leurs critiques.

1. Les homéopathes ont dit que l'article de Shang rapporte un effet positif pour l'homéopathie ; et que sa méta-analyse soutient donc celle-ci.

   L'article indique, en effet, que l'homéopathie présente un effet positif, mais il est très petit et entièrement compatible avec la notion que le remède homéopathique agit comme un placebo. L'article de Shang est l'analyse la plus complète qui ait jamais été menée sur l'homéopathie durant ses deux cents ans d'histoire, et le caractère tellement minime de cet effet positif ne peut être interprété que comme un désaveu pour l'homéopathie. Fondamentalement, l'analyse de Shang confirme les résultats d'environ une dizaine d'autres méta-analyses et bilans critiques systématiques publiés au cours de la dernière décennie qui n'ont pas réussi à montrer que l'homéopathie procurait quelque bénéfice que ce soit, au-delà de l'effet placebo.

2. Les homéopathes prétendent que Shang a « tiré » les données dans un certain sens, ce qui signifie que la méta-analyse a été réalisée de façon à infléchir la conclusion.

   Il y a, en effet, de nombreuses façons, de mener une méta-analyse. Par conséquent, il est possible « de tirer les données » dans un sens ou dans l'autre jusqu'à ce que le résultat final soit très positif ou très négatif ; mais il est important de noter que Shang avait déclaré quelle serait sa démarche avant *de commencer sa méta-analyse, et*

> *que sa démarche a paru raisonnable et ne pas conduire a priori à un infléchissement du résultat final. En d'autres termes, sa recherche a été impartiale parce que les règles du jeu avaient été fixées avant d'examiner les données, que ces règles étaient de type classique et qu'elles n'ont pas été changées une fois que l'analyse a été commencée.*

3. Les homéopathes font remarquer que la méta-analyse a pris en compte des essais cliniques portant sur plusieurs maladies, de sorte qu'elle représente une approche beaucoup trop globale pour dire quoi que ce soit de significatif concernant la capacité de l'homéopathie à traiter les affections particulières.

   C'est parce que pour aucune maladie il n'y avait pas de preuve convaincante qu'elle pouvait être soignée par l'homéopathie pouvait soigner n'importe quelle affection individuelle

> *C'est parce que pour aucune maladie il n'y avait pas de preuve convaincante qu'elle pouvait être soignée par l'homéopathie qu'a été entreprise cette méta-analyse globale portant sur plusieurs maladies. Chaque fois que des chercheurs ont réalisé des bilans critiques systématiques sur le traitement homéopathique d'affections particulières, les résultats ont été constamment négatifs pour l'homéopathie. Par exemple, en ce qui concerne les maux de tête et la migraine : « Les données issues d'essais cliniques disponibles à ce jour ne suggèrent pas que l'homéopathie soit efficace. » En ce qui concerne les douleurs musculaires, l'affection la plus souvent testée : « Les preuves publiées à ce jour ne soutiennent pas l'hypothèse que les remèdes homéopathiques employés dans ces études sont plus efficaces que des placebos. » Et en ce qui concerne l'utilisation d'Arnica pour le traitement d'affections associées au traumatisme de certains tissus (comme celles qui se manifestent après une opération chirurgicale ou après des soins dentaires) — et il faut rappeler qu'Arnica est le remède homéopathique le plus largement utilisé — : « L'affirmation selon laquelle l'Arnica homéopathique est plus efficace qu'un placebo n'est pas confirmée par les essais cliniques rigoureux. »*

4. Les homéopathes font remarquer qu'ils soignent leurs patients au moyen de traitements extrêmement individualisés, et que cette méthode ne se prête pas à des essais cliniques comprenant de nombreux patients recevant un même traitement homéopathique.

En effet, dans la plupart des essais, les traitements n'ont pas été individualisés. Mais dans certains essais, les patients ont eu des consultations approfondies, à la suite desquelles ils ont reçu une prescription homéopathique individualisée ou bien un placebo. Par exemple, un essai clinique portant sur quatre-vingt-dix-huit patients souffrant de maux de têtes chroniques et ayant été suivis pendant douze semaines a conduit à la conclusion suivante : « Il n'y a eu aucune différence significative entre le traitement homéopathique et le placebo dans aucun des paramètres étudiés. » Un autre essai clinique a concerné quatre-vingt-seize enfants souffrant d'asthme et a vérifié quelle était leur amélioration après avoir reçu pendant douze mois soit un traitement homéopathique individualisé soit un placebo, en complément de leur traitement conventionnel. La conclusion a été la suivante : « Cette étude ne fournit aucune preuve que des remèdes homéopathiques adjuvants, prescrits par des homéopathes expérimentés, soient supérieurs à des placebos. »

Le point de vue de Shang sur l'homéopathie est confirmé par la Collaboration Cochrane, cet organisme indépendant, jouissant d'une très grande réputation, qui effectue des évaluations des traitements, comme nous l'avons vu au chapitre précédent. Ses experts ont publié des bilans critiques sur l'homéopathie employée pour le déclenchement de l'accouchement ainsi que pour le traitement de la démence, de l'asthme chronique ou de la grippe. Les conclusions de la Collaboration Cochrane se fondent sur seize essais portant sur plus de 5 000 patients. Sans cesse, elles énoncent que les preuves soit n'existent pas, soit sont peu solides, déclarant, par exemple : « Il n'y a pas de preuves suffisantes pour établir de façon fiable que l'homéopathie pourrait aider à combattre l'asthme » ; « les preuves actuelles ne permettent pas d'affirmer que l'homéopathie pourrait jouer un rôle préventif » ; et encore « les preuves sont insuffisantes pour recommander l'emploi de l'homéopathie pour le déclenchement de l'accouchement ».

Il est intéressant de mettre en contraste la teneur de ces commentaires sur l'homéopathie avec la conclusion de la Collaboration Cochrane sur un médicament conventionnel tel que l'aspirine : « L'aspirine est un analgésique efficace contre les douleurs d'intensité modérée à sévère avec une corrélation dose-réponse claire. » En outre, la collaboration Cochrane confirme que l'efficacité de ce vrai médicament est tellement probante qu'elle peut être mise en évidence quelle que soient les modalités des tests : « Les résultats n'ont pas été modifiés de façon significative lorsqu'on changeait le modèle de douleur expérimentale, la façon de mesurer celle-ci, la taille de l'échantillon étudié, la qualité du protocole suivie par l'étude ou la durée de cette dernière. » C'est le type de conclusion assurée qui est énoncé lorsqu'on teste un médicament authentiquement efficace. Malheureusement, les recherches sur l'homéopathie n'ont pas réussi à donner la moindre sorte de conclusion positive.

Conclusions

Il a fallu quelques dizaines de pages pour passer en revue l'histoire de l'homéopathie et faire le bilan des diverses recherches visant à tester son efficacité, mais la conclusion est simple : des centaines d'essais cliniques n'ont pas réussi à fournir des preuves significatives ou convaincantes en faveur de l'emploi de l'homéopathie pour soigner la moindre d'affection. Au contraire, il serait honnête de dire qu'une masse de preuves suggère que les remèdes homéopathiques sont tout simplement inefficaces. Une telle conclusion ne doit pas surprendre si l'on se rappelle que ces médicaments ne contiennent en règle générale pas une seule molécule de substance active.

Cela soulève une intéressante question : alors qu'il n'existe aucune preuve permettant de dire que l'homéopathie est efficace et qu'il n'y a aucune raison qu'elle le soit, comment se fait-il que cette forme de médecine alternative se soit développée si rapidement au cours de la dernière décennie pour devenir un commerce au chiffre d'affaires de plusieurs milliards de dollars à l'échelle mondiale ? Pourquoi tant de gens pensent-ils que l'homéopathie est efficace, alors que les preuves montrent que, franchement, ce n'est pas le cas.

L'un des problèmes est que le public n'est pas au courant de l'énorme quantité d'études qui ne soutiennent pas l'homéopathie. Alors que l'article original de Linde, en 1997, exagérément optimiste, est monté en épingle sur de nombreux sites Internet favorables à l'homéopathie, on y trouve beaucoup moins de mentions de son article de 1999, plus réservé, réexaminant exactement les mêmes données. De même, l'article de Shang, en 2005, encore plus important et plus négatif, est souvent omis des sites Internet consacrés à l'homéopathie.

Plus grave encore, le public peut être induit en erreur par des articles de magazines qui présentent l'homéopathie avec une bienveillance injustifiable. L'un des articles sur l'homéopathie qui a fait le plus de bruit dans les journaux ces dernières années a concerné une étude réalisée par l'Hôpital homéopathique de Bristol et publiée en 2005. Des chercheurs de cet établissement avaient suivi 6 500 patients pendant 6 ans et observé que 70 pour cent de ceux qui souffraient de maladies chroniques avaient rapporté des changements positifs dans leur santé après un traitement homéopathique. Pour le public, cela apparut comme un résultat extrêmement positif. Cependant, il n'y avait pas de groupe contrôle dans cette étude, de sorte qu'il était impossible de dire ce qu'il serait advenu de ces patients s'ils n'avaient reçu aucun traitement homéopathique : leur santé ne se serait-elle pas améliorée aussi ? En effet, le taux d'amélioration de 70 pour cent pouvait s'expliquer par de nombreux facteurs autres que les traitements homéopathiques : il avait pu y avoir des processus de guérison naturelle ; ou bien l'effet placebo avait pu jouer ; ou bien cette amélioration avait pu résulter de n'importe quel autre traitement que ces patients avaient peut-être également utilisé ; enfin, il ne faut pas non plus exclure que chez certains patients l'amélioration rapportée n'était pas réelle : ils avaient pu répondre aux questions sur leur santé de façon à ne pas décevoir ceux qui les interviewaient. Parmi les nombreux critiques qui ont souligné à quel point l'étude de Bristol était dénuée de valeur, la journaliste et écrivain scientifique Timandra Harkness a recouru à une parabole : « C'est comme si vous aviez défendu la thèse que nourrir les enfants avec rien d'autre que du fromage les fait devenir plus grands ; vous avez donc donné à manger du fromage à tous vos enfants, vous les avez mesurés après un an de ce régime, et vous vous êtes exclamée : “ *Voilà ; ils sont tous devenus plus grands ; c'est la preuve que le fromage est efficace !* ” ».

Nous vous suggérons de ne pas prêter attention à ce genre de battage médiatique qui survient de temps en temps, mais de faire plutôt confiance à notre conclusion, car celle-ci est fondée sur l'examen de toutes les preuves fiables : et ces preuves suggèrent que l'homéopathie n'agit que comme un placebo et rien de plus. Pour cette raison, nous vous conseillons vivement d'éviter les remèdes homéopathiques si vous êtes à la recherche d'un médicament qui vous apporte plus qu'une simple illusion de thérapeutique.

Avant de terminer ce chapitre, il est important de répéter que nous avons fondé notre conclusion au sujet de l'homéopathie sur une évaluation scientifique, approfondie et impartiale des preuves. Nous n'avons pas de compte à régler et nous avons constamment maintenu une grande ouverture d'esprit au cours de notre examen de cette médecine alternative. De plus, l'un de nous a une considérable expérience de l'homéopathie, puisqu'il a même été, pendant un temps, praticien homéopathe. En effet, après avoir obtenu ses diplômes dans une faculté de médecine conventionnelle, le professeur Ernst a ensuite appris l'homéopathie. Il a même pratiqué celle-ci dans le cadre de l'hôpital homéopathique de Munich, soignant des malades hospitalisés qui présentaient toutes sortes des maladies variées. Il se rappelle que les patients semblaient s'améliorer grâce aux soins prodigués, mais à l'époque, il était difficile de dire si cela était dû aux remèdes homéopathiques, à l'effet placebo, aux conseils diététiques donnés par les médecins, aux capacités naturelles de guérison du corps, ou encore à quelque chose d'autre.

Edzard Ernst a continué à pratiquer l'homéopathie (et à prendre lui-même des remèdes) pendant de nombreuses années, gardant l'esprit ouvert quant à ses potentialités thérapeutiques. Si l'on avait pu montrer que l'homéopathie est efficace, ses collègues et lui-même auraient été ravis, puisque cela aurait donné de nouveaux espoirs aux patients et ouvert de nouvelles pistes de recherches en médecine, en biologie, en chimie et même en physique. Malheureusement, lorsqu'il prit un peu de recul et commença à examiner les recherches menées sur ce type de médecine, il se mit à devenir de plus en plus sceptique.

Fondamentalement, c'est un travail de recherche particulier qui a conduit Edzard Ernst à changer de point de vue : il s'agit d'une étude qui a été réalisée en 1991 par le professeur de pharmacologie allemand, W.H. Hopff. Celui-ci a entrepris de répéter l'expérience originale de Hahnemann avec le quinquina. Selon le fondateur de l'homéopathie, si l'on donnait un médicament soignant le paludisme à un volontaire en bonne santé, cette substance thérapeutique devait réellement reproduire chez ce dernier les symptômes de la maladie. Utilisant ses propres étudiants comme cobayes, Hopff compara les effets du quinquina à ceux d'un placebo et découvrit qu'il n'y avait aucune différence. Ni positivement, ni négativement. En bref, le résultat obtenu par Hahnemann, qui servit à fonder l'homéopathie, était tout simplement erroné. Ce sont des essais tels que celui-ci qui firent prendre conscience à Edzard Ernst que les remèdes homéopathiques n'étaient rien de plus que des placebos sophistiqués.

Cependant, certains lecteurs pourraient peut-être penser que des placebos sophistiqués sont quelque chose de parfaitement acceptable. Ils pourraient peut-être estimer que les placebos aident les patients, et que cela, en soi, justifie le recours à l'homéopathie. Certains médecins conventionnels partagent ce point de vue, mais beaucoup d'autres le contestent vivement et pensent qu'il existe des raisons pour lesquelles l'effet placebo à lui seul n'est pas suffisant pour justifier l'emploi de l'homéopathie dans le système de santé. Par exemple, les traitements fondés sur des placebos ne sont pas automatiquement bénéfiques, et ils peuvent éventuellement mettre en danger la vie des patients. Même les remèdes homéopathiques, ne contenant aucune substance active, peuvent comporter des risques. Nous discuterons la question de la sécurité en homéopathie et dans d'autres thérapies alternatives à la fin du prochain chapitre.

Entre-temps, nous allons terminer ce chapitre en envisageant brièvement un autre aspect négatif de l'emploi de traitements fondés sur des placebos, tels que l'homéopathie, à savoir le coût. Cette question a été soulevée par le professeur David Colquhoun, un pharmacologue qui a critiqué, en 2006, la mise sur le marché d'une trousse d'urgence homéopathique :

> Tous les « remèdes » figurant dans cette trousse sont au taux de dilution 30C. Le prix de ce lot de pilules de sucre est de 38,95 £. Pour capter ne serait-ce qu'une seule molécule, il vous faudrait ingurgiter une sphère aqueuse d'un diamètre

> équivalent à la distance de la Terre au Soleil. C'est difficile à avaler.

À toute personne prête à dépenser 38,95 £ pour une trousse d'urgence homéopathique, nous disons : il vaudrait mieux qu'elle consacre cet argent à l'achat de vrais médicaments qui sont authentiquement efficaces, au lieu de le gaspiller pour de pseudo-médicaments, comme les remèdes homéopathiques, qui ne procurent qu'un bénéfice placebo. L'exemple le plus achevé de l'escroquerie homéopathique est peut-être celui du remède appelé *Oscillococcinum*. Le paragraphe suivant, tiré d'un article du magazine *U.S. News and World Report*, publié en 1996, met en lumière la démarche complètement absurde et cupide qui sous-tend l'industrie homéopathique :

> Quelque part près de Lyon, à un moment donné de l'année, des cadres de l'entreprise pharmaceutique française Boiron vont tuer un seul canard et en extraire le foie et le cœur : non pas pour apaiser les dieux, mais pour combattre la grippe. Ces organes seront utilisés pour fabriquer un médicament en vente libre (sans ordonnance) contre la grippe, appelé Oscillococcinum, qui sera vendu dans le monde entier. D'un point de vue financier, cet unique canard français peut être considéré comme l'animal le plus cher du monde, dans la mesure où des extraits de son cœur et de son foie sont à la base de l'unique « substance active » d'un remède contre la grippe, dont on attend qu'il suscite un chiffre d'affaires de 20 millions de dollars ou davantage. (Dans le domaine des organes de canards, le foie gras est ainsi largement battu en termes de retour sur investissement.) Comment Boiron peut-il prétendre qu'un seul et unique canard est capable de procurer des bénéfices thérapeutiques à tant de personnes malades ? C'est qu'Oscillococcinum est un remède homéopathique, ce qui signifie que ses substances actives sont tellement diluées qu'elles ne sont pratiquement plus présentes dans le produit final.

En fait, on peut lire sur l'emballage l'audacieuse déclaration selon laquelle chaque gramme de ce remède contient 0,85 gramme de saccharose et 0,15 gramme de lactose, ces deux substances étant des variétés de sucres. En d'autres termes, le remède Oscillococcinum déclare de lui-même qu'il est bien une pilule de sucre à 100 pour cent.

Comment des remèdes ne contenant plus aucune trace des substances actives extraites d'un unique canard peuvent-ils valoir 20 millions de dollars ? C'est sûrement la forme la plus achevée de charlatanisme médical.

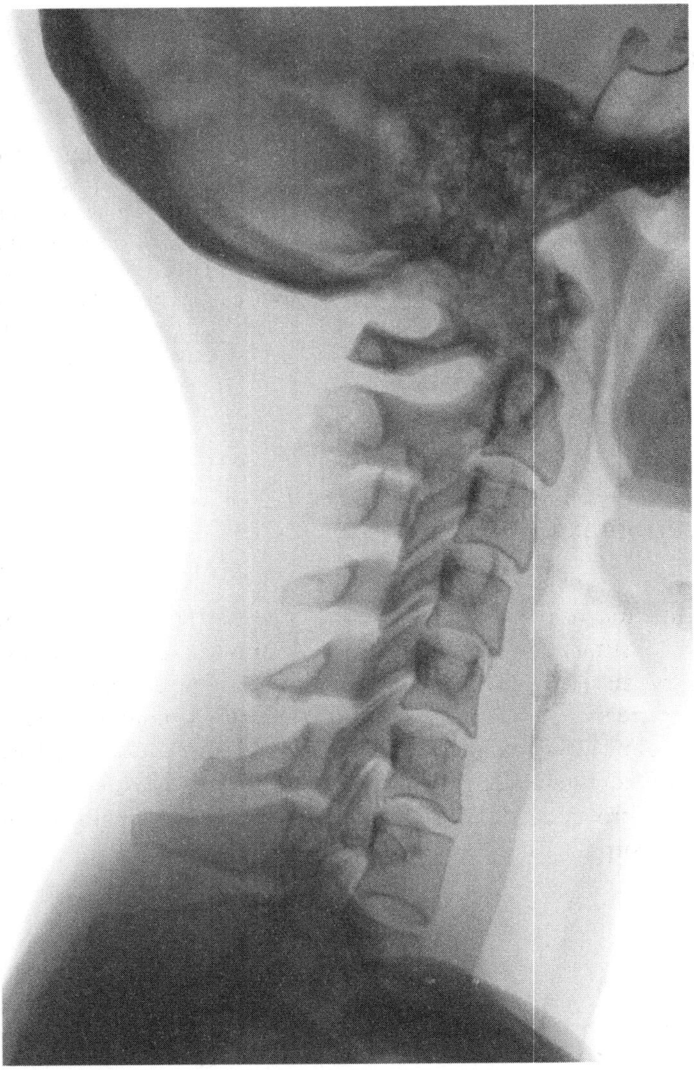

Chapitre 4

La vérité sur la chiropraxie

> ... au cœur même de la science, un équilibre fondamental est maintenu entre deux attitudes apparemment contradictoires : l'ouverture aux idées nouvelles, aussi bizarres ou contraires à l'intuition qu'elles puissent paraître ; et l'examen critique de toutes les idées, anciennes ou nouvelles, sous l'égide du plus implacable des scepticismes. C'est de cette façon que les profondes vérités sont finalement distinguées des absurdités énormes.
>
> CARL SAGAN

La chiropraxie

Il s'agit d'une forme de traitement, élaborée à la fin du dix-neuvième siècle, consistant à réaligner, au moyen de pressions manuelles, des vertèbres au sein de la colonne vertébrale. Bien que certains chiropracteurs se limitent à traiter le mal de dos, de nombreux autres soignent aussi toute une série de maladies courantes, telles que l'asthme. La théorie qui sous-tend cette pratique affirme que les manipulations des vertèbres procurent un bénéfice thérapeutique, car elles influencent le reste du corps par le biais du système nerveux.

Les chiropracteurs, qui généralement soignent des problèmes dorsaux ou cervicaux en manipulant la colonne vertébrale, sont aujourd'hui de plus en plus intégrés au système officiel de santé, de sorte que de nombreux lecteurs risquent d'être surpris de voir la chiropraxie figurer dans ce livre consacré aux médecines alternatives. Dans les faits, de nombreux médecins conventionnels envoient leurs patients chez des chiropracteurs, et de nombreuses mutuelles ou assurances acceptent de couvrir les frais de leurs traitements. C'est particulièrement le cas aux États-Unis, pays où la chiropraxie est la plus répandue et où les dépenses annuelles en soins chiropratiques atteignent près de 10 milliards de dollars. Les chiropracteurs rencontrent dans ce pays une vogue croissante : entre 1970 et 1990, leur nombre a triplé, et en 2012, on comptait 75 000 chiropracteurs praticiens aux États-Unis.

Le signe le plus révélateur de l'intégration des chiropracteurs au sein de la médecine courante est qu'ils sont légalement autorisés à exercer dans la totalité des cinquante États des États-Unis et qu'ils ont acquis une reconnaissance légale dans de nombreux autres pays. Par exemple, au Royaume-Uni, la profession de chiropracteur est réglementée par la loi, et ils ont un statut similaire à celui des médecins et des infirmières. Pourquoi, en dépit de tout cela, la chiropraxie mérite-t-elle d'être rangée au nombre des thérapies alternatives ?

L'approche chiropratique de la médecine est apparue vers la fin du dix-neuvième siècle, avançant une vision radicalement nouvelle de la santé. Les fondateurs de la théorie chiropratique soutenaient que la mauvaise santé est due à des *subluxations*, c'est-à-dire, selon eux, à de légers défauts d'alignement des vertèbres le long de la colonne vertébrale. Ils pensaient que ces décalages, à leur tour, interfèrent avec le flux de ce qu'ils appelaient *l'intelligence innée* (quelque chose de semblable à une force vitale, selon leur théorie), ce qui conduit à toutes sortes de problèmes de santé. Mais il n'y a aucune preuve de l'existence d'une telle intelligence innée, ni de son rôle vis-à-vis de la santé. Les concepts d'intelligence innée et de subluxations sont aussi mystiques et trompeurs que ceux de Qi en acupuncture ou d'ultra-dilutions en homéopathie, ce qui veut dire qu'ils n'ont aucun sens du point de vue de la science moderne. C'est pourquoi les traitements chiropratiques sont considérés par beaucoup comme relevant de la médecine alternative, en dépit de leur vogue actuelle.

Mais si nous laissons de côté pour le moment la théorie chiropratique et oublions temporairement qu'elle est invraisemblable, la question fondamentale est simple : est-ce que la thérapie chiropratique soigne efficacement les patients ? Fort heureusement, c'est une question à laquelle il a été répondu grâce à la médecine fondée sur des preuves et à l'emploi des essais cliniques.

Jusqu'ici, dans le présent livre, la médecine fondée sur des preuves a conduit à une vision pessimiste des médecines alternatives. Les acupuncteurs et les homéopathes ont passé des siècles à élaborer des traitements et, cependant, les scientifiques qui ont examiné les résultats des essais cliniques ont conclu qu'on attribue à ces thérapies beaucoup trop de mérite. L'acupuncture s'est révélée n'être rien de plus qu'un placebo, sauf peut-être pour certains types de douleurs et de nausées, pour lesquelles le verdict n'est pas encore été rendu. De leur côté, les remèdes homéopathiques ont un bilan encore plus négatif, puisqu'ils n'ont pas réussi à se montrer plus efficaces que des placebos dans le traitement de toutes les maladies connues.

Certains lecteurs vont peut-être commencer à se demander si la médecine fondée sur des preuves n'aurait pas un penchant systématique à dévaloriser les médecines alternatives. Peut-être que l'acupuncture et l'homéopathie sont des thérapies réellement efficaces et peut-être que ce sont, au contraire, les essais cliniques qui sont à mettre en cause. Peut-être que ceux-ci s'inscrivent dans une conspiration ourdie par l'institution médicale et scientifique pour se protéger de l'intrusion de marginaux. Juste pour le cas où vous entretiendriez de tels soupçons, examinons de nouveau les essais cliniques et la médecine fondée sur des preuves en général, avant d'analyser les preuves pour ou contre la thérapie chiropratique.

La tasse de thé fondée sur des preuves

Le principe fondamental de l'essai est simple et on peut en faire remonter la première mise en œuvre il y a bien longtemps, c'est-à-dire au treizième siècle, lorsque le monarque à la tête du Saint-Empire romain germanique, l'empereur Frederick II, réalisa une expérience pour découvrir les effets de l'exercice sur la digestion. On donna à manger deux repas identiques à deux chevaliers, puis l'un partit à la chasse, tandis que l'autre se reposa au lit. Quelques heures plus tard, les deux chevaliers furent tués et l'on examina le contenu de leur appareil digestif. On s'aperçut ainsi que la digestion avait été poussée plus loin chez le chevalier qui avait dormi. Cette démarche expérimentale avait donc consisté à soumettre deux chevaliers à deux régimes différents (l'un avait été actif, l'autre s'était reposé), protocole qui avait permis de comparer l'avancement de la digestion chez l'un et chez l'autre. L'objectif fondamental d'un essai est de comparer les conséquences de deux (ou plusieurs) facteurs distincts.

L'essai clinique moderne, tel qu'il a été élaboré au dix-huitième siècle par James Lind pour tester différents remèdes visant à soigner le scorbut, est moins cruel que l'essai réalisé par Frederick II, mais l'idée fondamentale est la même. Si l'on veut, par exemple, tester un nouveau traitement, alors il est nécessaire de le comparer à quelque chose d'autre, appelé le traitement contrôle. C'est pourquoi le nouveau traitement est donné à un groupe de patients, et le traitement contrôle à un autre groupe. Ce traitement contrôle peut être le traitement classiquement utilisé, ou bien un placebo, ou bien n'importe quoi d'autre. Puis, on examine la réponse des patients dans les deux groupes, de façon à comparer les effets du nouveau traitement à ceux du traitement contrôle.

Sir Ronald Fisher, pionnier britannique de l'utilisation des essais comparatifs au vingtième-siècle, avait l'habitude de raconter une histoire qui démontrait amplement à quel point il était simple de réaliser un essai et combien celui-ci pouvait être informatif. Lorsqu'il était à Cambridge, il s'était trouvé mêlé à une controverse sur le point de savoir quelle est la meilleure façon de préparer une bonne tasse de thé. Une dame soutentait que le goût du thé était détestable si l'on versait le lait dans la tasse de thé, alors qu'il était agréable si l'on versait le thé sur le lait déjà contenu dans la tasse. Les scientifiques autour de la table s'exclamèrent qu'il n'y avait sûrement aucune différence entre les deux façons de préparer la tasse de thé. Fisher proposa immédiatement de réaliser un essai : dans ce cas précis, il s'agissait de comparer le goût du thé auquel était ajouté du lait à celui du thé que l'on ajoutait à du lait.

On prépara donc plusieurs tasses avec du lait ajouté à du thé et plusieurs tasses avec du thé ajouté au lait, et l'on demanda à la dame de dire de quelle façon on avait servi le thé dans les différentes tasses. Bien que celles-ci aient été préparées hors de sa vue, et ne se distinguaient en rien par d'autres aspects, la dame fut, en fait, capable d'identifier correctement le mode de préparation de chacune d'elles (thé plus lait ou lait plus thé). Cet essai avait ainsi montré qu'il y avait bien une différence, que la dame avait raison et que les scientifiques avaient tort. Bien entendu, il y a une explication scientifique au fait que les deux modes de préparation donnent un thé qui n'a pas le même goût. Lorsque l'on ajoute le lait au thé, cela donne une tasse au goût moins agréable parce que le lait se trouve de cette façon surchauffé, ce qui fait que ses protéines se détériorent et deviennent légèrement aigres.

Fisher se servit de cet exemple simple comme point de départ à un livre entièrement consacré aux tests scientifiques, *The Design of Experiments* (« La conception des expériences »), qui traitait de façon détaillée des essais compartatifs et de leurs subtilités.

En dépit de la grande simplicité des essais cliniques et de leur remarquable capacité à mettre en lumière la vérité, certains praticiens des médecines alternatives soutiennent qu'il s'agit de procédures beaucoup trop brutales, qui sont d'une certaine façon, sans qu'on sache bien pourquoi, défavorables à leurs traitements, et dont les résultats sont infléchis dans un sens négatif. Mais cette attitude révèle une mauvaise compréhension de ce que sont les essais cliniques, lesquels cherchent simplement à établir la vérité, indépendamment du type de thérapeutique qui est examiné. En réalité, l'essai clinique permet de tester de façon impartiale et absolument sans aucun biais la valeur de n'importe quel traitement médical, qu'il soit de type conventionnel ou alternatif. On peut se convaincre que l'essai clinique n'introduit aucune sorte de biais, en passant en revue l'histoire de la médecine conventionnelle : celle-ci regorge de cas où certaines conceptions entretenues par les médecins conventionnels, et paraissant correctes, ont été réfutées par les essais cliniques, qui ont prouvé qu'elles étaient, en réalité, dangereuses ou sans utilité.

Voici, par exemple, le cas d'un pédiatre américain, Bill Silverman (décédé en 2004), qui était un fervent partisan de l'essai clinique, bien conscient que c'était une épée à double tranchant, capable de prouver ou de réfuter la valeur de n'importe quelle sorte de traitement. En 1949, il commença à travailler dans l'unité récemment ouverte des bébés prématurés au sein de l'Hôpital pour nouveaux-nés à New York. Quelques semaines après son arrivée, il eut à s'occuper d'un bébé prématuré souffrant d'une affection appelée « rétinopathie liée à la prématurité », laquelle peut conduire à la cécité définitive. Ce bébé était l'enfant du professeur de biochimie de l'hôpital, dont la femme avait antérieurement fait six fausses couches. Comme c'était la première fois que celle-ci mettait au monde un nouveau-né viable, Silverman fut particulièrement affecté par la perspective de voir cet enfant devenir aveugle. Se raccrochant à la moindre lueur d'espoir, il décida de lui administrer une hormone nouvellement découverte, l'ACTH (ou hormone adrénocorticotrope), qui n'avait pas été utilisée jusque-là chez les nouveau-nés. Bien que son intervention fût totalement hasardeuse, Silverman fit varier les doses injectées en fonction des réponses du bébé, et obtint finalement que celui-ci prenne du poids et que sa vue se rétablisse, de sorte qu'il put rentrer à la maison en bonne santé et heureux.

Incité à continuer dans cette voie par cette guérison, le pédiatre se mit à traiter par l'ACTH d'autres cas de rétinopathies liées à la prématurité. En outre, il compara ses taux de rétablissement avec ceux de bébés souffrant de la même affection, mais nés dans un autre hôpital, appelé l'hôpital Lincoln, où l'on ne traitait pas ces cas par l'ACTH. Le résultat de la comparaison fut frappant. Silverman avait administré l'ACTH à trente-et-un bébés souffrant de cette rétinopathie : vingt-cinq quittèrent l'hôpital en ayant retrouvé une vision normale, deux, une vision presque normale, deux avec une vision limitée à un seul œil et deux seulement avaient complètement perdu la vue. D'un autre côté, à l'hôpital Lincoln, sept bébés avaient été atteints de cette maladie : ils avaient tous perdu la vue, à l'exception d'un seul.

Pour beaucoup de médecins, cette thérapeutique aurait paru assez convaincante, sur la base des données d'observation existantes : d'un côté, trente-et-un bébés traités par l'ACTH avec un taux de réussite de quatre-vingt pour cent ; de l'autre, sept bébés non traités, avec un taux de rétablissement de seulement quatorze pour cent. Silverman aurait pu facilement continuer dans cette voie et recommander ce traitement à ses collègues, en tant que moyen de prévenir la cécité. Mais il eut l'humilité et le courage de mettre en question sa propre découverte. En effet, il s'était rendu compte que son étude pilote était loin d'avoir la rigueur caractérisant un essai clinique de grande qualité. Par exemple, les bébés n'avaient pas été assignés au hasard aux groupes « traité » et « non traité », et le faible taux de rétablissement observé à l'hôpital Lincoln pouvait peut-être s'expliquer de bien des façons différentes : peut-être que les bébés dans cet hôpital avaient été affectés par des problèmes rétiniens particulièrement graves, d'où leur taux de guérison plus bas ; ou peut-être que le personnel médical y manquait d'expérience ou qu'il ne disposait pas du matériel adéquat ; ou peut-être que le faible taux de rétablissement dans cet hôpital était dû à la pure malchance : en effet, l'effectif des bébés atteints de rétinopathie à l'hôpital Lincoln était relativement petit et l'on sait que le rôle du hasard est d'autant plus grand que l'échantillon est petit. Pour s'assurer de l'efficacité du traitement par l'ACTH, Silverman décida de réaliser un essai clinique correctement randomisé et contrôlé.

Des bébés prématurés atteints de cette rétinopathie furent affectés aléatoirement à un groupe traité par ACTH ou à un groupe contrôle non traité au sein du même hôpital. Les deux groupes reçurent les mêmes soins, à part l'administration ou non de l'ACTH. Le résultat apparut clairement au bout de quelques mois. Soixante-dix pour cent des bébés traités par l'ACTH avaient complètement retrouvé la vue, ce qui était impressionnant. De façon remarquable, cependant, le résultat dans le groupe non traité fut encore plus impressionnant : quatre-vingt pour cent de taux de rétablissement. Les bébés du groupe non traité avaient réussi légèrement mieux à éviter la cécité et, en outre, le nombre des décès dans leurs rangs était plus faible par comparaison avec le groupe traité. Il semblait donc que l'administration d'ACTH ne procurait aucun bénéfice médical et qu'en outre elle comportait aussi des effets secondaires indésirables. Une étude de suivi confirma les résultats de l'essai clinique rigoureux de Silverman.

Le taux de rétablissement initialement observé à l'hôpital Lincoln avait été anormalement bas, ce qui avait induit Silverman en erreur, l'incitant à croire qu'il avait découvert un nouveau traitement particulièrement actif ; mais il avait eu la sagesse de se garder de tout sentiment d'auto-satisfaction et de ne pas se reposer sur ses lauriers. C'est pourquoi il avait de nouveau soumis à l'épreuve sa propre hypothèse et l'avait réfutée. S'il n'avait pas eu cette attitude critique, des générations entières de pédiatres auraient peut-être suivi son exemple et administré de l'ACTH, un traitement onéreux, inutile et potentiellement dangereux.

Silverman était passionnément attaché à l'idée que l'essai clinique randomisé représentait l'outil idéal pour mettre en question et améliorer les soins apportés aux bébés, ce qui en faisait un personnage peu commun parmi les médecins dans les années 1950. Bien que les chercheurs fussent convaincus de l'importance des preuves pour déterminer quelles étaient les meilleures pratiques, les médecins de terrain tendaient encore à faire une confiance exagérée à leur intuition. Ils avaient foi dans leur propre impression concernant les conditions idéales qui devaient être appliquées, selon eux, pour soigner les bébés prématurés ; mais, aux yeux de Silverman, c'était là une façon grossière de s'attaquer à des questions de santé graves :

> Sur le même mode que les fermiers prennent soin des porcelets nouveau-nés, on fournissait aux nouveau-nés prématurés des conditions considérées comme idéales pour la survie, et il était présupposé que ceux qui étaient « destinés » à survivre le feraient. Mais aucune de ces conditions prétendument « idéales » n'avait jamais été testée au moyen d'essais comparatifs formels... Presque tout ce que nous faisions pour prendre soin des bébés prématurés n'avait jamais été testé.

Les médecins, dans les années 1950, préféraient s'en remettre à ce qu'ils avaient vu de leurs propres yeux et, aux patients qui posaient des questions, ils répondaient toujours par la phrase rituelle : « dans mon expérience ». Ils ne semblaient pas se préoccuper de savoir si leur expérience était peut-être limitée ou s'ils se rappelaient peut-être mal ce qu'ils avaient vu, tandis que, par contraste, les preuves obtenues au moyen des essais cliniques couvraient généralement de larges gammes d'affections et étaient toujours méticuleusement étayées par les observations. C'est pourquoi Silverman avait la ferme volonté de faire comprendre à ses collègues les mérites d'une démarche plus scientifique et il était soutenu dans cet objectif par son ancien professeur, Richard Day :

> Tout comme Richard, j'étais complètement convaincu de la valeur de l'approche statistique. Mais nous fûmes bientôt perçus comme des « empoisonneurs » par nos collègues,

> dans la mesure où nous critiquions leur mode de raisonnement subjectif invoquant la fameuse expression « dans mon expérience » ... Je me rendais de plus en plus compte que l'approche statistique était une abomination pour ces médecins désinvoltes qui n'appréciaient pas du tout que l'on émette quelque doute sur l'efficacité de leurs traitements, lesquels n'avaient pourtant pas été testés.

Un demi-siècle plus tard, les médecins d'aujourd'hui sont beaucoup plus habitués au concept de « médecine fondée sur des preuves » et la plupart d'entre eux acceptent que l'essai clinique randomisé correctement réalisé joue un rôle fondamental pour décider quelles sont les thérapeutiques efficaces et lesquelles ne le sont pas. L'objectif de ce livre est simplement d'appliquer ces mêmes principes aux médecines alternatives. Donc, que dit la médecine fondée sur des preuves au sujet de la thérapie chiropratique ?

La manipulation des patients

Lorsqu'un patient se rend chez un chiropracteur, c'est généralement parce qu'il éprouve des douleurs dans le dos ou à la nuque. Après l'avoir interrogé sur son passé médical, le chiropracteur va faire un examen complet de son dos, et notamment des os composant la colonne vertébrale, appelés *vertèbres*. Il va donc observer la posture du patient et sa mobilité globale, ainsi que tâter la colonne vertébrale sur toute sa longueur pour vérifier le degré de symétrie et de mobilité de chaque articulation vertébrale. Souvent, il va faire appel à des radiographies et parfois à des imageries d'IRM pour obtenir une vue précise des vertèbres. Le défaut d'alignement de ces dernières au sein de la colonne est ensuite corrigé afin de restaurer la santé du patient. Les chiropracteurs considèrent la colonne vertébrale comme une entité complexe, chaque vertèbre affectant toutes les autres. Par conséquent, ce type de thérapeute peut éventuellement travailler sur la partie supérieure de la colonne chez un patient ou sur sa nuque dans le but de soulager les douleurs que celui-ci éprouve dans le bas de son dos.

La marque de fabrique de la chiropraxie, c'est toute une gamme de techniques appelées *manipulations* de la colonne vertébrale, dont l'objectif est de réaligner les vertèbres afin de restaurer la mobilité de leurs articulations. Les chiropracteurs les appellent aussi des *ajustements*. Il s'agit de techniques pouvant être assez agressives, qui contraignent les articulations à aller légèrement au-delà de ce qu'elles sont normalement capables d'accomplir. On peut essayer de se représenter l'impact physiologique de la manipulation des vertèbres, en pensant que l'on peut faire jouer les articulations selon trois degrés de contrainte croissante : la manipulation vertébrale correspond au degré le plus élevé. Le premier degré de flexion d'une articulation est celui qui est demandé lors du mouvement volontaire. Un deuxième degré, plus élevé, de flexion d'une articulation correspond à l'application d'une force extérieure qui contraint l'articulation à fléchir jusqu'au point où une résistance se manifeste. Le troisième degré, qui est atteint lors de la manipulation vertébrale chiropratique, implique l'imposition d'une forte poussée qui contraint l'articulation à fléchir encore davantage. Le chiropracteur soumet une vertèbre donnée de la colonne vertébrale à ce troisième degré de mise en jeu en employant une technique dite de *poussée très rapide et de faible ampleur*. Cela signifie que le chiropracteur applique une force relativement élevée afin de faire jouer l'articulation de façon rapide, mais en limitant l'amplitude de son mouvement, car sinon cela pourrait l'endommager, ainsi que les structures avoisinantes. Bien qu'on entende souvent un bruit sec lors de la manipulation des vertèbres, cela n'est pas dû aux craquements des os qui se heurtent les uns les autres, et cela ne traduit pas non plus le fait que les os se remettent à leur place normale. En fait, ce bruit est provoqué par des bulles de gaz qui sont libérées et qui éclatent, ces bulles se produisant lorsque le liquide emplissant les articulations est soumis à une dépression soudaine.

Si vous n'êtes jamais allé chez un chiropracteur, alors la façon la plus facile de se représenter l'impact physiologique de la manipulation vertébrale est de faire une expérience avec vos mains, ce qui va offrir un terme de comparaison. Levez votre avant-bras droit verticalement et tournez la paume de votre main vers le haut, comme si vous portiez un plateau rempli de verres. Vous devriez pouvoir fléchir votre poignet vers l'arrière, de telle façon que votre main commence à plonger légèrement en-dessous de l'horizontale : cela correspond à ce que nous avons appelé le premier degré de flexion d'une articulation. Si vous vous servez de votre main gauche pour exercer une pression progressive et ferme sur votre paume droite, le poignet peut alors être plié un peu plus, de quelques degrés : c'est le degré deux de flexion de cette articulation. Imaginez (*mais surtout ne le faites pas*) que votre main gauche applique une brève poussée rapide additionnelle à votre main droite, pliant ainsi le poignet encore un peu plus. Cela serait le troisième degré de flexion de cette articulation, semblable à celui qui est atteint lors de la manipulation vertébrale au moyen d'une poussée très rapide et de faible ampleur.

Puisque la manipulation des vertèbres est la technique qui distingue de façon générale les chiropracteurs des autres professionnels de santé, elle a été au centre des tentatives d'évaluation de la thérapie chiropratique. Les chercheurs ont réalisé des dizaines d'essais cliniques dans le but de cerner la valeur médicale de la manipulation vertébrale, mais ces essais ont tendu à donner des résultats contradictoires et ont été souvent mal conduits. Fort heureusement, tout comme pour l'acupuncture et pour l'homéopathie, il y a eu plusieurs bilans critiques de ces essais, dans le cadre desquels les experts se sont efforcés de rejeter les essais peu rigoureux, se sont concentrés sur les essais de plus haute qualité (en termes de rigueur) et se sont efforcés d'établir une conclusion globale qui puisse être fiable.

En fait, les bilans critiques systématiques ont été si nombreux qu'en 2006, Edzard Ernst et Peter Canter de l'université d'Exeter ont décidé de prendre en compte tous ceux qui avaient été récemment publiés pour arriver à l'évaluation la plus précise et la plus à jour de la thérapie chiropratique. Publié dans le *Journal of the Royal Society of Medicine*, leur article fut intitulé « Un bilan critique des bilans critiques sur la manipulation vertébrale ». Le bilan effectué par Ernst et Canter des bilans récents a porté sur la valeur de la manipulation vertébrale dans le traitement d'une large gamme de maladies, mais, pour le moment, nous allons nous concentrer sur les problèmes les plus courants traités par les chiropracteurs, à savoir les douleurs au dos et à la nuque. Dans ce cadre, ils ont pris en considération trois bilans critiques sur les seuls maux de dos, deux bilans critiques sur les seuls maux cervicaux, et un seul bilan critique recouvrant à la fois les maux dorsaux et cervicaux.

Les différents bilans critiques étaient arrivés à des conclusions variées. Dans le cas des douleurs cervicales, deux de ces bilans avaient conclu que les manipulations vertébrales étaient inefficaces, bien que l'un d'entre eux ait trouvé quelque preuve indiquant que la manipulation chiropratique pouvait être efficace, si elle était utilisée en combinaison avec les traitements classiques. Toutefois, il était difficile de démêler dans ce cas la contribution respective des deux types de traitements, de sorte qu'on ne pouvait rien en tirer concernant l'efficacité de la chiropraxie pour les douleurs cervicales. Le troisième bilan critique était plus positif, concluant que la manipulation vertébrale procurait une amélioration modérée de l'état des patients, mais il vaut la peine de noter que l'auteur principal de ce bilan était un chiropracteur. Ernst et Canter avaient antérieurement montré que ces praticiens tendent à présenter des conclusions plus optimistes que celles des scientifiques, peut-être parce qu'ils sont attachés aux résultats en tant que partie prenante. Globalement, la preuve apportée par ce bilan particulier était donc peu solide.

Pour les douleurs dorsales aigües, le consensus était large entre les divers bilans pour affirmer que la manipulation vertébrale pouvait être efficace. Chaque bilan suggérait qu'en moyenne les patients étaient améliorés par les types de traitements pratiqués par les chiropracteurs, mais il y avait désaccord sur l'ampleur de cette amélioration, de sorte que la preuve de l'amélioration n'était donc pas clairement cernée. Le fait que la manipulation chiropratique vertébrale pourrait peut-être procurer un bénéfice thérapeutique aux patients souffrant de maux de dos ne représente pas un acquis majeur dans l'histoire de la médecine ; mais cela vaut la peine de le remarquer dans le cadre de ce livre, parce que c'est la première fois que nous avons la preuve manifeste qu'une thérapeutique alternative semblerait véritablement capable d'améliorer l'état de santé de patients.

D'un autre côté, cela ne signifie pas que nous approuvons la chiropraxie, ni que nous recommandons aux patients souffrant de douleurs dorsales d'essayer la manipulation vertébrale. La question fondamentale n'est pas simplement de savoir si la chiropraxie est efficace : il s'agit aussi de se demander si elle est plus efficace que d'autres formes de traitement.

Il est bien connu que soigner les maux de dos est très difficile et que la médecine conventionnelle a peiné à mettre au point des traitements véritablement efficaces. Pour remédier aux causes sous-jacentes à ces douleurs, les médecins peuvent éventuellement recommander la kinésithérapie ou l'exercice physique. Pour traiter les symptômes, ils prescrivent souvent des anti-inflammatoires non stéroïdiens (AINS), tels que l'ibuprofène. Ces thérapeutiques ne sont, cependant, que moyennement ou légèrement efficaces. On n'a pas encore trouvé de thérapie pour les maux de dos capable de changer véritablement la vie des patients.

Lorsqu'on compare la médecine conventionnelle et la manipulation vertébrale dans le traitement des maux de dos, il apparaît que l'une est aussi efficace (ou inefficace) que l'autre. En fait, cela a été l'une des principales conclusions du bilan des bilans effectué par Ernst et Canter : la manipulation vertébrale est peut-être susceptible d'améliorer l'état des patients souffrant de maux de dos, mais les méthodes conventionnelles procurent les mêmes sortes de bénéfices thérapeutiques faibles.

Lorsque deux ou plusieurs formes de traitement rivales sont à peu près comparables en termes d'efficacité, d'autres facteurs sont à prendre en compte pour décider laquelle est la meilleure. Le plus simple d'entre eux est souvent le coût : dans le cas des chiropracteurs, celui-ci va jouer fortement en leur défaveur, car ces praticiens font généralement payer fort cher leurs services, en se fondant sur la notion abusive que leurs traitements sont supérieurs à ceux de la médecine conventionnelle. Comparez ce que vous devez débourser pour dix séances chez un chiropracteur à 50 livres chacune à ce que vous devez payer pour faire régulièrement de l'exercice physique et prendre de l'ibuprofène, ces deux traitements étant relativement bon marché : le sens dans lequel va jouer le facteur « prix » est assez évident.

En outre, il existe des facteurs plus importants incitant à préférer les traitements conventionnels à la manipulation chiropratique. D'abord, la philosophie de la chiropraxie et sa pratique soulèvent des questions de nature à préoccuper les patients éventuels. Ces interrogations sont étroitement liées à la façon dont est apparue la chiropraxie ; c'est pourquoi, afin de prendre l'exacte mesure de ces problèmes, nous allons faire un retour sur l'histoire et les origines de cette thérapeutique.

L'art des rebouteux comme moyen universel de guérison

La première description détaillée de manipulations vertébrales aux fins de soigner des patients remonte à Hippocrate vers 400 av. J.-C. Pour traiter les douleurs dorsales, il demandait aux patients de s'allonger sur le ventre sur une planche, et ses assistants pratiquaient des tractions au niveau de la tête et des pieds. Simultanément, Hippocrate exerçait des pressions sur les zones douloureuses de la colonne vertébrale ou bien s'asseyait dessus ou bien sautait dessus en rebondissant de multiples fois ou bien marchait dessus. Soit dit en passant, nous ne vous recommandons pas de faire la même chose chez vous !

Les siècles passant, il revint à des praticiens appelés *rebouteux* de soigner les fractures, les luxations et les défauts d'alignement des os. En Norvège, le rebouteux local était souvent le premier né d'une fratrie, tandis qu'en Irlande, c'était généralement celui qui était né en septième position, alors qu'en Écosse, l'ordre de naissance n'importait pas, il fallait seulement que la personne soit née en se présentant les pieds en premier. Dans la mesure où les rebouteux n'avaient généralement reçu aucune éducation officielle et ne faisaient donc pas partie de l'institution médicale, ils s'attiraient des critiques de la part des médecins. Par exemple, Sarah Mapp, qui fut l'une des plus célèbres membres de la confrérie des rebouteux dans les années 1730 à Londres, fut surnommée « Crazy Sally » par de nombreux médecins. Percival Pott, un éminent chirurgien anglais, qui fut le premier à démontrer que la suie des cheminées pouvait provoquer le cancer chez les ramoneurs, la décrivait comme une « femme sauvage, ignorante, ivrogne et intolérante ». D'un autre côté, Sir Hans Sloane, qui était président de l'Académie royale de médecine, accorda à « Crazy Sally » suffisamment de confiance pour lui demander de soigner une blessure au dos qu'avait subie sa propre nièce.

La chiropraxie, qui est issue de la tradition des rebouteux, a été fondée par Daniel David Palmer, né au Canada, près de Toronto en 1845, et qui migra dans l'Iowa à l'âge de vingt ans. Palmer s'était mis petit à petit à s'intéresser à la médecine, y compris à l'art des guérisseurs au moyen du magnétisme et du spiritisme, mais on peut faire remonter son intérêt pour les possibilités thérapeutiques de la manipulation vertébrale à un événement particulier qui prit place le 18 septembre 1895. Voici comment Palmer a rendu compte ultérieurement de cet événement :

> Harvey Lillard, concierge dans l'immeuble Ryan où j'avais ouvert mon cabinet de guérisseur, était tellement sourd depuis dix-sept ans qu'il était incapable d'entendre le bruit de roulement d'un chariot dans la rue, ni non plus le tic-tac d'une montre. Je fis une enquête sur les causes de sa surdité et appris qu'il avait dû travailler dans une position voûtée, inconfortable, jusqu'au jour où il avait eu l'impression que quelque chose cédait dans son dos et où il était devenu subitement sourd. En l'examinant, j'observai qu'une vertèbre avait été forcée hors de sa position verticale normale. Je me tins le raisonnement suivant : si l'on remettait la vertèbre en place, cet homme devrait retrouver son audition normale. À cette fin, je consacrai une demi-heure à discuter avec M. Lillard pour le persuader de me laisser remettre cette vertèbre en place. Je forçai celle-ci à reprendre sa position en me servant de son apophyse dorsale comme d'un levier, et bientôt, ce patient put entendre comme avant.

À lui seul, cet incident n'aurait pas déclenché une révolution, mais Palmer soigna un second patient de la même manière :

> Peu après avoir guéri cet homme de sa surdité, j'eus affaire à un cas de maladie cardiaque qui ne s'améliorait pas. J'examinai la colonne vertébrale et découvris une vertèbre déplacée, comprimant les nerfs desservant le cœur. J'ajustai la vertèbre et cela apporta un soulagement immédiat ... Je commençai alors à réfléchir et à me dire que si deux maladies aussi différentes l'une de l'autre que la surdité et un trouble cardiaque provenaient d'un déplacement, d'une pression sur les nerfs, alors, est-ce que d'autres maladies ne pouvaient pas être dues à des causes similaires ? C'est ainsi que prirent corps, à ce moment-là, la science (le savoir) et l'art (l'ajustement) formant les bases de la Chiropraxie. Je commençai alors une recherche systématique des causes de toutes les maladies et j'en fus largement récompensé.

Palmer pensait qu'il était tombé par hasard sur une nouvelle forme de thérapeutique médicale. Il était tellement convaincu que la thérapie chiropratique constituait une nouvelle façon de soigner qu'il ouvrit l'École Palmer de chiropraxie en 1897 à Davenport dans l'Iowa. Sa réputation et son charisme attirèrent rapidement de nombreux étudiants à son école où le principal texte de référence était un manuel intitulé *The Chiropractor's Adjuster* (« Le Vade-mecum du chiropracteur »), écrit par Palmer lui-même. Cet ouvrage de 1 000 pages expliquait tous les détails de sa thérapie chiropratique, y compris comment Palmer avait procédé pour donner un nom à sa nouvelle façon de soigner : « Le révérend Samuel H. Weed, de Portland, a choisi pour moi, à ma demande, deux mots grecs, *cheir* et *praxis*, ce qui signifiait lorsqu'on les combinait "fait au moyen de la main", à partir de quoi j'ai forgé le terme "chiropraxie". »

La caractéristique la plus surprenante de la thérapie chiropratique de Palmer était peut-être ses ambitions. Ayant prétendument guéri la surdité et une maladie cardiaque au moyen du réalignement des vertèbres, il était sûr que la manipulation vertébrale pouvait soigner tous les maux affectant l'espèce humaine. Pour Palmer, la thérapie chiropratique n'avait pas avant tout pour but de traiter les maux de dos. Il a explicitement écrit : « Quatre-vingt-quinze pour cent de toutes les maladies sont provoquées par des déplacements de vertèbres. »

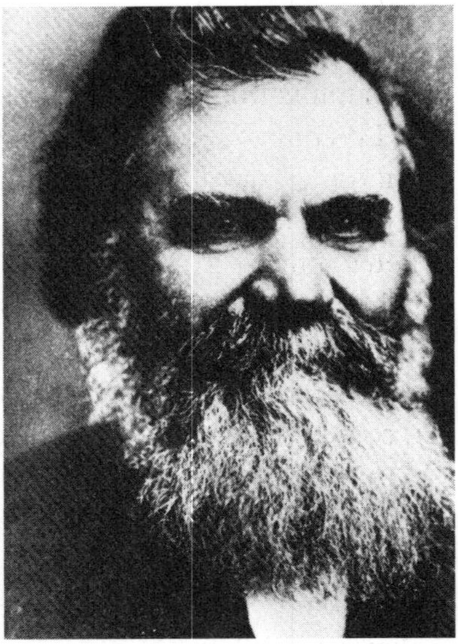
Daniel David Palmer

Cette déclaration peut nous paraître insensée, mais elle était parfaitement justifiée pour Palmer, qui voyait la colonne vertébrale comme la clé de la santé du corps humain entier. Il savait parfaitement que la colonne vertébrale est la route qu'empruntent le cerveau et la moelle épinière pour communiquer avec le reste du corps par l'intermédiaire du système nerveux périphérique. Par conséquent, selon Palmer, les vertèbres déplacées allaient affecter telle ou telle voie nerveuse, influencer négativement les organes reliés à cette voie, et de ce fait provoquer des maladies. Donc, si les chiropracteurs réalisaient le réalignement de ces vertèbres déplacées, alors, ils guériraient des maladies : pas seulement la surdité ou des maladies cardiaques, mais aussi toutes les maladies, depuis la rougeole jusqu'aux troubles de la fonction sexuelle.

Cette façon de voir peut déjà paraître extraordinaire, mais elle semble encore plus bizarre lorsqu'elle est formulée dans le propre langage de Palmer. Comme il a été mentionné plus haut dans ce chapitre, celui-ci employait le terme de « subluxation » pour décrire un déplacement de vertèbre, lequel, disait-il, entraînait le blocage de ce qu'il appelait « l'intelligence innée » du corps. Il avait élaboré une théorie selon laquelle cette « intelligence innée » agissait comme une énergie dirigeant le corps, dans un sens à la fois physiologique et métaphysique. C'est pourquoi il pensait que le blocage de son flux perturbait gravement l'harmonie du corps, ce qui pouvait conduire à toutes sortes de maladies.

Il est important de souligner que l'expression « intelligence innée » est complètement dépourvue de sens en dehors de la conception très particulière qu'avait Palmer du corps humain. D'un autre côté, le terme de « subluxation » est employé dans le cadre de la médecine conventionnelle, mais son sens n'a rien à voir avec le blocage de « l'intelligence innée ». Lorsqu'un médecin parle de « subluxation », il entend simplement le déboîtement partiel d'une articulation donnée. En bref, les expressions « intelligence innée » et « subluxation » n'ont aucun sens scientifique.

Le concept « d'intelligence innée » était si étrange qu'il semblait que la chiropraxie n'était pas seulement une nouvelle théorie médicale, mais aussi une nouvelle religion. En fait, Palmer voyait Dieu comme « l'Intelligence Universelle », dirigeant la totalité de l'existence, ce qui voulait dire que « l'intelligence innée » représentait l'influence dirigeante de Dieu au sein du corps humain. Palmer disait, selon ses propres mots, qu'il avait « fondé la chiropraxie, tant en ce qui concernait sa science, que son art, que sa philosophie et que son fonds religieux ». Il se comparait lui-même à « Jésus-Christ, Mahomet, Joseph Smith [fondateur du mouvement des Saints des derniers jours], Mme Eddy [fondatrice de la secte de la Science chrétienne], Martin Luther et autres personnages ayant fondé des religions ».

Les médecins conventionnels se méfiaient de la philosophie quasi-religieuse de Palmer et ils étaient particulièrement offusqués par ses déclarations déraisonnables, affirmant que la colonne vertébrale était à l'origine de toutes les maladies et que la manipulation

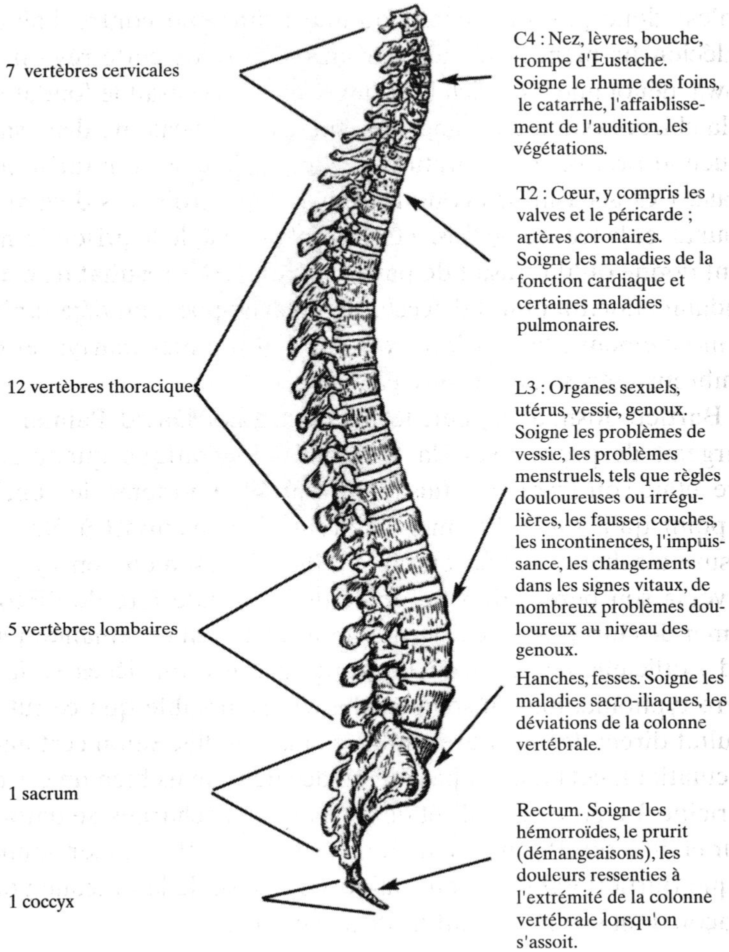

FIGURE 5. *Diagramme illustrant la théorie chiropratique, selon laquelle chaque vertèbre est en rapport avec différentes parties du corps et est responsable de différentes affections. Ce diagramme est simplifié, en ce sens qu'il montre les affections correspondant à certaines vertèbres seulement. Par exemple, si la troisième vertèbre lombaire (L3) présente un défaut d'alignement, elle est susceptible, selon la théorie chiropratique, de déclencher des problèmes à la vessie, et son réalignement pourrait guérir ceux-ci. Lorsque Palmer a soigné ses deux premiers patients, il semble qu'il ait manipulé la quatrième vertèbre cervicale et la seconde vertèbre thoracique, puisque celles-ci sont responsables, selon la théorie chiropratique, de déficiences de l'audition et de problèmes cardiaques.*

des vertèbres était la meilleure façon de soigner les patients. Ils étaient irrités de le voir fanfaronner en proclamant que « la chiropraxie est la science de la guérison sans médicaments », et effrayés par son refus de reconnaître le rôle des microbes comme cause de nombre des maladies très répandues à cette époque.

Il n'est donc pas surprenant qu'une campagne contre Palmer se déclencha bientôt, menée par un médecin de cette région de l'Iowa, dénommé Heinrich Matthey. Celui-ci accusait le fondateur de la chiropraxie d'enseigner une théorie médicale ne disposant d'aucune preuve et de pratiquer la médecine sans autorisation légale. Ces accusations conduisirent Palmer trois fois devant le tribunal, et la troisième fois, à être condamné à de la prison ferme, étant donné qu'il refusait de payer l'amende. Le résultat de cette condamnation fut plutôt d'accélérer le développement déjà rapide du mouvement : la chiropraxie avait son premier martyr, et de nombreux autres allaient suivre.

Bartlett Joshua Palmer, le fils de Daniel David Palmer, se chargeait de promouvoir la thérapie chiropratique quand son père était souffrant. Ce faisant, il connut lui-même le succès, au point qu'il fut le premier habitant de Davenport à être en mesure d'acheter une automobile. Malheureusement, en 1913, il renversa son père durant le défilé de la grande fête de l'École Palmer de chiropraxie. Ce dernier mourut quelques semaines plus tard : officiellement, on déclara que la cause du décès était la fièvre typhoïde, mais il semble plus vraisemblable que ce fut le résultat direct des blessures infligées par son fils. Selon certaines spéculations, cela n'avait pas été un accident, mais bien un cas de parricide. Le père et le fils étaient des rivaux acharnés, se battant pour la direction du mouvement chiropratique. Il faut mentionner ici que Bartlett Palmer avait toujours éprouvé de la rancune pour la façon dont son père avait traité sa famille :

> Lorsque chacune de mes sœurs atteignit l'âge de 18 ans, elles furent exclues de la maison et jetées dans les rues de Davenport pour gagner leur pain de n'importe quelle façon qu'elles pourraient ... Tous trois, nous étions battus avec une courroie jusqu'à ce que nous soyons couverts de zébrures, ce qui amena notre père à être souvent arrêté et à passer des nuits en prison ... Notre père était si profondément absorbé et tellement occupé par sa réflexion et ses écrits sur la chiropraxie qu'il se rappelait à peine qu'il avait des enfants.

B. J. Palmer, qui dirigeait déjà l'Association universelle de chiropraxie, devint le nouveau représentant incontesté du mouvement. C'était un habile organisateur et un entrepreneur rusé. Il accumula rapidement une grosse fortune grâce aux droits d'inscription à son école et à ses honoraires de chiropracteur. Pour couronner le tout, il lança en 1924 une ligne lucrative de produits secondaires en vendant en leasing un appareil qu'il avait appelé *neurocalomètre* et était supposé aider les chiropracteurs à détecter les subluxations. Il était très fier de son invention et en fit une grande publicité, mais, du point de vue de la science moderne, il est évident qu'elle n'avait aucune utilité. Le neurocalomètre ne contenait rien de plus qu'un simple *thermocouple*, ce qui est un élément standard d'appareillage électrique permettant de mesurer la température. Par conséquent, il ne pouvait pas servir à détecter les défauts d'alignement des vertèbres au sein de la colonne vertébrale et pas davantage les nerfs pincés. Bien que la fabrication de l'un de ces appareils revînt à moins de 100 dollars, il les vendit initialement en leasing à raison de 1 150 dollars sur dix ans, puis il augmenta ce prix à 2 200 dollars. À titre de comparaison, cette dernière somme suffisait à acheter une maison dans l'Iowa dans les années 1920 et, cependant, Palmer persuada plus de 2 000 de ses étudiants ayant acquis leur diplôme dans son école, ainsi que d'autres chiropracteurs, d'acheter sa prétendue invention.

Évidemment, ses clients finirent par trouver que cet appareil ne rendait pas les services attendus. Un avocat, agissant pour le compte de l'un de ses clients mécontents essaya d'intenter un procès à Palmer : « Dans toute ma carrière d'avocat, il n'a jamais été porté à mon attention quelque chose ressemblant de plus près à une fraude et à une escroquerie que cette proposition d'achat soumise par votre école à ses diplômés. »

Lorsqu'il se trouvait confronté à ce genre de situation, Palmer essayait généralement de restaurer sa réputation en se faisant de la publicité sur les antennes de l'une des premières stations radio à émettre aux États-Unis, appelée WOC, qu'il avait lui-même créée en 1922. Celle-ci diffusait des émissions sur toutes sortes de sujets, tels que l'actualité ou la cuisine, mais elle donnait aussi à entendre les conférences de Palmer, ainsi que d'autres émissions directement reliées à la thérapie chiropratique. Ses auditeurs étaient distribués sur une grande partie des États-Unis et du Canada, et Palmer affirmait même qu'il y en avait en Écosse, aux îles Samoa et au pôle Nord.

Grâce à sa station de radio et à d'autres astucieuses techniques de marketing, Palmer supervisa le développement du mouvement chiropratique au cours des quelques décennies suivantes, non seulement en Amérique mais aussi en Europe. Par exemple, l'Association chiropratique britannique fut fondée en 1925 et l'Union des chiropracteurs européens, en 1932. Cette dernière comprenait alors 126 praticiens en Grande-Bretagne, 76 dans les pays scandinaves (Norvège, Suède et Danemark) et quelques dizaines en Irlande, Belgique et ailleurs.

Pendant ce temps, aux États-Unis, les chiropracteurs étaient soumis à une pression croissante de la part de l'institution médicale, qui désapprouvait leur philosophie et leurs méthodes. Les médecins continuaient à encourager l'arrestation des chiropracteurs pour exercice illégal de la médecine, de sorte qu'en 1940, il y avait déjà eu plus de 15 000 poursuites judiciaires. B. J. Palmer avalisait la politique de l'Association chiropratique universelle, consistant à couvrir les frais de justice et à soutenir ceux de ses membres qui avaient été arrêtés, grâce à quoi quatre-vingt pour cent des chiropracteurs comparaissant devant un tribunal repartaient libres.

Les voies judiciaires ne suffisant pas à décourager les chiropracteurs, l'Association médicale américaine (AMA) essaya d'autres tactiques, ce qui aboutit en 1963 à la formation d'un Comité contre le charlatanisme. Son secrétaire, H. Doyl Taylor, écrivit une note pour les membres du Conseil d'administration de l'AMA, dans laquelle il réaffirmait que le Comité contre le charlatanisme considérait comme sa mission primordiale « l'endiguement de la chiropraxie et, au bout du compte, son élimination ». Pour ce faire, le Comité préconisait d'exercer des pressions pour que les chiropracteurs ne soient pas pris en compte dans le système de sécurité sociale Medicare et que la chiropraxie ne soit pas reconnue par le ministère de l'Éducation.

Cette hostilité peut sembler déraisonnable, mais il faut se rappeler que l'institution médicale avait plusieurs raisons d'en vouloir aux chiropracteurs. Parmi celles-ci, il y avait leur adhésion à une notion non reconnue par la science, à savoir celle « d'intelligence innée », leur opposition à l'idée que les bactéries et les virus pouvaient provoquer de nombreuses maladies, et leur conviction que le réalignement des vertèbres pouvait guérir toutes les maladies. Pour couronner le tout, les médecins conventionnels étaient choqués par le fait que les chiropracteurs aimaient beaucoup utiliser l'*électromètre*, un autre de leurs bizarres instruments de diagnostic. Inventé dans les années 1940 par un chiropracteur nommé Volney Mathison, l'électromètre comportait un cadran gradué, devant lequel une aiguille se déplaçait lorsqu'un patient prenait dans chaque main une poignée faisant office de contact électrique : apparemment, cela suffisait pour déterminer l'état de santé d'un patient. L'électromètre a été aussi largement utilisé par l'Église de scientologie, au point que beaucoup des adeptes de cette secte pensent qu'il a été inventé par le fondateur de cette dernière, L. Ron Hubbard. Malheureusement, cet appareil n'est rien d'autre qu'une supercherie technique et c'est pourquoi la Food and Drug Administration des États-Unis a procédé à la saisie de plus de cent électromètres dans les locaux de la Première Église de scientologie. Sous bien des aspects, l'électromètre présente nombre de ressemblances avec le neurocalomètre, également une supercherie, inventé deux décennies plus tôt par B. J. Palmer.

Les médecins conventionnels étaient également outrés par la méthode appelée *kinésiologie appliquée*, qui avait été inventée en 1964 par un chiropracteur, nommé George G. Goodheart, lequel soutenait que l'on pouvait diagnostiquer les maladies en testant manuellement la force de différents groupes musculaires. De plus, les muscles d'un patient donné étaient censés devenir immédiatement plus forts lorsqu'un traitement se révélait bénéfique ou, au contraire, ils devenaient plus faibles si le traitement était nuisible, ou si une toxine ou un allergène était arrivé au contact du corps. L'examen classique de kinésiologie appliquée consistait à demander au patient de tendre un bras et le chiropracteur exerçait une poussée contraire et évaluait ainsi la force et la durée de la résistance. Cela représentait, bien sûr, une mesure extrêmement subjective, et il est difficile d'imaginer pourquoi cela aurait eu une quelconque valeur médicale. En fait, des essais contrôlés ont montré que les thèses de la kinésiologie appliquée sont dépourvues de bases réelles.

Du point de vue de l'Association médicale américaine, tous ces problèmes étaient aggravés par le fait que de nombreux chiropracteurs entendaient être considérés comme des soignants au même titre que les médecins. En d'autres termes, ils soutenaient qu'ils pouvaient remplacer ces derniers, parce qu'ils pouvaient aussi faire des bilans de santé réguliers, pratiquer des traitements préventifs à long terme, et guérir de nombreuses maladies. Dans les années 1950 et 1960, il était possible de trouver des annonces publicitaires publiées par les chiropracteurs, affirmant que « peu de maladies, telles qu'elles sont comprises de nos jours, ne sont pas traitables par la chiropraxie », ou bien « les méthodes chiropratiques sont parfaitement capables de soigner la poliomyélite aigüe ou chronique et de corriger ses conséquences sur la musculature ».

L'Association médicale américaine a continué à se battre par tous les moyens pour arriver à éliminer la profession de chiropracteur, mais en 1976, sa campagne eut brusquement l'effet inverse. Un membre anonyme de l'AMA, usant du pseudonyme *Sore Throat* (« Gorge douloureuse »), publia des documents qui révélaient les détails et l'ampleur de la campagne de l'AMA, ce qui poussa Chester A. Wilk, un chiropracteur de Chicago, à intenter un procès à cette association médicale, au nom de la loi anti-trust. Wilk soutint que la campagne de l'AMA était assimilable à une tentative d'étouffement de la concurrence, et que l'institution médicale voulait simplement s'approprier pour elle seule la totalité du marché des soins.

Après avoir traîné pendant plus de dix ans, le procès s'acheva en 1987. La juge Susan Getzendanner, qui avait présidé toutes les séances du tribunal sur ce sujet, rendit le jugement selon lequel l'AMA avait agi de façon déloyale à l'encontre des chiropracteurs :

> Les preuves présentées au tribunal ont montré que les défendeurs ont expressément agi, souvent de façon secrète, pour saper la réputation des écoles de chiropraxie, dissimuler les preuves reconnaissant l'utilité des soins chiropratiques, réduire les remboursements de soins pour les patients des chiropracteurs, faire échouer les enquêtes officielles sur l'efficacité de la chiropraxie, engager une campagne massive de désinformation pour jeter le discrédit sur la profession de chiropracteur et la déstabiliser ; ils ont également entrepris de nombreuses autres actions pour préserver le monopole des médecins sur le système de soins dans notre pays.

L'AMA fit appel de ce jugement devant la Cour Suprême, mais leur recours fut rejeté en 1990, de sorte que, par la suite, l'AMA fut obligée de changer d'attitude. Par exemple, elle ne put continuer à décourager ses membres de coopérer avec les chiropracteurs. Bien que l'institution médicale ait combattu cette évolution, il lui fallut reconnaître qu'elle conduisit à deux résultats indubitablement positifs. Premièrement, ceux des médecins qui collaborèrent avec des chiropracteurs persuadèrent beaucoup de ces derniers à être plus compréhensifs à l'égard des notions médicales conventionnelles. Deuxièmement, cela encouragea aussi de nombreux chiropracteurs à repenser leur attitude par rapport à leur propre thérapie chiropratique. En fait, de nombreux chiropracteurs étaient déjà en train de perdre leurs illusions concernant les thèses les plus excentriques qui avaient été avancées par les fondateurs de la chiropraxie. Bien que ces praticiens aient continué à utiliser la thérapie chiropratique pour traiter des problèmes musculo-squelettiques, ils étaient réticents à l'idée de soigner d'autres affections et se méfiaient du concept « d'intelligence innée ». En bref, ces chiropracteurs dissidents préférèrent se réclamer d'une compétence professionnelle plus circonscrite, c'est-à-dire qu'ils se présentèrent désormais comme des spécialistes du dos. On les appela les *conciliateurs*, car ils voulaient concilier la thérapie chiropratique traditionnelle avec certaines notions de médecine conventionnelle.

Par opposition, les chiropracteurs qui adhéraient strictement à la philosophie de Palmer furent appelés les *fondamentalistes*. Ils croyaient fermement à chacune des idées que Palmer avait prêchées, et notamment à sa thèse centrale selon laquelle une colonne vertébrale dont les vertèbres étaient toutes parfaitement alignées permettait le flux sans entraves de « l'intelligence innée », assurant ainsi l'état de bien-être dans tout le corps. Le divorce entre les fondamentalistes et les conciliateurs devint bientôt aigu, les premiers accusant les seconds de trahir le mouvement chiropratique, et les conciliateurs accusant les fondamentalistes d'être des charlatans. En 1998, un conciliateur nommé Lon Morgan exprimait ouvertement son hostilité envers les chiropracteurs fondamentalistes et leurs croyances bizarres : « La notion d'intelligence innée a manifestement ses origines dans des emprunts aux pratiques mystiques et occultes d'un âge révolu. Il est impossible de la tester et de la vérifier ; mais elle pénalise la profession de chiropracteur bien plus qu'elle ne lui bénéficie, et c'est inacceptable. » De même, selon Joseph C. Keating, un conciliateur qui est aussi un historien de la chiropraxie : « Aussi longtemps que nous avancerons la thèse de "l'intelligence innée" sous-tendant la notion de "cause unique, mode de guérison unique", il faudra nous attendre à être la risée de l'ensemble des professionnels de santé se fondant sur la science. » En réponse, les fondamentalistes accusèrent les conciliateurs de ne pas être de vrais chiropracteurs, parce qu'ils n'acceptaient pas les bases de Palmer pour la thérapie chiropratique.

Il est relativement facile de déterminer qui a raison et qui a tort des fondamentalistes ou des conciliateurs, car les premiers affirment que la manipulation des vertèbres guérit tout, tandis que les seconds tendent à se limiter aux affections dorsales et cervicales. Le recours rigoureux aux essais cliniques est évidemment la méthode de choix pour trancher entre ces deux positions. En fait, de nombreux essais de ce type ont été réalisés pour tester l'effet des manipulations vertébrales sur toute une série d'affections, et beaucoup d'entre eux ont été pris en compte dans le bilan des bilans qu'ont effectué Ernst et Canter, comme discuté plus haut. Nous avons déjà présenté les enseignements qu'ils en ont tirés en ce qui concerne les douleurs dorsales et cervicales, mais maintenant il est temps de détailler leurs autres conclusions.

Ernst et Canter ont examiné dix bilans systématiques portant sur soixante-dix essais envisageant la manipulation vertébrale en tant que traitement pour les maux de têtes, les douleurs liées aux règles, les coliques chez les nouveau-nés, l'asthme et les allergies. Leurs conclusions ont toutes été complètement négatives : il n'y avait aucune preuve suggérant que les chiropracteurs pouvaient traiter l'une ou l'autre de ces affections.

Cela ne doit pas nous surprendre, puisqu'il n'y a aucune raison logique, rationnelle ou scientifique pour laquelle la manipulation de la colonne vertébrale d'un patient devrait, par exemple, le guérir de ses allergies. En outre, il n'y a, en premier lieu, aucune preuve que des vertèbres légèrement mal alignées au sein de la colonne vertébrale puissent provoquer l'une ou l'autre de ces affections qui ne concernent ni les muscles, ni le squelette. En fait, si des défauts d'alignement des vertèbres étaient capables de provoquer des maladies, alors, on devrait s'attendre à ce que les personnes souffrant de maux de dos soient davantage exposés à d'autres affections ; mais, en 1995, Donald Nansen et Mark Szlazak, travaillant à l'École Palmer de chiropraxie, n'en ont trouvé aucun signe dans le vaste corps de littérature médicale publiée : « Il n'y a pas le moindre indice que les patients souffrant, par exemple, de douleurs du bas du dos sévères, fondamentalement d'origine mécanique, ont plus tendance à développer des cancers de la prostate ou des testicules, des inflammations du colon, des kystes ovariens, des cas d'endométriose, de pancréatite, d'appendicite, de diabète ou de tout autre catégorie de maladie atteignant un organe situé dans la même région ou le même segment du corps. » Dans une étude complémentaire publiée deux ans plus tard, les mêmes chercheurs n'ont pas non plus réussi à trouver quelque preuve que ce soit que de telles maladies avaient plus de chances de se manifester chez des « patients présentant des fractures de la nuque et du dos, ou chez des patients dont la hanche ou l'épaule avait été complètement désarticulée par un coup de fusil de chasse ».

Bien que le bilan des bilans effectué par Ernst et Canter ne couvre pas l'effet des manipulations chiropratiques sur l'ensemble des maladies autres que celles affectant les muscles ou le squelette, il semble raisonnable de conclure que les chiropracteurs ne sont pas en mesure de soigner les patients souffrant de maladies qui ne concernent pas le système musculo-squelettique. La raison de cette conclusion se fonde, pour une part, sur le fait que la thérapie chiropratique n'a jamais réussi à prouver ses prétentions chaque fois qu'elle a été testée en tant que traitement pour des maladies particulières ne concernant pas les muscles ou le squelette, et, pour une autre part, sur le fait que, et cela vaut la peine de le souligner de nouveau, il n'y a pas de raison de penser que la manipulation des vertèbres pourrait soigner des maladies allant d'infections auriculaires au syndrome de l'intestin irritable.

> *En ayant présent à l'esprit toutes ces preuves scientifiques, il n'est donc pas indiqué de consulter un chiropracteur pour n'importe quoi d'autre qu'un problème directement lié au dos.*

Tout cela peut sembler évident, mais plusieurs enquêtes montrent qu'entre 11 et 19 pour cent des patients consultant un chiropracteur aux États-Unis souffrent de maladies ne concernant pas le système musculo-squelettique. Ces patients viennent chercher des traitements inutiles parce qu'ils y sont encouragés par des praticiens qui désirent les leur appliquer. Selon une enquête particulière, 90 pour cent des chiropracteurs aux États-Unis pensent que leurs soins ne doivent pas se limiter aux affections musculo-squelettiques, et une autre enquête suggère que 78 pour cent des chiropracteurs au Canada partagent ce point de vue : cela indique que la majorité des chiropracteurs nord-américains penche du côté du fondamentalisme. En Europe, le pourcentage est peut-être similaire, particulièrement parce que les organisations de chiropracteurs, dont on pourrait s'attendre à ce qu'elles adoptent des attitudes responsables, publient des informations erronées sur les promesses de la thérapie chiropratique. Par exemple, le Conseil général des chiropracteurs de Grande-Bretagne, qui supervise les pratiques de cette corporation dans ce pays, diffuse un prospectus intitulé « Que puis-je attendre d'une consultation chez un chiropracteur ? », dans lequel il est déclaré que la thérapie chiropratique peut conduire à une amélioration dans « le cas de certains types d'asthme, dans celui de maux de têtes, y compris la migraine, ainsi que dans le cas de la diarrhée du nouveau-né ». Pourtant, il est bien connu que les preuves fournies par les essais thérapeutiques ne confirment pas du tout de telles déclarations.

Quelques conseils de prudence aux patients

En bref, les preuves scientifiques suggèrent qu'il vaut la peine de consulter un chiropracteur seulement si l'on a un problème de dos. Cependant, il est quand même important de rester prudent. En particulier, nous allons présenter six conseils qui devraient être utiles à quiconque envisage de consulter un chiropracteur.

1. Assurez-vous que votre chiropracteur est un « conciliateur » et non pas un « fondamentaliste ». Il ne serait pas prudent d'être soigné par un chiropracteur fondamentaliste, c'est-à-dire par quelqu'un croyant en la doctrine des subluxations et de l'intelligence innée ainsi qu'en la capacité des manipulations vertébrales à guérir toutes les maladies. Les qualificatifs de « conciliateur » et de « fondamentaliste » ne figurent généralement pas sur la carte de visite d'un chiropracteur, aussi le meilleur moyen de reconnaître si l'on a affaire à un « fondamentaliste » est de lui demander quelle est la gamme des maladies qu'il ou elle affirme pouvoir soigner : un chiropracteur « fondamentaliste » va proposer des traitements pour des affections respiratoires ou digestives, des problèmes

menstruels, des infections des oreilles, des affections liées à la grossesse, des maladies infectieuses et parasitaires, des affections dermatologiques, des problèmes urinaires aigus et de nombreuses autres pathologies.

2. Si vous consultez un chiropracteur et que votre problème n'est pas résolu au bout de six séances, ou s'il n'y a pas de progrès significatif au cours de ces six séances, alors, soyez prêts à arrêter la thérapie chiropratique et à prendre conseil auprès de votre médecin. Les chiropracteurs ont la réputation de procéder à des traitements prolongés et forts coûteux, comme l'a bien montré une enquête réalisée en 2006 qui a suivi quatre-vingt-seize patients souffrant de douleurs cervicales aigües. Bien que ces derniers aient généralement déclaré qu'ils avaient enregistré une amélioration de leurs symptômes, les traitements ont demandé vingt-quatre séances en moyenne, et, dans deux cas, plus de quatre-vingt séances. Il est vraisemblable que ces améliorations n'ont, dans leur majorité, pas été dues à la thérapie chiropratique, mais qu'elles ont largement été le résultat du temps qui passe et des capacités naturelles de réparation du corps.

3. N'autorisez pas qu'un chiropracteur devienne votre consultant prioritaire en matière de soins à l'égal d'un médecin conventionnel, ce qui pourrait inclure des traitements préventifs et d'entretien recouvrant la totalité des problèmes de santé. En 1995, une enquête a montré que 90 pour cent des chiropracteurs américains se considéraient comme des consultants prioritaires en matière de soins, mais ils sont rarement qualifiés pour remplir ce rôle. Les patients sont souvent impressionnés par le fait que de nombreux chiropracteurs se font appeler « docteur ». Mais cela ne veut pas dire qu'ils ont fait des études à la Faculté de médecine. Ce titre signifie généralement « docteur en chiropraxie », ce qui indique simplement que le chiropraticien a suivi la totalité de l'enseignement de chiropraxie durant quatre ans.

4. Évitez les chiropracteurs qui font appel à des techniques pas très orthodoxes pour établir leur diagnostic, telles que la kinésiologie appliquée ou l'électromètre, techniques qui ont

été décrites plus haut. Les techniques de ce genre sont généralement utilisées par les chiropracteurs fondamentalistes.

5. Vérifiez la réputation de votre chiropracteur avant de vous engager dans quelque traitement que ce soit, car la probabilité d'avoir commis une faute professionnelle est plus grande pour les chiropracteurs que pour les médecins conventionnels. Selon une enquête réalisée en Californie en 2004, les chiropracteurs faisaient deux fois plus souvent que les médecins l'objet de mesures disciplinaires. Plus grave encore, le taux de fraude était neuf fois plus élevé chez les chiropracteurs que chez les médecins, et le taux de transgression des interdits sexuels était trois fois plus élevé chez les chiropracteurs que chez les médecins.
6. Dernier conseil, mais non le moindre, essayez les traitements conventionnels avant de vous tourner vers un chiropracteur pour des douleurs dorsales. Ils sont généralement moins coûteux que les manipulations vertébrales et ont tout autant de chances d'être efficaces. Il y a encore d'autres raisons incitant à suivre un traitement conventionnel, mais nous les expliciterons plus loin dans ce chapitre.

Ce dernier conseil se fonde sur des critiques graves et bien étayées visant certains membres de la communauté des chiropracteurs. Par exemple, ceux-ci, particulièrement aux États-Unis, ont la réputation de rechercher activement des patients et de les soigner même si ce n'est pas nécessaire. Les conférences ayant pour but de se faire une clientèle y sont très répandues et il existe de nombreuses publications expliquant aux chiropracteurs comment trouver et retenir des patients. Dans de nombreux cas, elles mettent l'accent sur le côté économique de leur activité et non sur leur rôle de soignant dans le système de santé : par exemple, le chiropracteur Peter Fernandez est l'auteur d'un ouvrage en cinq volumes, *Secrets of a Practice-Building Consultant* (« Secrets pour se bâtir une clientèle ») le premier volume de la série étant tout bonnement intitulé *1,001 ways to Attract Patients,* (« Les mille et une manières d'attirer les patients ») et le dernier *How to Become a Million Dollar a Year Practitioner* (« Comment devenir un praticien à un million de dollars par an »).

De nombreux chiropracteurs sont embarrassés par la recherche de profits excessifs de certains de leurs collègues. Par exemple, G. Douglas Anderson écrit dans son ouvrage *La chiropraxie dynamique* que le mouvement chiropratique a besoin d'opérer une révision radicale :

> Il est grand temps d'admettre que les prétentions infondées de soigner toutes les maladies, la création d'une dépendance à la manipulation vertébrale, la tendance à prodiguer des soins à l'infini, sont des pratiques qui ne relèvent nullement de la tradition chiropratique, ni du holisme, ni d'une démarche respectueuse de la nature. Au contraire, on peut soutenir avec raison que les diverses astuces, techniques et promesses de guérison encore largement utilisées par une large fraction de notre profession pour conserver des patients ne présentant plus aucun symptôme sont des pratiques frauduleuses.

Selon Joseph C. Keating, qui a été le professeur de nombreux chiropracteurs, cette tendance à rechercher des profits excessifs et à tromper les gens existait déjà dès l'époque de la fondation de la chiropraxie, particulièrement chez Bartlett J. Palmer : « En fait, la profession, dans son ensemble, n'a jamais vraiment renoncé aux méthodes excessives de publicité et de marketing qui ont été initiées par B. J. Palmer, et de nombreuses procédures cliniques et innovations qui ont été faites depuis cette époque sont remarquables pour les extraordinaires propriétés thérapeutiques infondées qui leur sont prêtées. » Il semble que les chiropracteurs aiment bien manipuler leurs patients, dans les deux sens du terme.

Stephen Barrett, un psychiatre américain auteur de livres sur la médecine, est l'un des enquêteurs les plus en pointe dans la révélation d'autres aspects troubles de la chiropraxie. Par exemple, il a réalisé une expérience pour voir comment quatre chiropracteurs différents allaient réagir face à un même patient, à savoir une jeune femme de vingt-neuf ans qui était, en réalité, en bonne santé :

> Le premier chiropracteur diagnostiqua une « subluxation de l'atlas » et prédit « une paralysie d'ici quinze ans », s'il n'était pas remédié à ce problème. Le second a trouvé que de nombreuses vertèbres « n'étaient pas correctement alignées » et qu'une hanche était « plus haute » que l'autre. Le troisième dit que le cou de cette femme était « raide ». Le quatrième

déclara qu'un défaut d'alignement de certaines vertèbres indiquait la présence de « problèmes stomacaux ». Tous les quatre recommandèrent des séances de chiropraxie visant à réaligner les vertèbres, ces séances devant se faire sur un rythme régulier, en commençant par une fréquence de deux par semaine. Trois des chiropracteurs pratiquèrent des réalignements de vertèbres sans prévenir ; et l'une de ces procédures avait été pratiquée avec tellement de force que la jeune femme en éprouva des vertiges et un mal de tête qui dura plusieurs heures.

L'enquête de Barrett sur les chiropracteurs n'était ni exhaustive, ni décisive, mais elle suggère, malgré son échantillon limité, qu'il y a quelque chose de foncièrement discutable au cœur même de la profession de chiropracteur. Quatre d'entre eux recevant une même patiente en bonne santé n'ont été d'accord ni sur le diagnostic, ni sur la partie de la colonne vertébrale qui posait problème : la seule chose sur laquelle ils se sont accordés était de préconiser une thérapie chiropratique régulière. Peut-être que cela ne devrait pas nous surprendre, si l'on se rappelle que les principes sous-tendant la chiropraxie, les notions de subluxation et d'intelligence innée, sont dépourvus de signification.

En plus de tout cela, et c'est encore plus inquiétant, il y a cette dernière phrase de Barrett, qui mentionne que sa « fausse patiente » a souffert de « vertiges et d'un mal de tête qui a duré plusieurs heures ». Cela soulève une importante question que nous n'avons pas encore discutée, à savoir la sécurité. Tout traitement médical doit posséder un bénéfice probable, mais il va aussi, presque inévitablement, entraîner de probables effets secondaires. La question cruciale pour les patients est simple : est-ce que l'ampleur vraisemblable du bénéfice escompté dépasse l'ampleur vraisemblable des effets secondaires défavorables et le rapport bénéfices/risques pour un traitement donné est-il meilleur ou moins bon que pour d'autres traitements ? Comme nous allons le voir ci-dessous, les dangers de la thérapie chiropratique peuvent être graves, et, dans certains cas, mettre la vie en danger.

Les dangers de la chiropraxie

Souvent, le premier risque encouru, lorsqu'on consulte un chiropracteur est de subir une exposition aux rayons X, en raison d'une radiographie, pratique qui semble être habituelle chez de nombreux praticiens. Une enquête réalisée en Europe en 1994 a révélé que 64 pour cent des patients sont radiographiés lorsqu'ils consultent un chiropracteur, tandis qu'une enquête menée la même année chez les membres de l'Association américaine de chiropraxie a suggéré que 96 pour cent des nouveaux patients sont radiographiés, ce taux étant de 80 pour cent pour les patients revenant pour une nouvelle série de séances. Bien que de nombreuses publications de chiropraxie mettent explicitement en garde contre l'usage routinier des radiographies, ces enquêtes montrent que beaucoup de chiropracteurs ont une approche quasi désinvolte de cette technologie qui présente pourtant un risque avéré de provoquer des cancers.

On estime qu'en moyenne les radiographies pour raisons médicales sont responsables de 14 pour cent de l'exposition annuelle de la population aux radiations. Une grande partie des 86 pour cent restants est due à des causes naturelles, telles que le gaz appelé radon qui se dégage du sol. L'accroissement du risque de cancer dû aux rayons X est petit, mais il n'est pas négligeable. Selon un article publié dans *The Lancet* en 2004, environ 700 des 124 000 nouveaux cas de cancer diagnostiqués chaque année dans le Royaume-Uni sont dus aux rayons X des radiographies pour raisons médicales. Bien que les rayons X soient donc responsables de 0,6 pour cent des nouveaux cas de cancer, la radiographie continue à être largement utilisée en médecine parce qu'elle procure d'énormes bénéfices en termes de diagnostic et de suivi des patients. Autrement dit, les médecins conventionnels sont prêts à utiliser la radiographie parce que ses bénéfices dépassent largement les risques éventuels, mais en même temps, ils tendent à y recourir le moins possible, ne la prescrivant que lorsqu'il y a une raison claire de le faire.

En revanche, les chiropracteurs peuvent radiographier le même patient plusieurs fois par an, alors même qu'il n'y a pas de raison claire de penser que les radios vont aider le thérapeute à soigner son patient. La radiographie ne peut mettre en évidence ni les subluxations, ni l'intelligence innée, ces deux notions clés de la théorie chiropratique, parce qu'elles n'existent pas.

Il n'existe absolument aucune raison qu'une radiographie de la colonne vertébrale puisse aider un chiropracteur fondamentaliste à soigner une infection de l'oreille, l'asthme ou les douleurs menstruelles. Le plus inquiétant de tout est que de nombreux chiropracteurs demandent une radiographie de la totalité de la colonne vertébrale, ce qui détermine une exposition aux rayons X bien plus élevée que la plupart des autres types de radiographie.

Cela soulève la question de savoir pourquoi tant de chiropracteurs s'acharnent à radiographier leurs patients. La raison en est, en partie, parce qu'ils obéissent aveuglément à une méthodologie inepte et à une théorie erronée qui leur ont été transmises au cours des décennies, alors qu'ils ne prennent pas en compte les plus récents conseils des spécialistes. Par-dessus le marché, il est important de se rappeler que la pratique de la radiographie représente une partie importante des revenus d'un cabinet de chiropraxie.

Outre le risque lié aux rayons X, la manipulation des vertèbres elle-même peut avoir des conséquences négatives. En 2001, un bilan systématique portant sur cinq études a révélé que la moitié environ des patients de chiropraxie éprouve des effets pénibles temporaires, tels que douleur, engourdissement, raideurs, vertiges et maux de tête. Ce sont des effets négatifs relativement mineurs, mais leur fréquence est très élevée, ce qui invite à les mettre en regard des bénéfices légers procurés par la thérapie chiropratique.

Plus inquiétant, les patients peuvent encourir de graves problèmes, tels que déboîtements et fractures. Ces risques sont plus élevés et plus dangereux pour les patients âgés, qui souffrent souvent d'ostéoporose. Par exemple, en 1992, le périodique *Journal of Manipulative and Physiological Therapeutics* rapporta le cas d'une femme de soixante-douze ans qui consulta un chiropracteur pour des douleurs de dos. Elle subit vingt-trois séances pendant six semaines, dans le but de remédier à ce problème, et cela eut pour conséquence de multiples tassements vertébraux.

Mais la thérapie chiropratique comporte un risque encore bien plus grave que tous les précédents. Pour bien comprendre ce dont il s'agit, il faut d'abord se référer à la figure 5 de la page 192, qui montre comment est organisée la colonne vertébrale. Celle-ci comprend cinq régions : le coccyx est situé à son extrémité tout en bas ; puis, en remontant, nous trouvons les régions sacrée, lombaire, thoracique, la région cervicale (c'est-à-dire la nuque) étant à l'extrémité supérieure. Les risques les plus graves de la chiropraxie se rapportent à la manipulation des vertèbres cervicales. Il s'agit de sept vertèbres allant de la base du cou à l'arrière du crâne. La région cervicale est l'une des parties les plus flexibles du corps : mais cette flexibilité a une contrepartie. Cette région est extrêmement vulnérable, dans la mesure où elle contient tous les liens vitaux entre la tête et le corps. En particulier, les vertèbres cervicales sont étroitement associées aux deux artères vertébrales qui les traversent par des trous ménagés de chaque côté de la vertèbre, comme on peut le voir (pour l'une de ces artères) sur la figure 6.

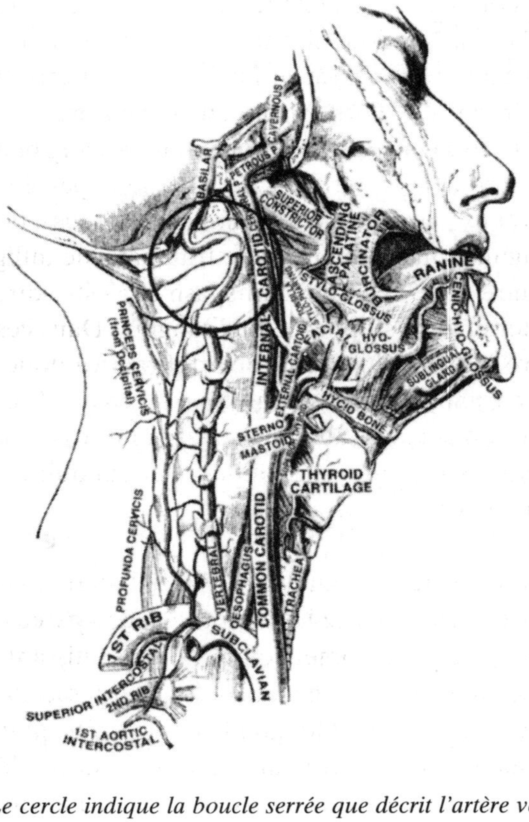

FIGURE 6. *Le cercle indique la boucle serrée que décrit l'artère vertébrale au niveau de la vertèbre sommitale.*

Avant d'apporter au cerveau son flux de sang riche en oxygène, chaque artère décrit une boucle serrée, en raison de la structure anatomique de la vertèbre située à l'extrémité supérieure de la colonne vertébrale. Cette boucle est parfaitement naturelle et ne cause aucun problème, sauf lorsque le cou subit une traction et simultanément une rotation soudaine et violente. Ce genre d'événement se produit lorsque les chiropracteurs réalisent, sur cette vertèbre cervicale, la poussée très rapide et de faible ampleur qui est la caractéristique distinctive de leurs manipulations vertébrales. Cette action peut entraîner ce que l'on appelle la déchirure interne d'une artère vertébrale, ce qui signifie que la paroi d'une telle artère voit son revêtement interne se séparer de sa couche externe. La déchirure interne d'une artère vertébrale peut affecter le flux sanguin de quatre façons différentes. Premièrement, il peut se former un caillot autour de la zone endommagée, ce qui va petit à petit boucher l'artère à ce niveau. Deuxièmement, le caillot peut finalement être entraîné par le flux sanguin et être transporté à l'intérieur du cerveau, ce qui peut boucher l'artère en un point très éloigné de la zone initiale. Troisièmement, le sang peut s'accumuler entre les couches interne et externe de la paroi artérielle, ce qui va provoquer un gonflement, entraînant là-aussi une réduction du flux sanguin. Quatrièmement, le traumatisme infligé à l'artère peut conduire celle-ci à subir un spasme, c'est-à-dire qu'elle va se contracter et ainsi stopper le flux sanguin. Dans ces quatre cas, la déchirure interne d'une artère vertébrale va donc au bout du compte interrompre l'approvisionnement en sang de certaines parties du cerveau, déterminant ainsi un accident vasculaire cérébral. Dans les cas les plus graves, celui-ci peut conduire à une lésion permanente du cerveau ou à la mort.

Malheureusement, la manipulation de la région cervicale est une pratique courante chez les chiropracteurs, parce qu'elle a été mise en avant par B. J. Palmer comme le plus puissant remède chiropratique contre toutes les maladies. Les chiropracteurs ne se sont pas rendu compte pendant longtemps des dégâts qu'ils pouvaient éventuellement causer, parce qu'il y a souvent un délai entre le moment où se produit la déchirure interne de l'artère vertébrale et celui où se réalise le blocage de la circulation sanguine dans le cerveau. Par conséquent, le lien entre la thérapie chiropratique et les accidents vasculaires cérébraux est resté inaperçu pendant des décennies. Récemment, cependant, on a rapporté des cas où la manipulation des vertèbres cervicales avait été certainement la cause de la déchirure interne d'artères vertébrales.

L'un des cas les plus nets illustrant bien les dangers de la manipulation vertébrale est celui de Laurie Mathiason, une Canadienne de vingt ans, qui s'est rendue chez un chiropracteur vingt-et-une fois entre juillet 1997 et février 1998 dans le but de soulager ses douleurs lombaires. À chaque séance, le chiropracteur manipulait ses vertèbres cervicales, mais juste après l'avant-dernière d'entre elles, Laurie a déclaré qu'elle souffrait de douleurs à la nuque ainsi que de sensations de raideur à ce niveau. Ce soir-là, elle s'est montrée très maladroite, faisant tomber les cendriers et les assiettes dans le restaurant où elle travaillait : aussi est-elle retournée chez le chiropracteur le lendemain.

Tandis que celui-ci manipulait une fois de plus ses vertèbres cervicales, Laurie se mit à crier, ses yeux se sont révulsés, de l'écume lui est venue à la commissure des lèvres, son corps commença à être agité de convulsions et elle est devenue toute bleue. Elle a été emmenée d'urgence à l'hôpital, puis est tombée dans le coma et elle est morte trois jours plus tard.

Le décès soudain de Laurie, dans des circonstances inhabituelles, déclencha une enquête judiciaire ayant pour but d'éclaircir les raisons de sa mort et de prévenir de semblables tragédies dans l'avenir. Après avoir recueilli les témoignages pendant quatre jours, les enquêteurs estimèrent que l'avant-dernière séance du traitement chiropratique avait presque certainement endommagé une artère vertébrale de Laurie, ce qui avait provoqué un caillot sanguin gênant le flux sanguin parvenant au cerveau, d'où les troubles relativement modérés qu'elle avait ressentis ce soir-là. La dernière séance avait ensuite délogé le caillot de son emplacement, de sorte que celui-ci avait alors migré jusqu'au cerveau et provoqué la mort de la patiente.

L'enquête judiciaire attribua officiellement le décès de Laurie à « un traumatisme ayant provoqué la déchirure interne de l'artère vertébrale gauche », et l'officier judiciaire responsable de cette enquête déclara : « Donc, désormais, le public est informé que Laurie est morte en raison de la déchirure interne d'une artère vertébrale, à la suite de la manipulation chiropratique de la région cervicale. » Les enquêteurs ont aussi suggéré une série de mesures visant à minimiser les risques chez les patients, lesquelles semblèrent initialement être bien accueillies par les membres les plus éminents de la communauté des chiropracteurs. Malheureusement, cette réaction positive fit long feu ; les chiropracteurs ne mirent pas en application les recommandations de l'enquête et commencèrent bientôt à nier toute responsabilité dans la mort de Laurie.

Deux jours après la fin de l'enquête, Paul Carey, président de l'Association de protection des chiropracteurs canadiens, déclara avec impudence sur les ondes de Radio CBC : « L'enquête judiciaire n'a pas établi de lien direct avec la manipulation chiropratique. » Et quelques semaines plus tard, un communiqué de l'Association chiropratique canadienne affirma : « L'enquête judiciaire n'a pas montré que le traitement chiropratique avait été la cause de cette tragédie. » Dans le sillage de ces déclarations, les journaux, les lettres d'information, les prospectus et les annonces publicitaires des chiropracteurs semblèrent tous contredire les conclusions de l'enquête judiciaire, ce qui ne fit qu'ajouter à la douleur de la famille Mathiason. La mère de Laurie, Sarah Mathiason, émit de vives critiques lorsque tous ces propos furent publiés :

> Je dis que les chiropracteurs sont en train de mener une campagne frauduleuse délibérée et coordonnée afin de tromper le public canadien. Celle-ci a pour effet d'empêcher quiconque envisageant de consulter un chiropracteur de connaître la vérité précise et complète sur la mort de Laurie. Les gens ne sont donc pas correctement informés des risques de la chiropraxie.

Le cas de Laurie Mathiason n'est certainement pas unique. En fait, rien qu'au Canada, plusieurs autres jeunes femmes, comme Dora Labonte, Lana Dale Lewis et Pierrette Parisien, sont mortes peu après avoir subi des manipulations chiropratiques de leurs vertèbres cervicales. Ces cas très remarqués ont fait les gros titres des journaux et engendré de grands débats sur la sécurité des manipulations chiropratiques, mais la question cruciale est de savoir si ces tragédies ont correspondu à des accidents anormaux, mettant en cause des patients qui étaient déjà prédisposés aux accidents vasculaires cérébraux, ou si elles ont représenté la pointe émergée de l'iceberg, incitant à penser que le risque est largement présent pour tous les patients.

Il y a eu plusieurs tentatives d'évaluer le risque lié aux manipulations chiropratiques des vertèbres cervicales et celle qui est la plus souvent citée par les chiropracteurs est une étude intitulée *Validité de la manipulation et de la mobilisation des vertèbres cervicales.* Réalisée en 1996, elle a estimé que le nombre des effets indésirables de la chiropraxie cervicale, comprenant accidents vasculaires cérébraux, compression de la moelle épinière, fractures et gros caillots, était de 1,46 par million de manipulations cervicales. C'est un risque remarquablement faible, grosso modo d'un sur un million, mais cette évaluation est trompeuse pour deux raisons. Premièrement, les spécialistes pensent que la vaste majorité des incidents n'est pas signalée et reste donc ignorée, ce qui veut dire que la plupart des effets secondaires indésirables n'ont pas été pris en compte dans cette étude. Deuxièmement, un patient donné peut subir plus de dix séances pour une affection particulière, ce qui accroît le risque d'un facteur de plus de dix pour ce patient.

D'autres enquêtes ont suggéré que le risque était plus élevé que cela, et l'étude qui a peut-être la plus grande importance a été publiée par des chercheurs canadiens en 2001, concluant que le risque de lésion artérielle est d'un incident sur 100 000 patients subissant une manipulation chiropratique cervicale. Ils ont comparé des patients ayant subi des lésions de leurs artères vertébrales avec des individus (groupe contrôle) n'ayant jamais présenté de signe d'accident vasculaire dans leur passé médical. Les résultats ont montré que chez les patients de moins de quarante-cinq ans ayant présenté une déchirure interne des artères vertébrales, la probabilité qu'ils se soient rendus chez un chiropracteur la semaine précédant le diagnostic de la lésion était cinq fois plus élevée que chez des individus n'ayant jamais présenté de signe d'accident vasculaire et d'âge similaire. Cela veut dire que la thérapie chiropratique peut accroître le risque de lésions artérielles d'un facteur cinq.

L'un de nous, le professeur Ernst, a passé en revue à de nombreuses reprises la littérature sur les risques liés à la manipulation des vertèbres. À ce jour, 700 cas comportant de graves complications y ont été décrits. Cela devrait constituer un sujet de préoccupation majeure pour les autorités sanitaires, particulièrement parce que tous les cas n'étant pas rapportés, leur nombre réel doit être bien plus élevé. En fait, si la manipulation des vertèbres était considérée comme un médicament, on estime que, étant donné ses effets secondaires indésirables fréquents et graves, ainsi que son peu d'effet bénéfique démontrable, ce produit devrait presque certainement avoir été retiré du marché à ce jour.

Le risque de déchirure interne des artères lié à la chiropraxie cervicale et les conséquences dramatiques de ce type de lésion conduisent à formuler trois graves critiques à l'égard de la profession des chiropracteurs. Premièrement, il est surprenant que le risque exact associé à la manipulation des vertèbres soit si mal connu. Les chiropracteurs ne semblent disposer d'aucun système d'enregistrement et de surveillance des dommages qu'ils peuvent involontairement causer, et il semble donc qu'ils veuillent éviter toute tentative de vérifier la sécurité de leur profession. Ce problème a bien été mis en lumière en 2001 lorsqu'une équipe de chercheurs, dont Edzard Ernst, a demandé à des membres de l'Association britannique des neurologues de dire si des patients souffrant de complications neurologiques leur avaient été adressés dans les vingt-quatre heures suivant une manipulation chiropratique des vertèbres cervicales. En fait, trente-cinq de ces cas ont été recensés sur une année par les neurologues, comprenant neuf cas d'accidents vasculaires cérébraux. Ernst et ses collègues ont été scandalisés d'apprendre qu'aucun de ces cas n'avait jusqu'ici attiré quelque attention que ce soit, dans la mesure où ils n'avaient pas été rapportés dans la littérature médicale, ni nulle part ailleurs.

L'attitude des chiropracteurs face à ce problème est complètement à l'opposé de celle de l'institution médicale conventionnelle, qui évalue rigoureusement la sécurité des médicaments avant d'autoriser leur mise sur le marché. Même lorsqu'un médicament peut être légalement prescrit, les médecins sont encouragés à surveiller et à rapporter les éventuels incidents négatifs afin que soient identifiés les effets secondaires rares. En Grande-Bretagne, ce programme de vigilance permanente est appelé le « Plan Carton jaune » et il est placé sous l'administration de l'Agence de réglementation des produits de santé et des médicaments. Grâce à ces dispositifs, et à d'autres, il est aujourd'hui possible de porter à la connaissance des professionnels et du public des risques jusqu'ici méconnus, et, le cas échéant, de retirer un médicament du marché. Il n'existe rien qui ressemble, même de loin, à ce programme et à cette agence dans le monde de la chiropraxie.

La seconde critique que l'on peut adresser aux chiropracteurs est que, souvent, ils ne préviennent pas leurs patients des risques éventuels de leurs traitements. Une étude publiée en 2005 par les chiropracteurs a évalué la politique de consentement éclairé offerte aux patients chez 150 chiropracteurs choisis au hasard dans le Royaume-Uni, et elle a révélé que seulement 23 pour cent d'entre eux discutaient systématiquement avec leurs patients de l'éventualité de risques graves avant de commencer un traitement. Cela enfreint les règles édictées par le ministère de la Santé au Royaume-Uni : « Avant d'examiner ou de soigner des patients adultes en possession de leurs moyens, il est nécessaire d'obtenir leur consentement... Il faut fournir aux patients des informations suffisantes pour leur permettre de décider s'ils vont donner ou non leur consentement : il s'agit, par exemple, d'informations sur les bénéfices et les risques du traitement proposé et sur l'existence d'autres traitements. » Cela ne répond pas non plus au Code des bonnes pratiques du Conseil général des chiropracteurs de Grande-Bretagne : « Avant de commencer quelque examen ou traitement que ce soit, le chiropracteur doit s'assurer que le patient a donné un consentement éclairé pour l'examen ou le traitement en question. Si le consentement éclairé n'a pas été obtenu, cela peut conduire à des poursuites, au civil comme au pénal. »

La troisième critique que l'on peut adresser aux chiropracteurs est qu'ils continuent à proposer des traitements pour des affections qui ne concernent ni les muscles, ni le squelette, même si les manipulations des vertèbres ne peuvent en rien y remédier. Ce problème a déjà été soulevé antérieurement, mais il devient encore plus préoccupant si l'on prend en considération les deux critiques précédentes. Non seulement la manipulation des vertèbres est inutile si l'on veut soigner, par exemple, l'asthme, mais elle comporte un risque éventuellement mortel et les patients n'en sont pas toujours informés.

Plus haut dans ce chapitre, nous avons présenté quelques conseils de prudence aux patients qui pourraient peut-être envisager de consulter un chiropracteur, mais nous voudrions maintenant y ajouter quelques considérations supplémentaires, au vu des risques graves que nous venons de souligner. Par exemple, nous avons dit que la thérapie chiropratique peut parfois être utile en cas de douleurs dorsales, et que, par conséquent, un traitement de courte durée par un chiropracteur conciliateur peut apporter un certain soulagement de ces douleurs, mais nous avons également dit que les chiropracteurs tendent à ne pas faire mieux dans ce domaine que les kinésithérapeutes conventionnels. Par conséquent, étant donné que les exercices de kinésithérapie sont des traitements beaucoup plus sûrs que les manipulations vertébrales chiropratiques, nous recommanderions fortement la kinésithérapie plutôt que la chiropraxie.

Il existe aussi une autre possibilité de traitement que nous recommanderions de préférence à la chiropraxie, c'est l'*ostéopathie*. Les origines de cette dernière sont semblables à celles de la chiropraxie, dans le sens où toutes deux sont apparues en Amérique du Nord à la fin du dix-neuvième siècle, à la suite d'observations faites par des marginaux charismatiques. Dans le cas de l'ostéopathie, son fondateur s'appelait Andrew Taylor Still. Il pensait que la manipulation des os en général, pas seulement celle des vertèbres, améliorait la circulation sanguine et renforçait le système nerveux. En outre, il soutenait que la manipulation des os pouvait permettre au corps de guérir de n'importe quelle maladie !

Bien que les objectifs affichés dans la tradition ostéopathique aussi bien que dans la tradition chiropratique aient été que les deux sortes de thérapies pouvaient guérir toutes les maladies, ce qui était également extravagant et malavisé dans les deux cas, nous recommanderions l'ostéopathie plutôt que la chiropraxie pour plusieurs raisons. Premièrement, les ostéopathes ont largement abandonné les thèses les plus bizarres qui avaient été avancées dans les premiers temps de leur pratique et, de nos jours, ils prennent en compte plus systématiquement la démarche scientifique. Deuxièmement, ils recourent généralement à des techniques plus douces, engendrant moins d'effets secondaires néfastes. Troisièmement, ils utilisent moins la radiographie aux rayons X et sont moins portés à employer des méthodes de diagnostic non encore testées. Quatrièmement, ils portent généralement leur attention principale sur des affections se rapportant à la colonne vertébrale et au système musculo-squelettique, laissant les autres maladies à d'autres spécialistes. Il est important, cependant, de souligner que nous ne recommanderions pas l'*ostéopathie crânienne*, dans la mesure où il n'y a pas de preuves du tout qu'elle soit efficace. Nous donnerons davantage d'explications sur l'ostéopathie et l'ostéopathie crânienne dans l'appendice figurant à la fin de ce livre.

Si vous décidez, cependant, de consulter un chiropracteur, en dépit de nos mises en garde et des problèmes que nous avons signalés, alors, nous vous recommanderions très fortement de commencer la consultation en demandant à votre chiropracteur de vous assurer qu'il ne manipulera pas vos vertèbres cervicales. Même si votre problème se rapporte à votre colonne lombaire, cela vaut la peine de prévenir que vous ne voulez pas de manipulation cervicale, car de nombreux chiropracteurs pratiquent habituellement ce genre d'intervention dans le but de traiter toute une série de maladies, et sans recueillir préalablement le consentement éclairé du patient. D'ailleurs, Laurie Mathiason, qui est morte en 1998, a subi une manipulation des vertèbres cervicales, alors même qu'elle était venue consulter un chiropracteur en raison de douleurs dans le bas du dos.

Finalement, avant de terminer ce passage sur les risques de la thérapie chiropratique, il est important de souligner que tous les problèmes que celle-ci pose pour le traitement de patients adultes se retrouvent aussi dans le cas du traitement des enfants. De nombreux parents pensent agir dans l'intérêt de leurs enfants en les emmenant chez un chiropracteur, mais il faut leur rappeler qu'ils vont les exposer aux risques associés aux rayons X, à des effets secondaires pénibles temporaires, aux risques de lésions de la colonne vertébrale et même à ceux d'accidents vasculaires cérébraux. En fait, les dangers encourus par les enfants sont particulièrement inquiétants, dans la mesure où leurs os continuent à croître jusqu'à la fin de l'adolescence, ce qui signifie que, en traitant un enfant, le chiropracteur manipule une colonne vertébrale immature.

Comme pour les adultes, de nombreux chiropracteurs sont prêts à soigner, à tort, les enfants pour toutes sortes de maladies ou d'affections, tels que l'asthme, l'incontinence urinaire, la maladresse, les infections auriculaires, des problèmes gastriques, une hyperactivité, des problèmes immunitaires, des difficultés d'apprentissage et des problèmes respiratoires. Les chiropracteurs affirment habituellement être capables de traiter toutes ces affections, mais les preuves scientifiques, nous le savons, ne suggèrent pas que la manipulation vertébrale puisse apporter quelque bénéfice que ce soit dans tous ces cas.

Perplexes devant toutes ces affirmations infondées, deux journalistes, Paul Benedetti et Wayne MacPhail, ont décidé d'enquêter sur toutes ces questions entourant les enfants et la thérapie chiropratique et ils ont rapporté leurs observations dans un livre intitulé *Spin Doctors : The Chiropratic Industry Under Examination* (« La réalité « arrangée » : enquête sur l'activité des chiropracteurs). Ils se sont particulièrement concentrés sur le Canada, dont ils sont originaires, et où pratiquement tous les chiropracteurs traitent des enfants, et où une proportion importante des parents demande un traitement chiropratique pour leurs enfants. Selon une enquête réalisée en 2004 à Toronto, 31 pour cent des enfants de cette ville avaient été traités par un chiropracteur.

Pour savoir ce qui se passe lorsqu'un enfant est amené en consultation chez un chiropracteur, Benedetti et MacPhail ont demandé à une collègue d'accompagner une petite fille de onze ans, appelée Judy, chez cinq chiropracteurs de la région de Toronto en 2001. Judy a aussi été examinée par le docteur John Wedge, un pédiatre et chirurgien orthopédiste expérimenté, travaillant à l'Hôpital des Enfants malades de Toronto. Ce dernier a confirmé que Judy était « une petite fille en parfaite santé ». L'objectif de l'enquête était de voir si les chiropracteurs allaient être d'accord avec les conclusions du docteur Wedge.

Judy fut présentée aux chiropracteurs comme étant en général en bonne santé, mais avec quelquefois des maux d'oreilles ainsi que de légers maux de têtes et de petites allergies ; en outre, on craignait aussi qu'elle ait de l'asthme. L'un des chiropracteurs qui examina Judy fut d'accord pour dire qu'elle allait bien et qu'elle n'avait pas besoin de manipulations vertébrales. Mais les quatre autres trouvèrent qu'elle avait toute une série de problèmes. En fait, chacun d'eux identifia des affections différentes et ils donnèrent des diagnostics contradictoires.

Selon Benedetti et MacPhail : « Ces quatre chiropracteurs lui firent subir une avalanche de tests et trouvèrent des déséquilibres, des vertèbres partiellement bloquées, des asymétries, une distribution inégale de la masse corporelle, et une colonne vertébrale pleine de subluxations du haut en bas. Ils trouvèrent que ces dernières se situaient dans le haut, au milieu et dans le bas de la colonne, mais elles n'affectaient pas nécessairement les mêmes vertèbres. » Ces chiropracteurs affirmèrent que les subluxations qu'ils avaient identifiées pouvaient conduire à des difficultés d'apprentissage, des troubles digestifs et des problèmes de stérilité ; et l'un d'entre eux déclara qu'il avait détecté des signes précoces d'arthrose. Il n'était donc pas surprenant que ces chiropracteurs recommandent des « ajustements » de vertèbres : l'un d'eux proposa de commencer immédiatement les soins, sous la forme de six séances par semaine, pendant deux semaines, puis trois fois par semaine pendant six semaines, et enfin deux séances par semaine jusqu'à ce que les problèmes se soient nettement améliorés.

Les journalistes ont aussi rapporté les commentaires faits par les chiropracteurs. L'un d'eux soupçonna que les problèmes de Judy remontaient à sa naissance : « Le chirurgien ou quelqu'un d'autre a attrapé sa tête, la tournant dans un sens ou dans l'autre. Cela a déterminé un très grand stress. J'estime que, probablement, 85 à 95 pour cent de tous les problèmes que je vois chez les adultes ont commencé avec la façon dont ils ont été mis au monde, aussi incroyable que cela puisse paraître. »

Un autre chiropracteur, après avoir réalisé un examen thermographique du dos de Judy, appela son oncle au téléphone pour expliquer ce qu'il avait trouvé : « Bon. Je peux vous dire que ses résultats sont affreux. Son examen thermographique est épouvantable. Depuis le sommet de sa nuque et tout le long de la colonne jusqu'à la partie supérieure de sa région lombaire, on voit des interférences entre nerfs. Cela représente une zone énorme pour quelqu'un de son âge. Mais je n'ai pas vu ses radios, certainement parce que je ne crois pas que vous les ayez déjà faites, n'est-ce-pas ? » L'oncle expliqua que la mère de Judy ne voulait pas voir sa fille subir des séances de radio aux rayons X, mais le chiropracteur estima qu'il pourrait essayer de faire changer la mère d'avis : « Bon, il faudrait que sa maman discute avec moi, alors. Car je pense que c'est vraiment nécessaire, spécialement étant donné ce que je vois sur l'examen thermographique et ce que j'ai constaté lorsque je l'ai examinée. »

Encourager un enfant à faire des radios l'exposant aux rayons X sans nécessité, susciter des inquiétudes injustifiées au sujet de maladies graves, et proposer de manipuler des os n'ayant pas terminé leur développement, tout cela donne une mauvaise image de la profession de chiropracteur. Cependant, Benedetti et MacPhail ont découvert une pratique encore plus inquiétante, c'est-à-dire la manipulation chiropratique des bébés. L'une de leurs collègues a fait semblant d'être la mère d'un bébé de deux ans, enclin à des infections des oreilles ; elle a appelé au téléphone cinquante chiropracteurs choisis au hasard dans l'annuaire téléphonique de Toronto. Son enquête a révélé que 72 pour cent de ces chiropracteurs avaient proposé de soigner son bébé fictif, alors même qu'il n'y a aucune preuve que la chiropraxie puisse être d'une quelconque utilité dans le traitement des infections auriculaires.

Les risques des autres médecines alternatives

La plupart des gens considèrent les médecines alternatives comme sûres. D'un autre côté, la médecine conventionnelle est souvent critiquée à cause des effets secondaires des médicaments ou des risques liés à la chirurgie. Mais les médecines alternatives sont-elles réellement plus sûres que la médecine conventionnelle ?

Nous avons déjà vu que la thérapie chiropratique comporte toute une série de risques, depuis les dangers mineurs associés aux rayons X des radiographies jusqu'aux accidents vasculaires cérébraux que peuvent provoquer les manipulations des vertèbres cervicales. En bref, la thérapie chiropratique est certainement plus dangereuse que les exercices de kinésithérapie conventionnelle. Mais qu'en est-il des autres thérapies alternatives ?

Dans les chapitres précédents, nous avons délibérément omis la question de la sécurité de l'acupuncture et de l'homéopathie, car nous voulions nous concentrer initialement sur le point de savoir si ces thérapies sont efficaces ou non. Mais maintenant que nous avons soulevé le problème de la sécurité, nous allons discuter des risques associés à ces traitements dans le reste de ce chapitre. Dans le cas de ces deux thérapies, les points fondamentaux de cette discussion vont être d'évaluer les risques qui leur sont associés, de déterminer si leurs bénéfices dépassent ou non leurs risques et de comparer leur rapport bénéfices/risques avec le rapport bénéfices/risques de la médecine conventionnelle.

Dans le cas de l'acupuncture, les études ont montré qu'elle peut provoquer de petites douleurs, de petits saignements ou de petits signes de meurtrissures, mais tous ces effets indésirables ne sont pas très importants : ils ne se manifestent que chez environ 10 pour cent des patients et sont passagers. Les effets secondaires un peu plus graves comprennent les évanouissements, les vertiges, les nausées et les vomissements, mais, là encore, ces événements sont rares et généralement observés chez des patients anxieux pouvant craindre les aiguilles. Bien que la plupart des patients puissent accepter ce genre de risques en estimant qu'ils représentent des conséquences quasi normales du fait d'avoir la peau percée par des aiguilles, l'acupuncture peut présenter deux effets secondaires très graves auxquels les patients devraient réfléchir avant de consulter un acupuncteur.

Le premier d'entre eux est le risque d'infection. Il faut s'en préoccuper, car on a rapporté plusieurs cas de patients ayant contracté des maladies telles que l'hépatite. Par exemple, le journal *Hepatology* a décrit comment 35 patients sur 366 avaient été infectés par le virus de l'hépatite B dans une clinique d'acupuncture de l'État de Rhode Island. L'étude détaillée de cette épidémie a montré que les patients ayant eu moins de 150 aiguilles insérées au cours de leur traitement avaient couru un risque de contracter la maladie évalué à 9 pour cent, tandis que ce risque avait été de 33 pour cent chez les patients ayant eu plus de 450 insertions d'aiguilles. L'infection en acupuncture est, en fait, le résultat de la réutilisation d'aiguilles mal stérilisées. Ce problème provient peut-être en partie de la tradition chinoise consistant à stocker les aiguilles dans des solutions alcooliques, ce qui n'est pas suffisant pour détruire le virus de l'hépatite B.

L'autre risque grave en acupuncture est la possibilité de percer et d'endommager avec les aiguilles un nerf important ou un organe majeur. Par exemple, insérer des aiguilles à la base du crâne peut conduire à une lésion du cerveau ; la pénétration profonde des aiguilles dans le bas du dos peut endommager les reins et on a rapporté plus de soixante cas de poumons percés, provoquant ce que l'on appelle un *pneumothorax*. L'effet indésirable le plus grave de tous a été observé en Autriche, où un acupuncteur a inséré une aiguille dans la poitrine d'une patiente et a pénétré dans son cœur. Normalement, l'insertion d'aiguilles dans cette région du corps est parfaitement sûre dans la mesure où le sternum protège le cœur ; mais, chez une personne sur vingt, il existe un trou dans cet os. Cette anomalie ne peut pas être détectée, car le sternum est recouvert par de puissants ligaments, lesquels peuvent cependant être aisément percés par une aiguille d'acupuncture. Dans le cas de la patiente autrichienne, elle a atteint le cœur et provoqué ainsi son décès.

Bien que l'acupuncture comporte certains risques courants et d'autres, graves, il est important de souligner que les risques courants ne sont pas du tout graves, et que les risques graves ne sont pas du tout fréquents. Les soixante cas de pneumothorax rapportés dans les récentes décennies doivent être replacés dans le contexte des millions de traitements par acupuncture pratiqués chaque année. En outre, les risques graves peuvent être minimisés si l'on s'adresse à un acupuncteur qui a été formé à la médecine conventionnelle et qui utilise des aiguilles jetables.

D'un autre côté, il faut se rappeler que l'efficacité de l'acupuncture est estimée, selon les preuves disponibles, comme nulle pour toute une série d'affections et, au mieux, comme à la limite du démontrable pour certains types de douleurs et de nausées. Par conséquent, cela vaudrait la peine d'envisager l'acupuncture seulement pour traiter ces deux derniers types de problèmes, et seulement, si vous pensez que, tout bien pesé, les bénéfices escomptés sont suffisamment grands pour dépasser de loin les petits risques.

Au chapitre 3, nous avons discuté de l'efficacité (ou plutôt du manque d'efficacité) de l'homéopathie. La conclusion a été que les bénéfices de cette dernière proviennent purement et simplement de l'effet placebo, ce qui n'est pas surprenant si l'on se souvient que les remèdes homéopathiques ne contiennent souvent, au bout du compte, aucune substance active, étant donné les niveaux de dilution extrêmes qui sont employés pour les produire. On pourrait donc supposer que l'homéopathie ne poserait au moins aucun problème de sécurité. En effet, si les remèdes homéopathiques ne contiennent aucune substance active, alors, ne sont-ils pas obligatoirement inoffensifs ?

Malheureusement, l'homéopathie peut avoir des effets secondaires dangereux et surprenants. Ceux-ci n'ont rien à voir directement avec tel ou tel remède homéopathique, mais ils résultent indirectement de ce qui arrive lorsqu'on se tourne vers les homéopathes plutôt que vers les médecins lorsqu'on veut obtenir des conseils médicaux.

Par exemple, de nombreux homéopathes ont une attitude négative par rapport à la vaccination, de sorte que les parents ayant des contacts réguliers avec un homéopathe auront moins tendance à faire vacciner leurs enfants. Pour évaluer l'ampleur de ce problème, Edzard Ernst et Katja Schmidt, à l'université d'Exeter, ont réalisé une enquête révélatrice chez les homéopathes du Royaume-Uni.

Ils ont envoyé à 168 homéopathes un e-mail dans lequel ils se présentaient comme une mère désirant obtenir un conseil sur l'opportunité ou non de faire vacciner son enfant âgé d'un an contre la rougeole, les oreillons et la rubéole. Cela se passait en 2002, à un moment où la controverse sur ce type de vaccination était en train de s'éteindre, les preuves scientifiques étant clairement en faveur de la vaccination. Cent-quatre homéopathes répondirent, mais le comité d'éthique supervisant cette recherche demanda qu'on les informe des objectifs réels de l'e-mail et qu'on leur permette de retirer leur réponse s'ils ne désiraient pas participer à cette enquête. C'est ce que firent vingt-sept homéopathes. Sur les soixante-dix-sept restants, seulement deux (soit 3 pour cent) conseillèrent à la mère de faire vacciner son enfant. Évidemment, les réponses des vingt-sept homéopathes qui se sont retirés de l'enquête n'ont jamais été rendues publiques, ni n'ont été évaluées, mais il semble raisonnable de supposer que leur attitude devait être, dans l'ensemble, encore plus négative. Il est donc clair qu'une majorité écrasante d'homéopathes n'est, en général, pas en faveur de la vaccination.

Cette hostilité contre la vaccination n'est pas l'apanage de l'homéopathie ; elle est aussi courante chez les praticiens d'autres thérapies alternatives. En même temps qu'ils enquêtaient sur les homéopathes, Ernst et Schmidt ont aussi envoyé leur e-mail à des chiropracteurs, leur demandant le même conseil au sujet de la vaccination. Ils obtinrent vingt-deux réponses, mais six chiropracteurs se retirèrent lorsqu'ils réalisèrent que leur réponse était sollicitée aux fins d'une étude scientifique. Sur les seize réponses restantes, seulement quatre chiropracteurs (soit 25 pour cent) conseillèrent la vaccination. De nouveau, on peut estimer que les praticiens s'étant retirés de l'enquête devaient avoir une attitude encore plus négative. Donc, de nouveau, il est clair que la grande majorité des chiropracteurs n'encourage habituellement pas la vaccination.

La réponse négative des chiropracteurs est conforme à l'attitude ouvertement hostile qui est exprimée dans une grande partie de leur littérature. Des responsables du mouvement chiropratique ont formulé des remarques telles que celles-ci : « On a arrêté de vacciner contre la variole aux États-Unis et au Royaume-Uni, parce qu'on s'est aperçu que les sujets vaccinés étaient atteints des pires effets de la maladie » ; « les dangers de la vaccination chez les jeunes enfants sont très grands ... dans certains cas, le vaccin agit de façon non spécifique pour accroître chez l'enfant la tendance à une maladie chronique préexistante ». Ces deux déclarations sont fallacieuses et dangereuses pour la santé publique. La vérité est que la vaccination est certainement la découverte la plus importante de l'histoire de la médecine. En fait, une proportion importante des lecteurs du présent livre, y compris peut-être vous qui le parcourez en ce moment, ne serait probablement pas en vie aujourd'hui, s'il n'y avait pas eu ces vaccinations que nous avons tous subies durant notre enfance.

Heureusement, ces maladies sont maintenant rares dans les pays développés, de sorte qu'il est facile d'oublier les ravages qu'elles peuvent causer – nous n'avons plus conscience de la peur qu'elles inspiraient autrefois. Cependant, si nous regardons au-delà des pays développés, on peut se rendre compte à nouveau du danger représenté par les maladies infantiles et de l'importance de la vaccination. Par exemple, le Programme Rougeole a été lancé en 2001 pour vacciner les enfants et faire chuter le nombre de morts dus à cette maladie de par le monde. Cinq ans après, cette campagne avait déjà réduit le nombre des décès dus à la rougeole en Afrique de 91 pour cent, le faisant passer de plus de 400 000 à 36 000.

Cette attitude anti-vaccination, très répandue chez les praticiens des thérapies alternatives, n'est que l'une des facettes de leur influence nuisible sur les patients. On peut leur adresser un autre reproche : celui de se mêler quelquefois du traitement médicamenteux conventionnel suivi par un patient, alors même qu'ils ne sont pas qualifiés pour donner des conseils sur ces prescriptions. Une enquête menée en 2004 sur les acupuncteurs exerçant au Royaume-Uni a montré que 3 pour cent des patients recevaient des conseils sur leurs prescriptions médicales conventionnelles, ce qui a entraîné des conséquences néfastes chez certains d'entre eux.

Peut-être que le plus grand des dangers dans la façon dont se comportent les praticiens des thérapies alternatives est tout simplement le fait qu'ils peuvent préconiser à certains patients leurs propres traitements plutôt que les traitements de médecine conventionnelle, alors même que ces patients devraient pourtant être pris en charge par des médecins conventionnels. Ainsi, il a été rapporté de nombreux cas où des patients souffrant de maladies graves (par exemple, diabète, cancer, SIDA) ont vu leur état s'aggraver parce qu'ils avaient suivi le conseil irresponsable de praticiens des thérapies alternatives au lieu de consulter un médecin conventionnel.

Ce danger est encore augmenté par l'existence d'une étrange croyance que l'on retrouve dans de nombreuses thérapies alternatives : il s'agit de la thèse selon laquelle existerait un phénomène appelé *crise de guérison*. Autrement dit, selon cette croyance, le processus de guérison passerait de façon classique par une phase au cours de laquelle la thérapie déterminerait l'aggravation des symptômes de la maladie avant que ceux-ci ne commencent à régresser : ce phénomène serait, prétendument, dû au fait que le corps se mettrait à lutter ou au fait qu'il expulserait ses toxines. On cite le cas d'un patient soigné pour une pancréatite (une maladie susceptible de mettre la vie en danger) auquel on avait donné un remède homéopathique dont le mode d'emploi signalait que les douleurs abdominales faisaient partie de la « crise de guérison », appelée aussi dans ce cas « *aggravation homéopathique* ». Ainsi, juste au moment où la pancréatite était peut-être en train de s'aggraver et où le patient aurait dû bénéficier urgemment d'une prise en charge médicale conventionnelle, le conseil délivré par la thérapie homéopathique était que le patient ne se fasse pas de souci, parce que tout se passait comme prévu.

En 2006, Simon Singh, l'un des auteurs de ce livre, a essayé de mettre en lumière à quel point les homéopathes donnent de mauvais conseils en examinant quels traitements ils proposeraient à un ou une jeune voyageur (se) désirant se protéger contre le paludisme. Ayant engagé une jeune diplômée, Alice Tuff, et travaillant avec le soutien de l'organisation caritative Sense about Science (« Comprendre la science »), Simon Singh a mis au point un scénario selon lequel Alice Tuff allait faire un voyage de dix semaines dans l'Ouest de l'Afrique, où règnent avec une forte fréquence les souches les plus dangereuses du paludisme, pouvant entraîner la mort en moins de trois jours. L'idée était qu'Alice Tuff allait expliquer aux homéopathes qu'elle avait antérieurement souffert des effets secondaires indésirables des comprimés conventionnels contre le paludisme et qu'elle se demandait s'il existait une alternative homéopathique.

Cependant, avant de prendre contact avec les homéopathes, Alice Tuff s'était rendue dans une clinique de médecine conventionnelle se consacrant à la prévention des maladies tropicales chez les candidats aux voyages lointains, en y racontant exactement la même histoire d'un prochain voyage dans l'Ouest africain, ce qui lui valut une longue consultation. Le spécialiste lui expliqua que les effets secondaires indésirables n'étaient pas inhabituels avec les comprimés contre le paludisme, mais qu'il existait toute une série d'alternatives, de sorte qu'un type différent de comprimé serait peut-être préférable. Elle pourrait alors le prendre pendant une semaine avant de commencer son voyage afin de vérifier que le nouveau type de comprimé n'avait pas d'effets secondaires désagréables. En même temps, le spécialiste lui posa des questions détaillées sur son passé médical et lui prodigua de nombreux conseils, comme, par exemple, comment prévenir les piqûres d'insectes.

Alice Tuff trouva de nombreux homéopathes et elle rendit visite ou téléphona à dix d'entre eux, la plupart travaillant à Londres ou dans ses environs. Certains de ces homéopathes géraient leur propre clinique, d'autres travaillaient dans des pharmacies homéopathiques et l'un d'eux travaillait au sein d'une grande pharmacie conventionnelle. Dans tous les cas, Alice Tuff enregistra secrètement les conversations de façon à garder une trace de la consultation.

Les résultats de son enquête sont accablants. Sept des dix homéopathes ne lui ont posé aucune question sur son passé médical et ne lui ont également prodigué aucun conseil général pour se protéger des piqûres d'insectes. Mais encore plus grave, les dix homéopathes sans exception ne lui ont conseillé qu'une protection homéopathique contre le paludisme, au lieu du traitement médicamenteux conventionnel, ce qui mettait clairement en danger la vie de notre voyageuse supposée.

Les homéopathes lui ont proposé différents remèdes homéopathiques. Certains ont recommandé le remède appelé « nosode Malaria » (dérivé de plantes pourries) ; d'autres, « China officinalis » (dérivé de la quinine) ; ou encore « Natrum muriaticum » (dérivé du sel). Dans tous les cas, ces remèdes consistaient en des solutions tellement diluées qu'aucun d'entre eux ne contenait une quelconque substance active et que tous étaient donc également inutiles.

Les homéopathes ont rapporté des cas anecdotiques pour montrer que leurs remèdes étaient efficaces. L'un des praticiens lui raconta : « Une personne qui travaille régulièrement en Afrique m'a dit une fois que les gens qui prennent les comprimés conventionnels contre le paludisme attrapent la maladie, quoique probablement sous la forme d'une variante atténuée, tandis que ceux qui prennent le remède homéopathique n'attrapent rien du tout. Ils ne deviennent pas du tout malades. » Cette personne avait aussi ajouté que l'homéopathie pouvait protéger contre la fièvre jaune, la dysenterie et la typhoïde. Un autre homéopathe essaya d'expliquer les mécanismes par lesquels agissent ces remèdes homéopathiques : « Ces derniers doivent normalement diminuer votre susceptibilité ; et puisqu'ils y réussissent, cela signifie que votre énergie vitale n'est plus percée d'une sorte de trou ayant la forme du paludisme. Les moustiques du paludisme ne vont plus le remplir avec cette maladie. Les remèdes règlent ce problème. »

Quelques jours plus tard, les reporters de l'émission télévisée de la BBC *Newsnight* firent des prises de vue en caméra cachée dans certaines des mêmes cliniques homéopathiques et virent exactement les mêmes vains remèdes proposés pour se protéger du paludisme. Cette émission avait été diffusée dans la période précédant les vacances d'été et elle s'intégrait dans une campagne destinée à mettre en garde les voyageurs contre les dangers très réels qui les guettaient s'ils se tournaient vers l'homéopathie pour se protéger des maladies tropicales. Un cas particulier a été rapporté dans le *Bristish Medical Journal* : il concernait une femme qui s'en était remis à l'homéopathie lors d'un voyage au Togo dans l'Ouest de l'Afrique, et elle avait été l'objet d'une grave attaque de paludisme. Elle avait dû subir deux mois de soins intensifs, en raison du dysfonctionnement de multiples systèmes d'organes.

Le principal objectif de ces enquêtes sur les traitements homéopathiques du paludisme était de démontrer sans l'ombre d'un doute que même le remède alternatif le plus bénin peut devenir dangereux si le thérapeute qui l'administre conseille à un patient de ne pas prendre de traitement médical conventionnel qui, lui, est efficace.

Il est probable que certains des praticiens des thérapies alternatives qui vendent des traitements inutiles pour soigner prétendument des maladies dangereuses sont parfaitement conscients de ce qu'ils font, mais sont néanmoins contents d'en tirer profit. Avant de clore ce chapitre, cependant, il est important de souligner que la majorité des thérapeutes alternatifs agissent en étant animés des meilleures intentions. Ces thérapeutes mal avisés s'aveuglent simplement eux-mêmes, entraînant leurs patients dans cet aveuglement.

L'un des exemples les plus poignants de ces praticiens alternatifs bien intentionnés est le cas d'une homéopathe anglaise, travaillant dans le comté de Devon, son identité ne pouvant être révélée. En 2003, elle remarqua une tache brune sur l'un de ses bras, tache qui allait en grandissant et en changeant de couleur. À cette époque, elle était en contact régulier avec des médecins conventionnels, dans la mesure où elle s'était impliquée dans une étude organisée par le professeur Ernst, étude dont l'objectif était de voir si les homéopathes étaient capables de soigner l'asthme. Au lieu de discuter de son problème avec les médecins, cependant, elle décida de se soigner elle-même, en utilisant ses propres remèdes homéopathiques.

Elle faisait une telle confiance à ces derniers qu'elle continua à soigner cette lésion en les employant pendant des mois, et en n'en parlant absolument pas aux médecins. Malheureusement, cette tache s'est révélée être un cancer appelé mélanome. À mesure que les mois passaient, ses chances de guérir de ce cancer agressif allaient en diminuant. Tandis qu'elle était en plein milieu de l'étude sur l'homéopathie et le traitement de l'asthme, elle mourut. Si elle avait essayé de se soigner à un stade précoce avec les moyens conventionnels, elle aurait eu 90 chances sur cent de vivre encore pendant cinq ans ou davantage. En s'en remettant à l'homéopathie, elle s'était condamnée elle-même à une mort précoce.

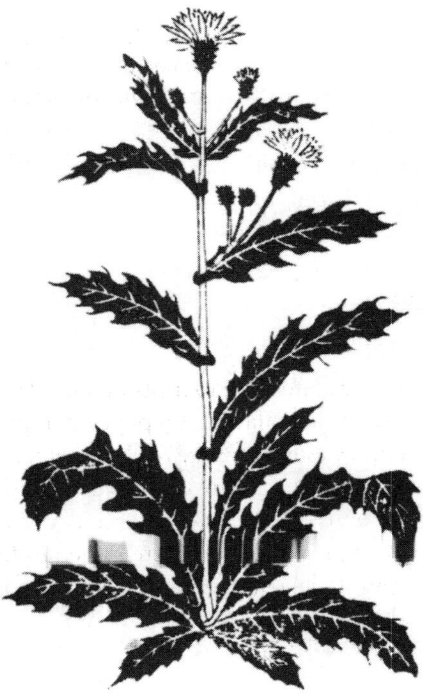

Chapitre 5

La vérité sur la phytothérapie

> L'art de guérir est le fait de la nature, et non du médecin. Par conséquent, le médecin doit partir de la nature avec un esprit ouvert.
>
> PARACELSE (1493-1541)

La phytothérapie

Il s'agit de l'emploi de plantes et d'extraits de plantes pour soigner et prévenir toute une série de maladies. La phytothérapie est l'une des formes de traitement les plus anciennes et les plus répandues. Faisant appel aux plantes médicinales et aux traditions locales, elle continue à jouer un rôle majeur dans les soins pratiqués en Asie et en Afrique. Ces dernières décennies, la phytothérapie a été l'une des formes de traitement connaissant le développement le plus rapide dans le reste du monde.

Le premier cas de médecine alternative que nous avons discuté dans ce livre concernait Ötzi, le randonneur alpin vieux de 5 000 ans, dont le corps gelé, orné de diverses marques de tatouages, a été découvert en Autriche en 1991. Ces traces étaient distribuées en des points du corps qui sont aujourd'hui encore familiers aux acupuncteurs de notre époque, de sorte qu'il semble possible et même vraisemblable qu'Ötzi ait fait l'objet d'un traitement ressemblant à l'acupuncture. Cependant, d'autres signes indiquent que « l'homme des glaces » suivait aussi un traitement relevant d'une autre forme de médecine alternative, à savoir la phytothérapie.

Les archéologues qui ont étudié le corps d'Ötzi ont découvert qu'il portait sur lui deux petits blocs de la taille d'une noix, enfilés sur une lanière de cuir. Ils ont déterminé que ces petits blocs étaient des fragments du chapeau d'un champignon vivant sur le tronc des bouleaux (*Piptoporus betulinus*, le polypore du bouleau). Ce champignon contient de l'acide polyporénique qui possède des propriétés antibiotiques. Cette découverte devint particulièrement intéressante lorsque les scientifiques découvrirent que le gros intestin (ou côlon) d'Ötzi était infesté d'œufs d'un ver nématode parasite, le trichocéphale *Trichuris trichiura*. Or celui-ci peut être tué par l'acide polyporénique. Un anthropologue, le docteur Luigi Capasso, écrivit dans *The Lancet* : « La découverte de ce champignon suggère que « l'homme des glaces » savait qu'il était infecté par des parasites intestinaux et qu'il les combattait au moyen de doses précises de *Piptoporus betulinus.* »

Sur la base de ce traitement médicamenteux d'origine fongique que prenait Ötzi et sur celle fournie par des découvertes archéologiques similaires, nous savons que la forme de médecine la plus ancienne du monde recourait aux plantes. Bien entendu, nos ancêtres ne savaient sûrement pas que *Piptoporus betulinus* contenait de l'acide polyporénique et que c'était ce dernier qui tuait les œufs de *Trichuris trichiura*, mais leur savoir était suffisamment développé pour s'être rendu compte que la consommation du polypore du bouleau permettait, d'une façon ou d'une autre, de soulager les douleurs abdominales. De même, ils avaient aussi découvert que d'autres plantes pouvaient, d'une manière ou d'une autre, soigner d'autres maladies.

Les sociétés traditionnelles, de par le monde, ont mis au point, par un processus d'essais et d'erreurs, leurs propres corps de connaissances médicales fondées sur les plantes médicinales présentes dans leur environnement local. C'est ainsi que les guérisseurs dans les tribus jouent le rôle de véritables bases de données spécialisées et peuvent ainsi fournir les remèdes appropriés. Chaque génération de chamans et de sangomas a ajouté des connaissances supplémentaires sur les remèdes naturels qu'ils pouvaient trouver dans l'environnement, de sorte que la phytothérapie est devenue une façon de soigner de plus en plus élaborée. Puis, au dix-huitième siècle, elle est brusquement entrée dans une ère nouvelle, lorsque les scientifiques ont commencé à l'étudier de près dans le but d'aller plus loin que les ressources médicinales offertes par la nature.

En 1775, un médecin britannique, William Withering, entra dans l'équipe soignante de l'Hôpital général de Birmingham et devint, peu de temps après, membre de la Lunar Society, assistant régulièrement à ses réunions. Les « Lunatiques », comme ils s'appelaient eux-mêmes, étaient un groupe d'hommes éminents qui se réunissaient une fois par mois, le lundi le plus proche de la pleine lune, car cela leur permettait de discuter de sujets scientifiques jusque tard dans la nuit et de pouvoir néanmoins rentrer chez eux en bénéficiant du clair de lune. Tout en poursuivant sa carrière de médecin, Withering s'intéressait à la science, ce qui le conduisit à mener une importante recherche sur les propriétés médicinales d'une plante, la digitale. On savait depuis longtemps que cette dernière pouvait être utilisée pour soigner une maladie, l'hydropisie, qui se traduit par des œdèmes généralisés en raison d'une défaillance chronique du muscle cardiaque (ou insuffisance cardiaque). Withering passa neuf années à étudier méticuleusement l'effet de la digitale sur 156 patients. Dans ses expériences, il faisait varier les modes de préparation de la plante ainsi que le dosage de façon à voir comment en maximiser les bénéfices thérapeutiques et en minimiser les effets secondaires. Ainsi, il comprit que les feuilles sèches réduites en poudre étaient cinq fois plus efficaces que les feuilles fraîches de digitale ; que faire bouillir les feuilles diminuait leur effet sur les patients ; qu'un dosage trop fort déclenchait des nausées, des vomissements, des diarrhées, ainsi qu'une tendance à voir le monde coloré en jaune-vert.

Il publia le résultat de ses recherches en 1785 dans un livre intitulé *An Account of the Foxglove and Some of Its Medical Uses* (« Rapport sur la digitale et certains de ses usages médicaux »). Cet ouvrage met en relief la façon rigoureuse et impartiale dont il a mené son étude sur les effets de la digitale :

> Il eût été très facile de ne rapporter que des cas choisis, dont le traitement réussi aurait fortement plaidé en faveur de ce remède et aurait peut-être été flatteur pour ma propre réputation. Mais la Vérité et la Science condamneraient un tel procédé. J'ai donc mentionné tous les cas ... appropriés ou inappropriés, couronnés de succès ou non.

Les recherches de Withering marquent un tournant dans l'histoire de la phytothérapie, depuis ses débuts réalisés au petit bonheur dans les temps les plus anciens jusqu'à l'approche plus scientifique et systématique mentionnée ci-dessus. Un par un, les remèdes traditionnels tirés des plantes ont été soumis à un examen approfondi. Une bonne illustration de cette nouvelle approche rationnelle est fournie par la façon dont les scientifiques se sont approprié les potentialités thérapeutiques de l'écorce de l'arbre appelé « quinquina ». Celle-ci était utilisée depuis longtemps par les Amérindiens du Pérou pour soigner le paludisme. Les Jésuites apprirent quelles étaient les propriétés curatives de cette écorce dans les années 1620, et, dans les quelques décennies qui suivirent, ce remède, qu'on appelait alors « l'écorce des Jésuites », gagna une haute réputation dans une grande partie de l'Europe. Le médecin italien du dix-septième siècle Sebastiano Bado considérait que l'écorce du quinquina était un trésor de plus grande valeur que tout l'or rapporté d'Amérique du Sud.

Les herboristes préparaient l'écorce du quinquina en vue de l'usage médical en la faisant tout simplement sécher puis en la réduisant en une poudre fine. C'est cette dernière que Samuel Hahnemann utilisa sur lui-même, dans une expérience qui fut le point de départ de l'homéopathie, comme nous l'avons vu au chapitre 3. Les scientifiques, cependant, se saisirent de ce remède tiré d'une plante pour l'exploiter dans une toute autre direction, c'est-à-dire, en fait, pour augmenter ses propriétés thérapeutiques. Émettant l'hypothèse qu'il n'y avait qu'un seul composant de l'écorce qui était médicalement actif, ils tentèrent d'isoler celui-ci afin de pouvoir l'administrer sous une forme plus concentrée et plus efficace. Il fallut attendre jusqu'en 1820 pour que deux chimistes français, Pierre-Joseph Pelletier et Joseph-Bienaimé Caventou, isolent une substance qu'ils appelèrent la *quinine*, d'après le terme

Inca « quinquina » désignant l'arbre en question. Ensuite, les scientifiques purent étudier convenablement les effets précis de cette substance antipaludéenne et rechercher la meilleure façon dont on pouvait l'employer pour sauver des vies.

Juste quelques années après que la quinine fut isolée de l'écorce du quinquina, les scientifiques portèrent leur attention sur l'écorce du saule, que l'on utilisait depuis des millénaires pour soulager les douleurs et la fièvre. De nouveau, ils réussirent à identifier la substance active, la nommant cette fois-ci *salicine*, d'après le nom latin du saule, *salix*. Dans ce cas, cependant, les chimistes partirent de la substance fournie par la nature et tentèrent de la modifier et de l'améliorer, sachant que la salicine était toxique. Administrée sous sa forme pure ou extraite de l'écorce de saule, la salicine était connue pour provoquer des problèmes gastriques particulièrement graves, mais les chimistes s'aperçurent qu'ils pouvaient largement éliminer cet effet secondaire en transformant la salicine en une molécule étroitement apparentée, l'acide acétylsalicylique. La firme allemande Bayer commença à commercialiser ce médicament nouveau et miraculeux sous le nom d'aspirine en 1899, et en lança la campagne publicitaire en écrivant à 30 000 médecins dans toute l'Europe, le premier publipostage de masse dans l'histoire de l'industrie pharmaceutique. L'aspirine rencontra un succès immédiat et de nombreuses célébrités en firent l'éloge : Franz Kafka dit à sa fiancée qu'elle soulageait l'insupportable souffrance d'être.

Grâce à cette approche scientifique, l'aspirine a connu un formidable essor : c'est maintenant le médicament le moins cher et le plus vendu dans le monde. De plus, elle est devenue bien plus qu'un simple anti-douleur, comme on le croyait à l'origine. Les essais cliniques ont montré qu'elle peut réduire les risques de crise cardiaque, d'accident vasculaire cérébral et de nombreux types de cancer. Du côté négatif, les études scientifiques ont aussi révélé que l'aspirine peut conduire à des hémorragies stomacales chez 3 personnes sur 1 000 et peut accroître le risque de crises d'asthme. En outre, l'aspirine n'est pas recommandée chez les enfants de moins de douze ans.

Il est donc déjà parfaitement clair que ce chapitre sur la phytothérapie va être très différent des chapitres précédents sur l'acupuncture, l'homéopathie et les manipulations chiropratiques. Ces autres thérapies sont regardées avec un grand scepticisme par la médecine conventionnelle, en partie parce que les théories qui les sous-tendent ne concordent pas avec les connaissances scientifiques sur l'anatomie, la physiologie et la pathologie. Pourquoi le fait de contacter avec des aiguilles des méridiens qui n'existent pas devrait-il améliorer l'audition ? Pourquoi des solutions homéopathiques ultra-diluées dépourvues de toute substance active devraient-elles soigner le rhume des foins ? Pourquoi la manipulation des vertèbres devrait-elle soulager l'asthme ? En revanche, les plantes contiennent un cocktail complexe de composés chimiques pharmacologiquement actifs, et c'est pourquoi il n'est pas surprenant que certaines d'entre elles puissent avoir un effet sur notre état de santé. Par conséquent, la phytothérapie a été prise en compte par la science dans une bien plus grande mesure que les autres thérapies mentionnées ci-dessus.

En fait, tout le monde convient que la pharmacologie moderne provient en grande partie de la tradition des plantes médicinales. Selon le neurobiologiste Patrick Wall, 95 pour cent des antalgiques utilisés par les médecins d'aujourd'hui sont basés soit sur l'opium, soit sur l'aspirine ; et la gamme des médicaments actuels dérivés des plantes comprend un agent anticancéreux, le taxol (fourni par l'if du Pacifique) et un médicament antipaludéen, l'artémisine (fournie par l'armoise annuelle). Certains remèdes d'origine naturelle ont eu des commencements très humbles, comme la pénicilline qui a été découverte lorsqu'un tout petit peu de la moisissure appelée *Penicillium* s'est introduit dans un laboratoire hospitalier du centre de Londres. D'autres remèdes ont été trouvés dans des lieux plus exotiques, comme Madagascar, patrie d'une espèce de pervenche qui a fourni des dizaines de composés chimiques intéressants, donnant des médicaments tels que la *vincristine* et la *vinblastine*, utilisés en chimiothérapie anticancéreuse.

En dépit de tous ces exemples, montrant que de nombreuses plantes ont été incorporées à la médecine conventionnelle, il est important de souligner que la phytothérapie est toujours considérée, pour sa plus grande part, comme une médecine alternative. En fait, il est facile de faire la distinction entre la phytothérapie alternative et ce que l'on pourrait appeler la phytothérapie scientifique. La différence entre ces deux sortes de phytothérapies devient claire si l'on se rappelle quels étaient les objectifs des scientifiques lorsqu'ils ont examiné les remèdes fondés sur les plantes aux dix-neuvième et vingtième siècles.

Ces scientifiques voulaient d'abord identifier la substance active de chaque plante et l'isoler. Puis, ils cherchaient à la synthétiser industriellement, afin de la produire en masse à faible coût. Ils se sont ensuite efforcés d'améliorer ce qu'offrait la nature en modifiant les molécules de la substance originelle. Fondamentalement, les scientifiques ont essayé d'évaluer l'effet des traitements sur des patients afin de voir quels extraits de plantes étaient sûrs et efficaces et lesquels étaient dangereux et inefficaces. Les médicaments obtenus au moyen de cette approche scientifique de la phytothérapie font totalement partie de la médecine conventionnelle, au point qu'ils ne sont plus du tout considérés comme des remèdes relevant de la tradition des plantes médicinales, mais sont simplement intégrés au sein de la pharmacopée moderne. Ce n'est évidemment pas par hasard que le mot anglais *drug* pour « médicament » dérive du terme suédois *druug* qui signifie « herbe séchée ».

De son côté, la phytothérapie alternative met généralement l'accent sur l'utilisation des plantes entières ou d'organes entiers des plantes, parce que la philosophie qui la sous-tend soutient que celles-ci ont été façonnées pour nous guérir. Les adeptes traditionalistes de la phytothérapie pensent que Mère Nature a agencé le mélange complexe de substances au sein d'une plante de telle façon qu'elles fonctionnent en harmonie, ce qui signifie que la plante produit un effet plus grand que la somme de ses parties. Ces phytothérapeutes traditionalistes appellent cela une *synergie*.

En bref, les phytothérapeutes alternatifs continuent à penser que Mère Nature sait ce qui est bon pour nous, et que la plante entière représente le remède idéal, tandis que les scientifiques estiment que la nature fournit juste un point de départ et que les médicaments les plus puissants sont obtenus en identifiant les substances actives fondamentales d'une plante (et quelquefois en modifiant chimiquement les substances en question).

Nous savons que les médicaments dérivés scientifiquement des plantes sont efficaces, mais la question cruciale dans le cadre de ce livre est de savoir si les remèdes alternatifs basés sur les plantes complètes sont réellement efficaces ou non. La plupart de ces derniers n'ont pas été examinés avec autant de précision que ne l'ont été les médicaments conventionnels, mais il y a de nombreuses études qui donnent des renseignements précieux sur des remèdes à base de plantes médicinales. Dans le paragraphe suivant, nous allons rapporter les meilleures preuves que nous ayons pu réunir pour décider si telle ou telle plante est réellement efficace : par exemple, est-ce que l'échinacée est capable de guérir un rhume ou bien est-ce que l'huile essentielle d'onagre peut soulager l'eczéma ?

Nous allons aussi envisager une question encore plus importante, à savoir celle de la sécurité. Les patients ont besoin de savoir non seulement si les remèdes phytothérapeutiques sont efficaces, mais aussi si certains d'entre eux sont dangereux ou peut-être même mortels.

La pharmacopée végétale

Au cours des deux dernières décennies, on a vu se déverser une avalanche d'articles dans les journaux pour vanter les mérites thérapeutiques des remèdes tirés du millepertuis, une plante capable d'agir comme antidépresseur, disait-on. Les ventes des remèdes à base de millepertuis se sont envolées dans les années 1990, au point que leur consommation s'est accrue plus rapidement que celle de tous les autres remèdes phytothérapeutiques en vogue. Mais est-ce que cette explosion des ventes est justifiée ? Le millepertuis peut-il réellement soigner les patients souffrant de dépression ?

Le millepertuis (*Hypericum perforatum*), qui est originaire d'Europe, a probablement été reconnu par les premiers agriculteurs comme une plante toxique, dans la mesure où elle pouvait provoquer des problèmes chez leur bétail herbivore, tels que des avortements spontanés, et où elle pouvait même faire mourir leurs bêtes. C'est peut-être en raison de sa toxicité que l'on s'est mis, dans les temps anciens, à suspendre dans les maisons des bouquets de millepertuis dans le but d'éloigner les mauvais esprits. Au cours des siècles, cette tradition a évolué, de sorte que les gens ont commencé à suspendre leurs bouquets de millepertuis le jour de la Saint-Jean, le 24 juin, peu de temps après l'épanouissement de ses fleurs jaunes. C'est pourquoi cette plante est appelée en anglais : « Saint John's wort », autrement dit « la plante de Saint Jean » (« wort » étant un terme de vieil anglais signifiant « plante »).

La notion que le millepertuis pouvait empoisonner les mauvais esprits agissant dans le monde extérieur a probablement encouragé les anciens guérisseurs à penser que cette plante pouvait aussi empoisonner les mauvais esprits intervenant au sein du corps, lesquels étaient responsables de maladies, pensaient-ils. Nous savons que les guérisseurs, il y a plus de 2000 ans, utilisaient le millepertuis pour soigner la sciatique, l'arthrose, les règles douloureuses, la diarrhée et beaucoup d'autres affections, mais ce n'est pas avant le seizième siècle que le médecin suisse Paracelse fournit la première preuve bien étayée que cette plante pouvait être utilisée pour soigner des troubles mentaux, alors appelés du nom de *phantasmata*. Au siècle suivant, un médecin italien, Angelo Sala, décrivit lui aussi comment on pouvait utiliser cette plante pour soigner la dépression, l'anxiété et la démence, et il souligna, en outre que « le millepertuis guérit ces affections à la vitesse de l'éclair ».

Le millepertuis a continué à être utilisé pour soigner la dépression jusqu'au début du vingtième siècle, mais il est tombé en désuétude en même temps que d'autres remèdes phytothérapeutiques, car les médecins, en Europe et en Amérique, préféraient recourir aux nouveaux médicaments, alors en plein développement. La médecine entrait dans l'âge de la science, aussi se développait-il inévitablement une tendance à rejeter les remèdes naturels anciens en faveur des nouveaux produits de la pharmacologie moderne. Néanmoins, la tradition phytothérapeutique survécut dans de petits recoins d'Europe et d'Amérique et il a toujours été rapporté quantité de récits anecdotiques suggérant que le millepertuis était efficace pour soigner la dépression. Mais est-ce que ces histoires de guérison indiquaient que le millepertuis était authentiquement efficace ou bien pouvaient-elles s'expliquer par la mise en jeu d'un puissant effet placebo ?

La meilleure façon d'évaluer l'efficacité du millepertuis était de le soumettre à des tests scientifiques, et, à partir de 1979, toute une série d'essais furent réalisés. La plupart l'ont été en Allemagne, où la phytothérapie gardait l'estime et le soutien de certains médecins ainsi que de patients. Comme cela semble souvent être le cas en médecine alternative, chaque essai individuel fut incapable de donner une conclusion définitive sur l'efficacité de cette plante, mais l'un après l'autre, tous ces essais incitèrent fortement à penser que le millepertuis devait être plus qu'un simple placebo. L'étape suivante fut de réaliser une méta-analyse consistant à rassembler soigneusement toutes les données de tous les essais afin de mieux appréhender les véritables vertus de cette plante.

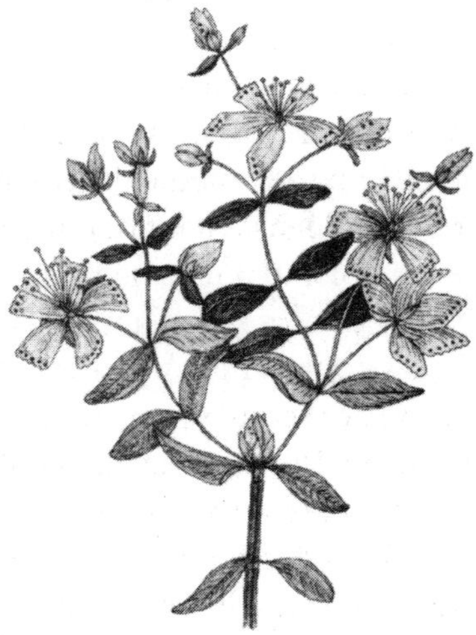

Le millepertuis

La première méta-analyse sur le millepertuis fut réalisée en 1996 et prit en considération les résultats de vingt-trois essais. Se référant au millepertuis par son nom latin *hypericum*, elle conclut : « Cette étude apporte la preuve que des extraits d'*hypericum* sont plus efficaces qu'un placebo pour le traitement de troubles dépressifs légers à modérément sévères. » En 1997, l'émission d'actualité *20/20* sur une chaîne de télévision américaine, affirma que le millepertuis représentait « une surprenante et très remarquable percée médicale : elle pourrait concerner des millions de personnes souffrant de dépression légère ». Grâce à cette sorte de publicité, les ventes de millepertuis aux États-Unis ont été multipliées d'un facteur 30 en seulement 3 ans.

La conclusion de la méta-analyse de 1996 fut renforcée par celle obtenue par la Collaboration Cochrane en 2005. Cette organisation publia un bilan critique systématique intitulé « *Le millepertuis dans la dépression* », portant sur la totalité des trente-sept essais qui avaient été réalisés jusque-là. Par rapport au traitement de dépressions légères à modérément sévères, l'étude de la Collaboration Cochrane déclara que « hypericum et les antidépresseurs classiques présentent des effets bénéfiques similaires ». Cependant, les auteurs de ce bilan critique systématique ont aussi insisté sur les limites de l'utilisation du millepertuis : « En ce qui concerne les dépressions sévères, plusieurs essais récents contrôlés par placebo suggèrent que les extraits d'hypericum testés n'ont que de minimes effets bénéfiques. »

Néanmoins, la conclusion globale concernant le millepertuis reste positive, dans la mesure où il procure des bénéfices thérapeutiques similaires à ceux des médicaments modernes pour le traitement des dépressions légères à modérément sévères. Il représente donc un moyen supplémentaire qui peut être utilisé chez les patients ne répondant peut-être pas aux médicaments conventionnels existants. On a essayé d'isoler la substance active fondamentale du millepertuis, dont on pense qu'il pourrait s'agir soit de l'hyperforine, soit de l'hypericine. Lorsque ces molécules ont été testées, cependant, elles n'ont pas paru aussi efficaces que la plante entière. Dans ce cas précis, les phytothérapeutes traditionalistes semblent avoir raison. En d'autres termes, il semble que les bénéfices thérapeutiques procurés par le millepertuis résultent d'une combinaison de composés chimiques, chacun intervenant pour renforcer l'effet des autres.

Ayant l'aval des recherches scientifiques, le millepertuis est devenu l'un des produits les plus vendus au sein du marché annuel mondial des remèdes phytothérapeutiques qui atteint aujourd'hui environ 12 milliards d'euros. Les pharmacies d'aujourd'hui, ainsi que les boutiques de produits de santé, proposent des centaines de remèdes phytothérapeutiques, chacun étant généralement présenté comme capable de soigner plusieurs types de maladies. Étant donné la multitude de ces remèdes et des maladies qu'ils sont supposés traiter, il serait irréaliste, dans les limites de ce livre, d'espérer examiner chacun d'eux de façon aussi détaillée que nous l'avons fait pour le millepertuis. Mais nous sommes en mesure de fournir un jugement sommaire sur tous les remèdes phytothérapeutiques figurant au palmarès des meilleures ventes.

Le tableau 1 présente une liste de ceux-ci, chacun d'eux étant accompagné de l'énumération des maladies pour lesquels il est employé. Dans chaque cas, on a mentionné l'évaluation de son efficacité, classée en trois niveaux. Cette évaluation est fondée sur les preuves accumulées par les recherches ayant été menées jusque-là. Les trois niveaux classent l'efficacité en bonne, moyenne ou mauvaise.

Par exemple, nous avons attribué à *Harpagophytum* (communément appelé « griffe du diable ») une évaluation de « bonne » efficacité dans le traitement des douleurs musculaires et osseuses, parce que plusieurs essais de haute qualité (en termes de rigueur) ont indiqué que ce remède est efficace et les résultats obtenus sont uniformes : autrement dit, il n'y a pas d'études importantes suggérant le contraire.

La grande camomille (ou pyrèthre) se voit attribuer une évaluation d'efficacité « moyenne » dans la prévention de la migraine, parce que les résultats des essais ont été mitigés : principalement positifs, mais partiellement négatifs. Et les essais positifs n'ont pas été totalement convaincants en raison de la qualité des essais, du petit nombre des patients impliqués et de la faiblesse de l'effet observé.

La lavande ne reçoit qu'une évaluation de « mauvaise » efficacité dans le traitement de l'insomnie et de l'anxiété, parce qu'elle n'a été testée que dans un très petit nombre d'essais et que les résultats ont été contradictoires. De façon intéressante, certains remèdes phytothérapeutiques très réputés, comme la camomille ou l'onagre, ont eux aussi une évaluation de « mauvaise » efficacité, dans la mesure où les preuves en leur faveur sont piètres. Il est probable que la réputation de ces remèdes résulte d'un habile marketing, couplé à l'effet placebo ressenti par les acheteurs de ces produits. En bref, il est vraisemblable qu'il vaille mieux dépenser son argent à acheter des médicaments conventionnels efficaces plutôt que des remèdes phytothérapeutiques dont l'efficacité est évaluée comme « mauvaise ».

Le tableau I fournit une bonne base de référence sur l'efficacité des remèdes phytothérapeutiques, mais il est nécessaire de souligner quatre points importants pour bien le replacer dans son contexte. Premièrement, même si certains des remèdes figurant dans ce tableau sont vraisemblablement efficaces pour traiter certaines affections, il existe des médicaments conventionnels qui offrent des bénéfices thérapeutiques aussi grands ou même plus grands, dans presque tous les cas. La seule exception importante est le traitement du rhume, parce que les médicaments conventionnels sont largement inefficaces, et que les extraits d'échinacée ont montré certains résultats positifs dans les essais cliniques. Bien que l'échinacée ne puisse probablement pas prévenir la survenue d'un rhume, il est sans doute utile de prendre ce remède phytothérapeutique lorsque l'on souffre de cette affection, parce qu'elle va alors durer vraisemblablement moins longtemps.

Le second point important au sujet de ce tableau est qu'il n'est pas exhaustif. Bien qu'il comprenne plus de trente remèdes phytothérapeutiques, nous avons été obligés d'omettre beaucoup d'entre eux, simplement parce qu'ils n'ont pas été correctement testés. Et sans essais cliniques convenables, il est impossible d'indiquer si un remède donné est efficace ou non pour traiter une affection particulière. Si l'on ne trouve pas tel ou tel remède phytothérapeutique dans ce tableau, alors, on peut supposer, avec une grande vraisemblance, qu'il n'y a pas de preuves convaincantes en faveur de son emploi.

Le troisième point concerne aussi une omission : ce tableau ne rapporte, en effet, aucune évaluation d'efficacité pour ce que l'on appelle les *remèdes phytothérapeutiques personnalisés*. On n'achète pas en pharmacie ces mélanges spéciaux ; en fait, ils sont composés par des phytothérapeutes traditionalistes à l'issue de consultations personnelles détaillées. Les guérisseurs chinois traditionnels, les guérisseurs indiens ayurvédiques et les phytothérapeutes traditionalistes européens pratiquent généralement cette forme de phytothérapie personnalisée, combinant plusieurs plantes afin de trouver le mélange le plus approprié aux caractéristiques d'un patient individuel. Ce mélange peut dépendre de l'histoire personnelle de ce patient, de son arrière-plan, de sa personnalité et de son milieu, aussi bien que de ses symptômes actuels. Cela signifie que deux patients présentant les mêmes symptômes peuvent se voir traiter par deux mélanges de remèdes phytothérapeutiques très différents. Il est plus difficile de tester cette forme de phytothérapie, en raison de sa nature individualisée, mais cela n'est pourtant pas impossible. En réalité, elle a fait l'objet de plusieurs essais cliniques randomisés de grande qualité sur le plan de la rigueur.

Généralement, ces essais ont consisté à diviser un groupe de patients souffrant d'une affection particulière, comme, par exemple, le syndrome de l'intestin irritable, en trois sous-groupes. Les patients du sous-groupe A ont alors reçu le remède phytothérapeutique approprié à cette affection, comme la menthe poivrée, tandis que les patients des sous-groupes B et C ont été vus par un phytothérapeute très expérimenté qui a conçu un remède personnalisé

Tableau 1. L'efficacité des remèdes phytothérapeutiques

Le nom de chaque plante est suivi des maladies ou des affections qu'elle est supposée soigner et d'une évaluation de son efficacité. Ce jugement est fondé sur la quantité et la qualité des preuves concernant la valeur de la plante examinée. Il faut éviter de recourir aux plantes dont l'efficacité est jugée comme « mauvaise », car cela signifie qu'il n'existe aucune raison de croire en leur effet positif. Et il n'est pas forcément recommandé aux patients de se servir même des plantes dont l'efficacité est jugée moyenne ou bonne : les raisons de cet appel à la prudence sont expliquées dans la suite du chapitre.

Il vaut la peine de remarquer que pour beaucoup de maladies et d'affections, comme le cancer, le diabète, la sclérose en plaques, l'ostéoporose, l'asthme, la « gueule de bois » et l'hépatite, il n'y a pas de remède phytothérapeutique efficace.

Actée à grappes (*Actaea racemosa*) : ménopause, rhume, problèmes menstruels et gynécologiques.	*Moyenne*
Ail (*Allium sativum*) : réduit le taux de cholestérol élevé.	*Bonne*
Aloe vera (*Aloe barbadensis*) : herpès, psoriasis, cicatrisation des blessures, lésions de la peau.	*Mauvaise*
Andrographis (*Andrographis paniculata*) : rhume.	*Moyenne*
Arbre à thé (*Melaleuca alternifolia*) : mycoses.	*Moyenne*
Artichaut (*Cynara scolymus*) : taux de cholestérol élevé, dyspepsie.	*Mauvaise*
Aubépine (*Crataegus sp.*) : insuffisance cardiaque congestive.	*Bonne*
Camomille (*Matricaria chamomilla*) une panacée : dyspepsie, syndrome de l'intestin irritable, insomnie.	*Mauvaise*
Canneberge d'Amérique (*Vaccinium macrocarpon*) : prévention des infections du système urinaire.	*Moyenne*
Chardon Marie (*Silybum marianum*) : hépatite et lésions du foie causées par l'alcool.	*Moyenne*
Échinacée (*Echinacea angustifolia, pallida* ou *purpurea*) : traitement et prévention du rhume.	*Bonne*
Éleuthérocoque (ou Ginseng sibérien) (*Eleutherococcus senticosus*) : augmentation des performances, herpès.	*Mauvaise*
Gingembre (*Zingiber officinalis*) : nausée.	*Moyenne*
Ginkgo (*Ginkgo biloba*) : démence, mauvaise circulation sanguine dans les jambes.	*Moyenne*

Ginseng (ou Ginseng asiatique) (*Panax ginseng*) : impuissance, cancer, diabète ; une panacée.	*Mauvaise*
Grande Camomille (*Tanacetum parthenium*) : prévention de la migraine.	*Moyenne*
Gui (*Viscum album*) : cancer.	*Mauvaise*
Harpagophytum (*Harpagophytum procumbens*) : douleurs musculaires et osseusses.	*Bonne*
Houblon (*Humulus lupulus*) : insomnie.	*Mauvaise*
Kava (*Piper methysticum*) : anxiété.	*Bonne*
Lavande (*Lavendula angustifolia*) : insomnie, anxiété.	*Mauvaise*
Ma huang (*Ephedra sinica*) : induit la perte de poids.	*Bonne*
Marronnier (*Aesculus hippocastaneum*) : varices.	*Bonne*
Menthe poivrée (*Mentha x piperita*) : syndrome de l'intestin irritable, dyspepsie.	*Moyenne*
Millepertuis (*Hypericum perforatum*) : états dépressifs légers à modérément sévères.	*Bonne*
Myrtille (*Vaccinium myrtillus*) : maladie des yeux, varices, phlébite, douleurs menstruelles.	*Mauvaise*
Onagre (*Œnothera biennis*) : eczéma, problèmes de la ménopause, syndrome prémenstruel, asthme, psoriasis ; une panacée.	*Mauvaise*
Ortie (*Urtica dioica*) : hyperplasie bénigne de la prostate.	*Moyenne*
Palmier de Floride (*Serenoa serrulata*) : hypertrophie bénigne de la prostate.	*Moyenne*
Passiflore (*Passiflora incarnata*) : insomnie, anxiété.	*Mauvaise*
Pépins de raisin (*Vitis vinifera*) : prévention du cancer et des maladies cardiovasculaires.	*Moyenne*
Saule (*Salix alba*) : douleurs	*Moyenne*
Thym (*Thymus vulgaris*) : bronchite.	*Mauvaise*
Trèfle des prés (*Trifolium pratense*) : symptomes de la ménopause.	*Bonne*
Valériane (*Valeriana officinalis*) : insomnie.	*Moyenne*

pour chaque patient. Mais les patients du sous-groupe B ont reçu leur propre remède personnalisé, tandis que les patients du sous-groupe C ont reçu des remèdes placebo dont l'aspect et le goût étaient semblables à ceux des remèdes personnalisés, sauf qu'ils étaient inactifs. Bien que les patients du sous-groupe A aient su être traités par un remède phytothérapeutique classique, ceux des sous-groupes B et C ignoraient s'ils étaient traités par un remède personnalisé ou par un placebo. De façon générale, les résultats de ces études ont été décevants : les remèdes personnalisés ne se sont pas montrés plus efficaces que les remèdes placebo ou bien ne se sont pas montrés plus efficaces que le remède phytothérapeutique classique. Par conséquent, nous sommes d'avis qu'il vaut mieux éviter les remèdes phytothérapeutiques personnalisés : au pire, ils représentent un placebo coûteux ; au mieux, une option coûteuse comparée aux remèdes phytothérapeutiques simples, tels que la menthe poivrée que l'on peut acheter en pharmacie.

Le quatrième et dernier point au sujet des remèdes phytothérapeutiques (à la fois ceux qui sont mentionnés dans le tableau I et ceux qui ne le sont pas) concerne la question de la sécurité. Comme déjà dit dans le chapitre précédent, les patients ont besoin de savoir si une thérapie alternative est à la fois efficace et sûre. On peut d'ailleurs considérer que la question de la sécurité est plus importante que celle de l'efficacité.

Avant tout, ne pas nuire

« Avant tout, ne pas nuire » n'est pas un précepte, comme beaucoup de gens le croient, faisant partie du serment d'Hippocrate. Néanmoins, celui-ci adhérait réellement à une telle règle, et il a exprimé un conseil aux médecins très semblable dans son texte intitulé *Des épidémies* : « En ce qui concerne les maladies, deux choses doivent devenir une habitude : soulager ou du moins, ne pas nuire. »

La médecine moderne interprète ce précepte en termes du rapport bénéfices/risques, parce que nous acceptons à présent que presque toute intervention médicale comporte un risque d'effets secondaires. Par conséquent, avant de commencer n'importe quel traitement, le médecin et le patient doivent se mettre d'accord sur le fait que le bénéfice thérapeutique attendu doit dépasser, par son ampleur, le risque et la sévérité d'effets secondaires défavorables. Jusqu'ici, nous n'avons envisagé que les bénéfices thérapeutiques possibles de certains remèdes phytothérapeutiques. Maintenant, il est temps d'examiner leurs risques éventuels.

Il est important de se rappeler que la majorité des composés chimiques puissants trouvés dans les plantes, qui peuvent aider à soigner les maladies humaines ont, en règle générale, été acquis au fil de l'évolution par ces plantes pour servir des desseins très différents. Par exemple, certains de ces composés chimiques ont été acquis par évolution afin de protéger les plantes des insectes, et si ces insecticides naturels sont capables de tuer ces arthropodes, alors il est très vraisemblable qu'ils puissent se montrer aussi nocifs pour les êtres humains, si la dose est suffisamment importante.

Nous commencerons par discuter des inconvénients du millepertuis, parce que, comme nous l'avons vu, c'est l'un des remèdes phytothérapeutiques les plus efficaces et les plus en vogue qui soit actuellement sur le marché. Le principal problème avec le millepertuis est qu'il contient des composés chimiques pouvant interférer avec les autres médicaments qu'un patient peut être en train de prendre par ailleurs. En fait, le millepertuis peut inhiber l'effet thérapeutique de plus de la moitié des médicaments prescrits, dont des médicaments contre le VIH (le virus du SIDA) et des anticancéreux. Il en est ainsi parce que le millepertuis stimule des enzymes dans le foie qui détruisent les autres médicaments avant qu'ils aient rempli leur office. En outre, le millepertuis réduit l'activité d'un mécanisme de transport qui permet normalement aux médicaments de passer de l'intestin au circuit sanguin. Fondamentalement, ce remède phytothérapeutique peut donc représenter une double entrave pour les autres médicaments, soit en les détruisant, soit en les empêchant d'entrer dans l'organisme.

Les autorités médicales en Suède et au Royaume-Uni conseillent aux femmes prenant des contraceptifs oraux de ne pas recourir au millepertuis, dans la mesure où il a été enregistré plusieurs cas indiquant que cette plante inhibe l'action normale des contraceptifs et que son ingestion pourrait donc conduire à une grossesse non désirée. De même, les patients ayant fait l'objet d'une greffe de rein sont invités à ne pas prendre de millepertuis, car celui-ci interfère avec l'action de la *cyclosporine*, un médicament immunosuppresseur permettant d'éviter le rejet de la greffe.

Un cas particulier a été rapporté, celui d'une femme de vingt-neuf ans habitant dans l'Arkansas qui avait commencé à prendre du millepertuis pour soigner sa dépression et qui prenait aussi de la cyclosporine, parce qu'elle avait subi précédemment une greffe de rein et de pancréas. Cette opération avait parfaitement réussi, mais le taux de cyclosporine dans son sang a diminué et ses fonctions rénales et pancréatiques ont commencé toutes deux à décliner. Les médecins se sont demandé pendant plusieurs semaines quelle était la raison de ce phénomène, car la patiente n'avait pas pensé à leur dire qu'elle prenait aussi du millepertuis. Lorsque le millepertuis fut enfin repéré comme cause des problèmes de la patiente, on lui demanda d'arrêter ce remède, et les médecins essayèrent de faire remonter son taux de cyclosporine dans le sang. Malheureusement, il était trop tard : la greffe de rein avait été rejetée, et la patiente dût retourner à un protocole de dialyse.

Si la capacité des remèdes phytothérapeutiques à interférer avec les médicaments conventionnels pose des problèmes, c'est en partie dû au fait que, dans le public en général, on ne se rend pas compte que l'emploi de ces remèdes comporte des risques. Une grande partie du public estime que les remèdes phytothérapeutiques sont intrinsèquement sans danger, parce qu'ils sont naturels. Une enquête israélienne, par exemple, a révélé que 56 pour cent des gens utilisant de tels remèdes pensent « qu'ils ne provoquent aucun effet secondaire ». Cela permet d'expliquer les résultats d'une enquête menée sur 318 patients soignés en externe pour cancer à l'Hôpital Royal Marsden de Londres : 52 pour cent d'entre eux prenaient des compléments alternatifs, mais moins de la moitié de ces patients avaient pris la peine d'en informer les médecins et les infirmières qui les soignaient.

Même lorsqu'un patient ne prend aucun autre médicament, le millepertuis peut causer des problèmes. Un bilan critique de 1998 a établi que ce remède était associé à plusieurs types de réponses négatives telles que des symptômes gastro-intestinaux, des vertiges, de la fatigue, de la somnolence et de la sécheresse de la bouche. Cependant, il est important de souligner que ces réactions indésirables ne sont que des phénomènes éventuels et que le risque de les subir pourrait être regardé comme acceptable si un patient utilisant le millepertuis en retirait un bénéfice thérapeutique suffisamment important. En fait, il est généralement admis que ce remède particulier présente moins d'effets secondaires que certains médicaments antidépresseurs conventionnels, et que ces effets, lorsqu'ils se manifestent sont moins graves. Donc, le millepertuis peut être un remède phytothérapeutique utile, à condition que le patient soit conscient de ses éventuels effets secondaires intrinsèques et de ses interférences possibles avec les autres médicaments conventionnels qu'il peut prendre, et à condition aussi qu'il signale son utilisation à son médecin traitant.

Malheureusement, pour d'autres remèdes phytothérapeutiques, les effets secondaires sont plus graves et dépassent sans aucun doute les bénéfices. Au début des années 1990, un médecin belge, le docteur Jean-Louis Vanherweghem, fut étonné par le cas de deux jeunes femmes qui s'étaient présentées à sa clinique : toutes deux souffraient de lésions rénales, ou *néphropathies*, survenues brusquement et de façon inexpliquée. Après les avoir un peu questionnées, il apprit que toutes deux avaient suivi le même régime amaigrissant, lequel comportait diverses plantes chinoises. Le lien entre ces dernières et les lésions rénales n'était qu'une supposition à ce stade, mais il fut confirmé quand des archives locales montrèrent que sept autres femmes de moins de cinquante ans avaient souffert de lésions rénales similaires en 1991 et 1992 et que toutes avaient suivi le même régime amaigrissant à base de plantes.

Vanherweghem publia ses observations dans *The Lancet* en 1993, puis, dans un article de suivi moins d'un an après, il rapporta soixante-dix cas de ce que l'on commençait à appeler la « néphropathie des plantes chinoises ». Trente de ces cas avaient conduit à des décès. Finalement, après l'examen et l'évaluation des plantes entrant dans la composition du mélange qui avait été utilisé par toutes les patientes souffrant de lésions rénales, il apparut que la coupable était une plante appelée « aristoloche ».

L'emploi de celle-ci a fait l'objet de critiques supplémentaires à la fin des années 1990, lorsqu'il a été lié également au développement de cancers. Les médecins belges ont découvert que 40 pour cent des patientes souffrant de « néphropathie des plantes chinoises » montraient également des signes de tumeurs multiples. Bien que plusieurs pays de par le monde estimèrent qu'il y avait suffisamment de preuves pour interdire les produits contenant de l'aristoloche, certains praticiens de la phytothérapie et certains producteurs de remèdes phytothérapeutiques ont continué à affirmer que cette plante ne posait aucun problème de sécurité et que quelque chose d'autres devait être responsable des lésions rénales et des tumeurs. En effet, on utilisait l'aristoloche depuis des siècles et on n'avait jamais rapporté, antérieurement, qu'elle pouvait avoir des effets toxiques.

En fait, les anciens Grecs, Romains, Chinois et Amérindiens ont tous recouru à l'aristoloche pour traiter toutes sortes de maux, depuis les morsures de serpents jusqu'aux migraines. En raison de la forme renflée de la fleur rappelant l'utérus, les phytothérapeutes européens des temps anciens recommandaient spécialement l'emploi de l'aristoloche pour faciliter l'accouchement ou induire les menstruations (ce qui explique son autre nom en anglais : « birthwort », autrement dit « la plante de la naissance »). Nous savons maintenant, cependant, que toutes les patientes qui utilisaient cette plante étaient petit à petit intoxiquées. La raison pour laquelle les guérisseurs traditionnels n'avaient pas remarqué de lien entre l'emploi de l'aristoloche et les lésions rénales ultérieures est, probablement, que les néphropathies demandaient des mois ou des années pour se manifester.

Les dangers de l'aristoloche sont discutés par le journaliste d'investigation Dan Hurley dans son livre *Natural Causes*, dans lequel il révèle aussi les dangers de nombreux autres remèdes phytothérapeutiques. L'un des exemples les plus récents cités dans son catalogue des horreurs, est l'*éphédra*, un remède extrait de la plante chinoise « ma huang » (*ephedra sinica*). Les scientifiques s'inquiètent depuis longtemps des effets secondaires de l'éphédra, c'est pourquoi ils ont mis au point une version plus sûre, appelée *pseudoéphédrine*, qui agit efficacement en tant que décongestionnant nasal et, à ce titre, entre encore de nos jours dans la composition de beaucoup de médicaments contre le rhume pouvant être achetés en pharmacie. Néanmoins, l'extrait de plante original a continué d'être employé par des millions d'utilisateurs, en particulier par les athlètes et par les personnes suivant un régime amaigrissant, soit pour améliorer leur forme physique, soit pour perdre du poids. Cependant, en 2005, de fortes preuves avaient été obtenues, indiquant que 19 000 personnes avaient souffert de graves réactions, et au moins 164 étaient mortes, à la suite de l'emploi de l'éphédra. Le cas le plus marquant avait été celui de Steve Bechler, qui occupait le poste de « lanceur » dans l'équipe de baseball des Baltimore

Orioles, aux États-Unis : il mourut pendant une séance d'entraînement en 2003 par suite d'un accident vasculaire cérébral dû à la chaleur. L'éphédra accroît la transpiration et la déshydratation, c'est pourquoi le médecin légiste qui autopsia l'athlète conclut que l'éphédra avait joué « un rôle important » dans sa mort soudaine. La vente d'éphédra est maintenant interdite dans de nombreux pays, bien qu'on puisse encore l'obtenir facilement sur Internet.

Outre les dangereux effets secondaires liés à l'emploi de plusieurs remèdes phytothérapeutiques, il y a aussi un autre risque grave, à savoir celui de leur pollution par des produits chimiques. En 1999, Jerry Oliveras, un inspecteur chargé de surveiller la qualité des médicaments et des aliments, fit la déposition suivante devant un comité de la « Food and Drug Administration » américaine :

> Dans les plantes provenant de la République populaire de Chine, on trouve tout, depuis des niveaux pas vraiment détectables de métaux lourds jusqu'à pratiquement tous les métaux lourds que vous pouvez imaginer. Il y a des produits phytothérapeutiques chinois entrant dans ce pays qui contiennent de grandes quantités de cinabre. Pas seulement de cinabre, qui est un sel de mercure, mais aussi de cinabre fortement pollué par du sel de plomb soluble. Ces produits phytothérapeutiques sont en vente libre. Vous pouvez aller dans le quartier chinois de votre ville et obtenir quelques petites pilules rouges. Avalez-les et continuez tranquillement à vaquer à vos occupations, pendant que vous vous empoisonnerez lentement jusqu'à la mort.

Les remèdes phytothérapeutiques ayurvédiques ont aussi tendance à être pollués par des métaux lourds. En 2003, un groupe de chercheurs en médecine de Boston a visité de nombreux magasins de leur ville et acheté soixante-dix remèdes phytothérapeutiques ayurvédiques distincts. Dix pour cent d'entre eux contenaient de l'arsenic, en quantité dépassant les seuils de sécurité recommandés, et dans le cas le plus grave, le remède contenait 200 fois plus d'arsenic que le taux autorisé. Dix pour cent d'entre eux contenaient également du mercure en excès, le cas le plus grave en ayant plus de 1 000 fois plus que le seuil de sécurité recommandé. Et le plus inquiétant de tout était que vingt pour cent de ces remèdes contenaient du plomb en excès, le cas le plus grave en ayant 10 000 fois plus que le seuil de sécurité recommandé.

Quelquefois, les contaminants dans les remèdes phytothérapeutiques ne sont pas des métaux lourds, mais des médicaments conventionnels, délibérément ajoutés afin d'obtenir l'effet désiré. Par exemple, on a trouvé en 1998 que le remède phytothérapeutique appelé « Sleeping Buddha » contenait un médicament conventionnel sédatif, l'estazolam ; et en 2000, on a testé cinq remèdes phytothérapeutiques chinois contre le diabète et trouvé qu'ils contenaient les médicaments conventionnels contre le diabète, le glyburide et la phenformine. Les additifs les plus courants sont peut-être les corticostéroïdes, qui sont ajoutés aux crèmes phytothérapeutiques contre l'eczéma, ainsi que le Viagra, qui est ajouté aux remèdes phytothérapeutiques aphrodisiaques pour obtenir l'effet recherché.

Nous avons vu dans le tableau I que l'emploi d'un certain nombre de remèdes phytothérapeutiques n'est pas soutenu par des preuves suffisantes dans les indications qui leur sont attribuées, ce qui signifie que beaucoup d'entre eux sont peut-être inefficaces. Mais l'introduction en secret de produits pharmaceutiques dans de tels remèdes qui sont, en principe, sans effet, permet aux fabricants et aux négociants de détail de gagner sur tous les tableaux : leur remède sera toujours considéré comme naturel et, en même temps, il deviendra très vraisemblablement efficace. Une telle pratique frauduleuse peut comporter de graves problèmes et le fabuleux gain escompté peut facilement tourner à la catastrophe. Si l'on met à part les questions légales et éthiques que cette pratique soulève, celle-ci conduit donc à ce que des patients se retrouvent à consommer un médicament involontairement, s'exposant ainsi à un risque inconnu. En effet, le médicament en question va peut-être interférer avec d'autres médicaments que prend le patient, provoquant des réactions néfastes. Ou bien encore un patient donné s'est peut-être tourné vers un remède phytothérapeutique parce qu'il est allergique à un médicament conventionnel particulier ; mais si le remède phytothérapeutique vers lequel il se tourne est contaminé précisément par ce médicament-là, le patient va être dupé et absorber la substance même qu'il cherchait à éviter.

Le cas le plus tristement célèbre d'une adultération de remèdes phytothérapeutiques par des additifs pharmaceutiques conventionnels est celui du « PC-SPES », un remède prétendument basé sur un mélange de plantes chinoises. Il était présenté comme un traitement permettant de maintenir la prostate en bon état physiologique et aussi de soigner le cancer de cet organe (« PC » étant les initiales de « prostate cancer » et « SPES » étant le mot latin pour « espoir »). Des patients masculins ont commencé à l'utiliser à partir du milieu des années 1990 en tant qu'alternative naturelle et apparemment sûre au traitement hormonal des affections de la prostate. En 2001, cependant, il est devenu clair que le remède « PC-SPES » avait été doublement adultéré par des additifs pharmaceutiques. Le premier d'entre eux était le *diéthylstilbestrol*, un composé chimique de synthèse employé comme substitut des hormones œstrogènes, mais dont l'emploi thérapeutique avait été interdit à partir des années 1970, en raison de ses nombreux effets secondaires néfastes, dont la tendance à favoriser la coagulation du sang, autrement dit la formation de caillots sanguins. Rétrospectivement, cela explique à la fois que le « PC-SPES » était efficace et que certains de ses utilisateurs moururent en raison de thromboses.

Le second additif pharmaceutique était la *warfarine*, un agent anticoagulant, utilisé à la fois en médecine et dans la lutte contre les rongeurs. On peut penser que ce composé avait été introduit dans le « PC-SPES » pour combattre l'effet indésirable de l'œstrogène artificiel, mentionné ci-dessus. Malheureusement, l'addition de warfarine a entraîné d'autres problèmes, à savoir des hémorragies excessives. Ainsi, un homme de soixante-deux ans utilisant le « PC-SPES » pour combattre le cancer de la prostate a été admis dans un hôpital de Seattle en raison d'une hémorragie que l'on n'arrivait pas à stopper. Selon le docteur Bruce Montgomery, l'un des médecins qui a suivi ce cas : « Ce patient présentait des hémorragies spontanées en divers points du corps. Son cœur s'était mis à battre rapidement en raison des grandes quantités de sang perdues et de la faible pression artérielle en résultant. »

Jusqu'ici, nous nous sommes préoccupés de savoir comment l'utilisation des remèdes phytothérapeutiques peut nuire aux êtres humains, et nous reviendrons à cette question sous peu. Mais, avant cela, il vaut la peine de prendre note brièvement d'un autre problème, à savoir que le recours aux remèdes naturels peut aussi nuire à la nature elle-même. Cela peut constituer une surprise pour certains utilisateurs de la phytothérapie, mais la cueillette des plantes médicinales sauvages pour en faire des remèdes représente une authentique menace pour la survie de certaines espèces. Selon Tchen

Chilin, de l'Institut pour le développement des plantes médicinales de Chine, 3 000 des espèces végétales menacées d'extinction dans ce pays sont utilisées en médecine traditionnelle. Cette évaluation est en accord avec une étude réalisée par Alan Hamilton, du WWF, selon laquelle de 4 000 à 10 000 plantes médicinales sont menacées d'extinction à cause de leur cueillette dans la nature.

Par exemple, la renonculacée d'Amérique du Nord appelée « hydraste du Canada » était déjà une espèce en danger d'extinction en raison de la destruction des forêts d'arbres à feuilles caduques où elle vit, mais sa réputation de plante médicinale pouvant soigner toute une série de maladies a conduit à sa cueillette intensive, augmentant encore son risque d'extinction. Le paradoxe est qu'il n'existe pas de preuves solides que l'hydraste soit efficace comme traitement de quelque affection que ce soit. De son côté, l'échinacée pourpre (*Echinacea purpurea*) n'est pas en danger d'extinction, car on la cultive, à présent. Mais d'autres espèces d'échinacées, comme l'échinacée du Tennessee (*Echinacea tennesseensis*) ou l'échinacée lisse (*Echinacea laevigata*) lui ressemblent beaucoup : or, ce sont des espèces menacées d'extinction, et elles sont cueillies par erreur dans la nature en raison de cette ressemblance. Un journaliste a écrit que cette cueillette indiscriminée représentait, dans le domaine de la phytothérapie, l'équivalent de la notion de « dommages collatéraux » dans le domaine militaire.

Certains guérisseurs traditionnels utilisant la phytothérapie proposent aussi des remèdes qui contiennent des produits animaux (tels que des os de tigre moulus ou de la corne de rhinocéros en poudre) dont on sait que le commerce conduit ces espèces animales à l'extinction. Ainsi, paradoxalement, alors que les personnes recherchant des remèdes naturels à base de plantes y sont souvent poussées par leur amour pour la nature, leur désir de se mettre en harmonie avec celle-ci pourrait peut-être bien contribuer à sa destruction.

Avant de terminer ce chapitre, nous allons revenir à la façon dont les remèdes phytothérapeutiques peuvent parfois nuire aux êtres humains et en résumer certains points fondamentaux. En particulier, nous allons énoncer trois conseils importants pour vous aider à vous protéger des trois dangers auxquels on peut éventuellement être exposé en prenant des remèdes phytothérapeutiques.

Ces trois dangers sont les suivants :

1. La toxicité directement liée aux remèdes phytothérapeutiques.
2. Les effets indirects dus aux interactions avec les autres médicaments.
3. Les risques dus aux contaminants et aux additifs pouvant adultérer les remèdes en question.

Si vous envisagez de prendre un remède phytothérapeutique particulier, la priorité fondamentale est d'abord de vous assurer qu'il ne pose pas de problème de sécurité. Dans ce but, nous avons établi le tableau 2, qui dresse la liste des principaux risques associés aux remèdes phytothérapeutiques les plus en vogue. Malheureusement, nous ne pouvons pas donner un guide complet des dangers de tous les remèdes, car cela demanderait des dizaines de pages. En outre, de nouveaux risques sont découverts pratiquement chaque mois. Par exemple, en 2007, le *New England Journal of Medicine* a rapporté le cas de trois jeunes garçons qui avaient présenté un certain développement des seins, après que leurs mères eurent frictionné leur poitrine avec un mélange d'huiles essentielles de lavande et d'arbre à thé. Il semble que ces deux huiles essentielles peuvent mimer les hormones femelles et inhiber les hormones mâles, d'où les effets observés sur ces jeunes garçons.

Après avoir examiné les tableaux 1 et 2 de ce livre, ainsi que d'autres sources d'informations fiables, vous pouvez avoir l'impression qu'un remède phytothérapeutique particulier est susceptible de vous aider à vous soigner, parce qu'il semble être à la fois relativement sûr et raisonnablement efficace. Cependant, il vous faut encore prendre en considération la question de savoir si ce remède est plus sûr et plus efficace qu'un médicament conventionnel. Il n'y a aucune raison de prendre un remède phytothérapeutique, s'il existe un traitement conventionnel plus sûr et plus efficace, surtout si l'on garde présent à l'esprit que les médicaments conventionnels ont généralement été testés de façon beaucoup plus sérieuse en matière de sécurité

Tableau 2. Les risques des remèdes phytothérapeutiques

Ce tableau reprend la liste de toutes les plantes médicinales envisagées dans le tableau 1. Contrairement aux médicaments conventionnels, les remèdes phytothérapeutiques ne sont pas correctement testés ou surveillés sur le plan de la sécurité, aussi n'est-il pas possible d'évaluer complètement les risques que leur consommation peut comporter. En raison de cette lacune dans les tests ou la surveillance, certains des risques mentionnés ci-dessous ne sont fondés que sur une ou deux études de cas seulement. Il est aussi important de remarquer que de nombreuses plantes peuvent déclencher des réactions allergiques. Nous n'avons pas pris en compte ces dernières par manque de place.

Actée à grappes : elle a été associée à 70 cas de lésions hépatiques. Elle semblerait aussi interagir avec des médicaments à visée cardiaque.

Ail : semblerait faire chuter le taux de glucose dans le sang. Il peut aussi exagérer les effets des anticoagulants et semblerait interagir avec d'autres médicaments.

Aloe vera : sous forme de jus, ce remède peut provoquer des diarrhées, des lésions rénales ou la réduction du stock d'électrolytes dans le corps. Il peut aussi interagir avec les médicaments visant le diabète ou les maladies cardiaques. Sous forme de gel, appliqué en externe, on ne lui connaît pas d'effets secondaires néfastes.

Andrographis : il interagit avec certains médicaments conventionnels, dont les antidiabétiques et les anticoagulants. Il semblerait aussi pouvoir déclencher des fausses couches.

Arbre à thé : semblerait stimuler le développement des seins, dans de rares cas.

Artichaut : on ne lui connaît pas d'effets secondaires négatifs, mis à part des flatulences.

Aubépine : peut amplifier les effets des médicaments antihypertenseurs ou à visée cardiaque.

Camomille : ce remède semblerait interagir avec les anticoagulants.

Canneberge d'Amérique : cette plante médicinale a été associée à un cas rare de thrombocytopénie, affection caractérisée par un taux bas de plaquettes sanguines, entraînant des hémorragies.

Chardon Marie : a été associé à des douleurs abdominales, à des diarrhées, des vomissements et des évanouissements. Ce remède interagit aussi avec les médicaments antidiabétiques et antiviraux.

Échinacée : ce remède a été lié à l'asthme et à des maladies rares telles que l'érythème noueux (= rougeurs sur les jambes. [N.d.T.]).

Gingembre : peut provoquer des hémorragies et interagir avec les médicaments antihypertenseurs.

Ginkgo : peut provoquer des hémorragies ou augmenter les effets des anticoagulants ; a été aussi lié à des crises d'épilepsie et au syndrome de Stevens-Johnson (= atteinte des muqueuses, surtout de la bouche, altération sévère de l'état général et manifestations pulmonaires. [N.d.T.])

Ginseng et **Éleuthérocoque :** ces deux formes de ginseng (asiatique et sibérien) sembleraient interagir avec les anticoagulants et d'autres médicaments. Le ginseng asiatique est aussi lié à l'insomnie, aux maux de tête, à la diarrhée, à l'hypertension, à des crises obsessionnelles maniaques ainsi qu'à des perturbations cardiovasculaires et endocriniennes.

Grande Camomille : semblerait interagir avec les anticoagulants ; peut provoquer le gonflement des muqueuses buccales.

Gui : semblerait interagir avec les anticoagulants ainsi qu'avec d'autres médicaments.

Harpagophytum : il a été lié à des interactions avec les anticoagulants ou les médicaments à visée cardiaque. Il a été aussi lié au déclenchement de fausses couches.

Houblon : semblerait interagir avec les pilules contraceptives.

Kava : associé à des problèmes de peau et à 80 cas de lésions hépatiques.

Lavande : a provoqué des nausées, des vomissements, des maux de têtes et des frissonnements. Dans de rares cas, ce remède semblerait entraîner des effets secondaires hormonaux, comme le développement des seins.

Ma huang : contient de l'éphédrine, laquelle stimule les systèmes nerveux et cardiovasculaire et peut provoquer de l'hypertension, des infarctus cardiaques et des accidents vasculaires cérébraux.

Marronnier : pourrait interagir avec les anticoagulants et les médicaments antidiabétiques.

Menthe poivrée : semblerait interagir avec les antihypertenseurs et les médicaments visant les maladies cardiaques.

Millepertuis : les risques associés à ce remède sont discutés p. 245-246.

Myrtille : ce remède peut faire chuter dangereusement le taux de sucre dans le sang ou augmenter les effets des médicaments antidiabétiques. Il peut aussi interagir avec les anticoagulants.

Onagre : pourrait déclencher des crises d'épilepsie et semblerait interagir avec les médicaments antihypertenseurs et ceux visant les affections cardiaques.

Ortie : Ce remède a été associé à une maladie rare appelée le syndrome de Reye (= éruptions cutanées, lésions du foie et du cerveau [N.d.T.]). Il semblerait aussi interagir avec les médicaments antihypertenseurs.

Palmier de Floride : semblerait affecter les plaquettes sanguines, ce qui peut provoquer des hémorragies.

Passiflore : peut affecter l'activité cérébrale et les examens EEG.

Pépins de raisin : semblerait interagir avec les anticoagulants.

Saule : ce remède a été associé à des lésions hépatiques et à des hémorragies dans quelques études isolées.

Thym : peut provoquer des nausées, des vomissements, des diarrhées, des maux de tête et d'autres problèmes.

Trèfle des prés : a été associé à des hémorragies et interagit peut-être avec les anticoagulants, les pilules contraceptives et d'autres médicaments.

Valériane : ce remède a été associé à des lésions hépatiques dans quelques études isolées.

et d'efficacité. Si vous persistez à préférer le remède phytothérapeutique, alors, nous voudrions que vous fassiez attention aux points suivants, avant de commencer votre traitement :

1. Achetez votre remède dans une grande pharmacie reconnue, dans laquelle vous obtiendrez vraisemblablement des produits de plus haute qualité, probablement sans contaminants, ni additifs pouvant les adultérer. Il y a beaucoup de chances aussi que vous y recevrez également des conseils éclairés, prenant en compte votre affection particulière et votre traitement.
2. Prenez votre remède phytothérapeutique sous forme de pilule, et non pas de feuille réduite en poudre, d'infusion ou de mélange, obtenus chez un herboriste. C'est la meilleure façon d'être sûr que vous prenez le dosage adéquat.
3. Ne recourez pas aux mélanges personnalisés de remèdes phytothérapeutiques obtenus chez un phytothérapeute traditionnel. Ils peuvent avoir été contaminés ou adultérés. Par ailleurs, plus vous prenez de plantes différentes en même temps, plus il y a de chances que vous éprouviez des effets secondaires indésirables. En outre, il n'y a aucune preuve que la personnalisation des remèdes phytothérapeutiques soit efficace.
4. Les femmes doivent se montrer particulièrement prudentes si elles désirent utiliser des remèdes phytothérapeutiques alors qu'elles sont enceintes. Il faut également faire très attention si le traitement est destiné à un enfant ou à une personne âgée.
5. Si vous êtes déjà en train de prendre un médicament conventionnel, alors, n'oubliez pas qu'il y a un risque d'interaction entre celui-ci et le remède phytothérapeutique.
6. Mettez au courant votre médecin généraliste traitant et toutes les personnes s'occupant de votre santé que vous avez décidé de prendre un remède phytothérapeutique.
7. Dernière recommandation, et certainement pas la moindre, n'abandonnez jamais, sous aucun prétexte, vos médicaments conventionnels, à moins d'en avoir discuté de façon détaillée avec votre médecin traitant.

Ce dernier point est crucial. Le côté le plus dangereux des remèdes phytothérapeutiques est peut-être qu'ils prennent souvent la place de médicaments conventionnels efficaces. Si des remèdes inopérants supplantent des traitements ayant de réels effets thérapeutiques, alors, il est presqu'inévitable que l'état de santé du patient va se détériorer. Plus grave encore, si ce dernier n'est plus suivi par un spécialiste de médecine conventionnelle, alors, sa détérioration pourrait bien ne pas être enrayée avant qu'il ne soit trop tard.

Par exemple, les patients atteints de cancer sont souvent confrontés à la perspective impressionnante de devoir subir une intervention chirurgicale, puis des rayons, puis une chimiothérapie, une série d'interventions que les détracteurs de la médecine conventionnelle blâment en la résumant par la formule accusatrice : « taillader, brûler et empoisonner ». C'est pourquoi l'alternative offerte par la phytothérapie paraît tentante, dans la mesure où elle est souvent vantée par ceux qui la commercialisent comme naturelle, à la fois plus sûre et plus efficace. La question fondamentale, cependant, est de savoir si l'alternative phytothérapeutique est réellement plus sûre et plus efficace.

L'un de ces traitements naturels présentés comme un anticancéreux est le *laetrile*, un extrait provenant de différentes sources, souvent des noyaux d'abricots. Ce remède est utilisé depuis le dix-neuvième siècle. Les phytothérapeutes qui, à cette époque, recommandaient son emploi soutenaient que le laetrile pouvait prétendument attaquer les tumeurs en pénétrant à l'intérieur des cellules cancéreuses, pour s'y décomposer en libérant du cyanure, détruisant ainsi les cellules malades. Selon une autre hypothèse, le laetrile aurait été une vitamine (ce qui est faux) et le cancer aurait été provoqué par une carence en laetrile. Cependant, peu de médecins ont jamais pris le laetrile au sérieux et il est resté en marge de la médecine jusqu'au début des années 1970, moment où une habile publicité persuada de nouveau de nombreux patients à le considérer comme leur unique espoir de survie.

Le docteur Wallace Sampson, qui est à présent rédacteur en chef du périodique *Scientific Review of Alternative Medicine*, était, à l'époque, cancérologue en Californie et il commença à se poser des questions lorsqu'il constata que trois de ses patients avaient cessé de se faire suivre à sa clinique. Après une petite enquête, il apprit qu'ils s'étaient rendus dans une autre clinique de cancérologie, située à Tijuana, au Mexique, où ils étaient traités par le laetrile. Les trois patients affirmèrent qu'ils étaient en train de connaître une remarquable guérison, mais quelques mois plus tard, ils étaient tous morts. Sampson ne critiqua pas immédiatement le laetrile, mais il interrogea trente-trois autres patients qui suivaient aussi ce traitement, et les compara à douze de ses propres patients. Il constata alors que, étant donné le même âge, le même sexe et le même type de cancer, les patients prenant le laetrile mouraient en moyenne plus tôt que ceux suivant les traitements conventionnels.

La Ligue américaine contre le cancer qualifia le laetrile de « charlatanesque » en 1974 et dissuada les malades de rechercher cette forme de traitement aux États-Unis. Néanmoins, de nombreux patients continuèrent à vouloir être traités par le laetrile et à se rendre dans des cliniques mexicaines, où des médecins tels qu'Ernesto Contreras faisaient de mirifiques promesses et des profits encore plus mirifiques. En 1979, Contreras se vanta d'avoir traité 26 000 cas de cancers, mais ses réussites parurent quelque peu douteuses, après que la Food and Drug Administration américaine lui eut demandé des détails sur ses 12 cas les plus impressionnants. Il apparut que, sur ce nombre, six patients étaient morts, l'un souffrait encore de cancer, deux s'étaient tournés vers des traitements conventionnels, et trois ne purent être retrouvés. Néanmoins, les patients continuèrent à affluer au Mexique, et, parmi eux, l'acteur Steve McQueen, qui mourut en 1980, cinq mois après s'être tourné vers le laetrile.

Finalement, en 1982, le *New England Journal of Medicine* publia un article qui montrait de façon définitive que le laetrile était inefficace. Quatre cliniques de grande réputation se consacrant au traitement du cancer avaient suivi 178 patients prenant du laetrile et observé que leur santé s'était détériorée exactement comme s'ils n'avaient pas pris de traitement du tout. Plus grave encore, les chercheurs soupçonnèrent que les patients s'étaient peut-être empoisonnés par le cyanure libéré par le laetrile (aussi appelé « *amygdaline* »). Ils conclurent : « Les patients exposés à cet agent doivent être informés du danger d'empoisonnement par le cyanure, et il est nécessaire de surveiller soigneusement leur taux de cyanure dans le sang. L'amygdaline (laetrile) est un médicament toxique qui est inefficace en tant que traitement du cancer. » L'éditorial accompagnant cet article stipula : « Le laetrile est maintenant jugé. Les preuves montrent, au-delà de tout doute raisonnable, qu'il n'est d'aucun bénéfice thérapeutique pour les patients arrivés à un stade avancé du cancer, et il n'y a pas de raison de penser qu'il pourrait être plus efficace lors des premiers stades de la maladie [...] Le temps est venu de mettre le point final à cette forme de traitement. »

En dépit des preuves ainsi avancées, beaucoup trop de patients souffrant du cancer continuent à rejeter les traitements conventionnels en faveur du laetrile ou d'autres remèdes basés sur des plantes. Le résultat final est simplement un taux de survie inférieur. Si les études scientifiques ne suffisent pas à convaincre les personnes envisageant de se tourner vers des remèdes phytothérapeutiques, alors, le cas désastreux de Joseph Hofbauer peut peut-être servir de mise en garde. Alors qu'il était âgé de huit ans et souffrait de la maladie de Hodgkin, on arrêta de donner à Joseph le traitement conventionnel pour lui préférer le laetrile. Les autorités de l'État de New York avaient essayé de dissuader les parents de Joseph de suivre cette voie, mais un juge des affaires familiales émit un jugement déboutant l'État de New York. S'il avait suivi la chimiothérapie, Joseph aurait eu 95 pour cent de chances de survivre cinq ans et d'atteindre l'adolescence. Avec le laetrile, cependant, il mourut en moins de deux ans.

Un autre cas tragique, cette fois-ci concernant le millepertuis, montre bien aussi à quels événements malheureux on arrive lorsque des patients se tournent vers la phytothérapie et ne tiennent pas compte des bénéfices thérapeutiques offerts par la médecine conventionnelle. La patiente en question était une femme canadienne, Charlene Dorcy, qui souffrait de dépression sévère et avait essayé de se suicider plusieurs fois depuis l'âge de treize ans. À l'âge adulte, on diagnostiqua qu'elle était atteinte de schizophrénie paranoïde. Au milieu des années 1990, cependant, il sembla qu'elle était sortie d'affaire grâce à un médicament stabilisateur de l'humeur, le Tégrétol. En fait, le cas de Charlene fut même décrit comme une grande réussite lors d'un entretien avec un journaliste du quotidien *The Columbian*, dans le cadre d'un article portant sur l'opprobre attachée à la maladie mentale.

Il est certes connu que le Tégrétol présente plusieurs effets secondaires possibles, mais ceux-ci sont parfaitement compris et dans le cas de Charlene, il n'y avait pas de signes de problèmes importants. Néanmoins, cette patiente se convainquit, à un moment donné, qu'une alternative naturelle serait préférable au Tégrétol et elle abandonna celui-ci au profit du millepertuis peu de temps après son entretien avec le journaliste. Nous avons vu que ce remède phytothérapeutique peut donner des effets secondaires négatifs et interagir avec d'autres médicaments. En outre, un grave danger peut se manifester s'il est utilisé pour traiter une maladie pour lequel il n'est pas indiqué. Et dans le cas de Charlene, l'emploi du millepertuis n'était pas du tout approprié.

Le millepertuis peut être efficace dans le cas de dépressions légères ou modérément sévères, mais il ne semble pas pouvoir soigner les dépressions sévères ou d'autres formes de maladies mentales. Il est inquiétant, d'ailleurs, de constater que Charlene, en décidant de prendre du millepertuis de façon inappropriée pour sa maladie, n'a pas agi de manière atypique, parce qu'une enquête portant sur 30 000 Américains, publiée en 2007, a montré que la majorité des personnes qui s'auto-administrent des remèdes phytothérapeutiques le font d'une façon qui va à l'encontre des raisons objectives.

Lorsque Charlene a abandonné le Tégrétol au profit du millepertuis, cela a eu le double effet de la priver du bénéfice thérapeutique du premier et de l'exposer aux effets néfastes du second, dont on a montré qu'il aggravait l'état psychotique des schizophrènes. Peu de temps après son changement de thérapeutique, sa santé mentale s'est détériorée : elle a fait preuve d'instabilité, d'intolérance, de changements d'humeur, et elle a essayé de se suicider à plusieurs reprises.

Le 12 juin 2004, après plusieurs semaines de comportements excentriques et de nouvelles tentatives de suicide, Charlene Dorcy emmena ses deux fillettes dans sa voiture jusqu'à une carrière abandonnée. Brittney avait deux ans, et Jessica, quatre. Elle les fit s'asseoir et les tua chacune d'une balle de 22 long rifle. Elle retourna à Vancouver, appela la police et emmena les enquêteurs sur les lieux du drame où ils découvrirent les cadavres des deux enfants.

Pourquoi des gens intelligents croient-ils à des choses étranges ?

Nous nous sommes appuyés sur les résultats de centaines d'articles scientifiques pour examiner les quatre branches majeures des médecines alternatives : l'acupuncture, l'homéopathie, la chiropraxie et la phytothérapie. Tandis qu'il y a certaines preuves préliminaires indiquant que l'acupuncture est peut-être efficace pour soulager certaines douleurs ainsi que les nausées, cette thérapie alternative ne procure aucun bénéfice thérapeutique pour quelle qu'autre affection que ce soit, et les concepts qui la sous-tendent sont dépourvus de sens. En ce qui concerne l'homéopathie, les preuves scientifiques désignent cette forme de médecine alternative comme charlatanesque, n'offrant aux patients rien de plus que des fantasmes. Les chiropracteurs, de leur côté, sont peut-être en mesure d'entrer en compétition avec les kinésithérapeutes pour soigner certains maux de dos, mais toutes leurs autres prétentions sont dépourvues de fondement et leur pratique peut comporter une série de risques importants. La phytothérapie offre sans aucun doute quelques remèdes intéressants ; mais on trouve sur le marché de très nombreux autres remèdes à base de plantes dont l'efficacité n'est pas prouvée ou bien a été réfutée par les tests, et certains sont franchement dangereux.

De façon générale, les médecines alternatives, dont le marché se chiffre en milliards d'euros à l'échelle de la planète, ne procurent pas les bénéfices thérapeutiques qu'elles prétendent offrir. Par conséquent, des millions de patients gaspillent leur argent et risquent leur santé en se tournant vers des médecines en très grande part charlatanesques. Il faut aussi garder présent à l'esprit que nous ne nous sommes préoccupés, dans ce livre, que des branches les plus respectables du spectre des médecines alternatives. Il est choquant de penser qu'il en existe des dizaines d'autres, encore plus douteuses, qui mettent en avant des prétentions encore plus excentriques afin de soutirer encore plus d'argent de leurs patients.

On trouvera certains de ces traitements farfelus dans l'appendice figurant à la fin du livre, où nous envisageons brièvement plus de trente formes de thérapies alternatives. Nous examinons pour chacune d'elles, son histoire, la façon dont elle est pratiquée, ses prétentions thérapeutiques et ses dangers. Un petit nombre d'entre elles, comme le yoga, semble réellement offrir d'authentiques bénéfices thérapeutiques, mais la majorité de ces thérapies ne sont pas prouvées, ou bien leur efficacité a été réfutée.

Par exemple, la magnétothérapie (ou thérapie par les aimants) se situe à l'extrémité la plus négative du spectre. Les guérisseurs ont affirmé tout au long des siècles, et l'affirment encore aujourd'hui, que les aimants ont le pouvoir de guérir toutes sortes d'affections. On dit que Cléopâtre portait sur elle un aimant afin de conserver sa jeunesse ; le médecin suisse Paracelse a écrit au seizième siècle que « toutes les inflammations et de nombreuses maladies peuvent être guéries par le magnétisme » ; et en 1866, le catalogue du docteur C.J. Thacher présentait une combinaison recouvrant complètement le corps qui était équipée de 700 aimants, grâce auxquels « une protection complète et absolue était apportée à tous les organes vitaux du corps ». De nos jours, le marché annuel mondial des aimants thérapeutiques dépasse le milliard de dollars et porte sur différentes sortes d'objets magnétiques tels que bracelets, semelles intérieures, minerves et même oreillers. Les fabricants proclament que des aimants placés tout près du corps peuvent traiter différents problèmes de santé, et, par exemple, aider à la réparation des fractures osseuses, à l'amélioration de la circulation sanguine et au soulagement des douleurs. Malheureusement, les recherches rigoureuses menées sur la magnétothérapie n'apportent de confirmation pour aucune de ces prétentions. La thérapie par les aimants ne constituerait pas un grave problème si ses méfaits se limitaient à inciter des personnes souffrant d'arthrose à acheter des bracelets magnétiques, leur faisant ainsi dépenser pour rien 12 euros. Malheureusement, cela va plus loin que cela, puisque des dizaines de sites Internet proposent des objets magnétiques pouvant coûter jusqu'à 3 000 euros, notamment des matelas prétendument capables de soigner le cancer.

Une recherche rapide sur Internet révèle l'existence de guérisseurs pratiquant les uns la thérapie par les cristaux, d'autres la réflexologie, d'autres encore la purification de l'aura, et de toutes sortes d'autres praticiens bizarres qui font des proclamations sensationnelles sans la moindre preuve scientifique pour soutenir leurs affirmations. Par exemple, lorsque nous avons fait notre recherche sur Google, le premier lien nous a conduits à une clinique proposant une *thérapie par les tachyons*, apparemment capable de guérir les fractures osseuses et les ligaments déchirés. Les tachyons sont des particules voyageant plus vite que la lumière, dont des physiciens ont supposé, il y a un demi-siècle, qu'elles pouvaient peut-être exister. Mais c'était une pure hypothèse, et personne n'a encore prouvé leur existence. Dès lors, il est pour le moins surprenant d'apprendre que quelqu'un a trouvé le moyen de s'en servir à des fins thérapeutiques ! En outre, cette clinique propose aussi une thérapie encore plus bizarre et sensationnelle, à savoir « la chirurgie multidimensionnelle de l'ADN, consistant en une technique soigneusement dirigée qui permet d'éliminer les structures dysfonctionnelles au niveau de l'ADN et de les remplacer par des qualités divines ».

Nombre de ces sites Internet utilisent des termes à la mode comme « énergie », « ondes » et « résonance ». Ces mots ont, bien entendu, une signification scientifique lorsqu'on les utilise de façon appropriée, mais ils sont largement dépourvus de sens dans le contexte des médecines alternatives. Par exemple, le « toucher thérapeutique » est une forme de thérapie alternative qui vise prétendument à manipuler les « champs d'énergie » d'un patient, afin de soigner toute une série d'affections (soulagement des douleurs, guérison des blessures et du cancer). Le praticien n'a même généralement pas besoin de toucher le patient, et c'est pourquoi cette thérapie est aussi appelée « toucher thérapeutique sans contact » ou « guérison à distance ». Le « toucher thérapeutique » est proche de cette autre thérapie appelée le *reiki*, dans la mesure où ce dernier repose aussi sur la prétendue manipulation des champs d'énergie, souvent sans avoir besoin de toucher le patient. Bien que ces praticiens demandent jusqu'à 120 euros pour une seule séance de toucher thérapeutique ou de reiki, il vaut la peine de remarquer que personne n'a jamais défini précisément ce qu'ils entendent lorsqu'ils parlent de « champs d'énergie de l'être humain », et qu'il n'a jamais été démontré que ces champs existent réellement, ni a fortiori prouvé que leur manipulation peut améliorer la santé.

En réalité, il y a une abondance de preuves montrant que ces champs d'énergie chez les êtres humains sont un mythe. En 1996, une scientifique, Emily Rosa, vivant dans le Colorado, décida de faire des recherches sur le toucher thérapeutique en testant les aptitudes de vingt et un guérisseurs. Elle demanda simplement à chacun d'eux de passer leurs mains au travers de deux trous ménagés dans une cloison. Elle allait ensuite lancer une pièce de monnaie en l'air pour décider si elle allait placer sa propre main à proximité de la main droite ou de la main gauche du guérisseur. Celui-ci devait alors détecter le « champ d'énergie » d'Emily Rosa pour dire où elle avait placé sa main. Les vingt et un guérisseurs effectuèrent 280 essais au total, et avant le début de l'expérience, déclarèrent qu'ils étaient sûrs de pouvoir régulièrement dire où se trouverait la main de la scientifique. Le taux de réussite dû au seul hasard était de 50 pour cent, mais, en réalité, les praticiens du « toucher thérapeutique » ne devinèrent correctement où était la main de la scientifique que dans 44 pour cent des cas. Cette expérience montra donc que la notion de « champ d'énergie » n'était probablement rien de plus que le produit de l'imagination des guérisseurs.

Maintenant, il vaut la peine de faire remarquer qu'Emily n'avait que neuf ans lorsqu'elle a réalisé son expérience. Celle-ci représentait, à l'origine, son travail personnel présenté à la Fête de la Science dans son école, mais, deux ans plus tard, elle en fit un article de recherche avec l'aide de sa mère, infirmière, et celui-ci fut publié dans le périodique très respecté *Journal of the American Medical Association*, faisant d'elle le plus jeune auteur (à notre connaissance) ayant jamais publié un article dans un journal médical avec « referees ». Évidemment, certaines personnes déclarèrent ne pas être impressionnées par le papier d'Emily, intitulé : « Le toucher thérapeutique examiné de près ». Dolores Krieger, qui a formulé à l'origine les principes de cette thérapie, a critiqué le travail d'Emily, le jugeant « faible, tant en terme d'objectif que de méthodologie ». Cependant, le protocole d'Emily était simple et clair et sa conclusion difficile à mettre en doute. D'ailleurs, personne n'a jamais présenté depuis d'expérience ayant réfuté ses résultats.

Selon le travail de recherche d'Emily et d'autres études, le toucher thérapeutique, le reiki et les autres thérapies apparentées sont des pratiques fondées sur rien de plus que le principe du « prendre ses désirs pour la réalité ». Si elles procurent quelque bénéfice thérapeutique que ce soit, celui-ci semble entièrement dû à l'effet placebo. Néanmoins, ces thérapies représentent une énorme activité économique : selon l'article d'Emily, il y a 100 000 guérisseurs pratiquant le toucher thérapeutique de par le monde, soignant probablement des millions de patients et gagnant plusieurs centaines de millions d'euros par an. Les clients typiques de ce genre de thérapies « manipulant les champs énergétiques » et d'autres thérapies alternatives inefficaces ne sont ni stupides, ni naïfs. Cela soulève une question intéressante : comment se fait-il qu'une enfant de neuf ans ait été capable de mettre à l'épreuve et de réfuter les thèses du toucher thérapeutique, tandis que des adultes se font complètement duper par ces guérisseurs ?

Nous allons maintenant essayer de voir quelles sont les raisons qui poussent des gens intelligents à croire aux médecines alternatives, alors que, comme nous l'avons montré, elles sont pour leur plus grande part inefficaces. Ces raisons doivent être suffisamment irrésistibles pour qu'elles puissent convaincre des millions de personnes de consacrer des milliards d'euros à une tentative malavisée de protéger leur bien le plus précieux, à savoir leur santé.

Les raisons initiales pour lesquelles les gens sont attirés par les médecines alternatives sont souvent liées à trois principes fondamentaux sous-tendant nombre de ces thérapies : celles-ci prétendent se fonder sur une approche des soins de santé plus *naturelle*, plus *holistique* et faisant davantage appel aux *traditions*. Les praticiens des médecines alternatives invoquent constamment ces principes, les présentant comme de puissantes raisons de préférer leurs thérapies, mais, en fait, il est aisé de montrer que ces thèses ne sont rien de plus que des arguments de marketing habiles et fallacieux. Les trois principes sous-tendant les médecines alternatives sont en réalité des sophismes :

1. **Le sophisme du « naturel »**
   Ce n'est pas simplement parce quelque chose est naturel que cela veut dire que ce quelque chose est bon, et ce n'est pas simplement parce quelque chose n'est pas naturel, que cela veut dire que ce quelque chose est mauvais. L'arsenic, le venin du cobra, les rayonnements radioactifs, les tremblements de terre et le virus Ebola sont tous des phénomènes dus à la nature, tandis que les vaccins, les lunettes et les prothèses de hanche sont tous fabriqués par l'homme. Ou, comme l'a dit le journal *The Medical Monitor* : « La Nature ne fait pas de jugement de valeur et on la voit à l'œuvre de façon aussi claire, aussi inexorable, dans l'expansion d'une épidémie que dans la mise au monde d'un bébé en bonne santé. »
2. **Le sophisme du « traditionnel »**
   L'idée que « traditionnel« est synonyme de « bonne qualité »

apporte un précieux appui à de nombreux praticiens des thérapies alternatives, car l'effet placebo dont dépend leur efficacité va être renforcé par l'aspiration nostalgique à retrouver le passé. Cependant, ce serait une erreur de penser que les thérapies traditionnelles étaient forcément bonnes. La saignée a constitué une thérapie traditionnelle pendant des siècles et, pendant tout ce temps, elle a nui à beaucoup plus de gens qu'elle n'en a soigné. Notre tâche au vingt-et-unième siècle est de tester ce que nos ancêtres nous ont légué. De cette façon, nous pouvons perpétuer les bonnes traditions, adapter celles qui méritent de l'être et abandonner celles qui sont stupides ou dangereuses.

3. **Le sophisme du « holisme »**

Les praticiens des thérapies alternatives emploient l'adjectif « holistique » pour laisser entendre que leur démarche est supérieure à celle de la médecine conventionnelle, mais cette prétention est injustifiée. Une approche médicale holistique signifie simplement qu'on prend le patient en compte dans sa globalité, et c'est ce que font aussi les médecins conventionnels. Un médecin généraliste envisage le mode de vie de son patient, son régime alimentaire, son âge, son histoire familiale, son arrière-plan médical, certaines données génétiques et les résultats de toutes sortes d'analyses. En réalité, la médecine conventionnelle a même une approche des patients plus holistique que ne l'ont les médecines alternatives. On l'a bien vu au chapitre 3, lorsque l'on a comparé la façon dont a été prise en charge par les médecins conventionnels ou par les homéopathes cette étudiante qui cherchait à savoir comment se protéger du paludisme. À la clinique de médecine conventionnelle, elle a bénéficié d'une longue consultation, au cours de laquelle on lui a expliqué non seulement quelle était la gamme des médicaments envisageables, mais aussi quels répulsifs utiliser contre les insectes et comment se vêtir ; de plus, elle a été aussi interrogée sur son passé médical. De leur côté, la majorité des homéopathes ne lui ont accordé qu'une brève consultation et ne lui ont prodigué aucun conseil sur les données fondamentales comme la prévention des piqûres de moustiques.

Outre la promotion de leurs principes fondamentaux, fallacieux mais superficiellement séduisants, les praticiens des médecines alternatives essaient aussi de s'attirer des patients en critiquant les scientifiques. Ils savent, évidemment, que ces derniers considèrent avec beaucoup de scepticisme les thérapies alternatives ; aussi, essaient-ils d'ébranler leurs critiques en mettant en doute la crédibilité de la science elle-même. Les attaques contre la science portent sur trois domaines, mais, de nouveau, on peut voir que les praticiens des médecines alternatives fondent leurs discours sur des sophismes :

1er sophisme : « la science ne peut pas tester les médecines alternatives »

Comme nous l'avons montré tout au long de ce livre, la science est plus que capable de tester les médecines alternatives. En fait, c'est exactement ce qui permet aux scientifiques de considérer leurs proclamations nombreuses et variées avec scepticisme. Toutes ces thérapies alternatives se vantent de produire des effets physiologiques et thérapeutiques réels et importants, allant du soulagement de la douleur à la guérison du cancer, et la recherche médicale a mis au point des techniques pour mesurer les résultats obtenus. Or, elle n'a pu mettre en évidence les bénéfices thérapeutiques supposés des médecines alternatives : cela signifie soit qu'ils n'existent pas, soit qu'ils sont tellement minimes qu'il ne vaut pas la peine de s'en soucier.

2e sophisme : « la science ne comprend pas les médecines alternatives »

C'est vrai, mais cela n'a pas d'importance. L'incapacité à comprendre comment opère une thérapie n'a jamais empêché de reconnaître qu'elle est efficace. En fait, l'histoire de la médecine fourmille de percées thérapeutiques qui étaient manifestement efficaces, mais dont on ne comprenait pas initialement le mécanisme. Par exemple, lorsque James Lind découvrit, au dix-huitième siècle, que les citrons pouvaient prévenir le scorbut, il ne savait pas comment ils produisaient cet effet. Néanmoins, son traitement se répandit dans le monde entier. C'est seulement vers 1930 que les scientifiques isolèrent la vitamine C et comprirent comment les citrons protègent l'organisme contre le scorbut. Si l'on prouvait demain qu'un traitement alternatif donné est efficace, les scientifiques l'accepteraient et le mettraient en application immédiatement, tout en essayant d'en comprendre les mécanismes sous-jacents.

3e sophisme : « la science a un parti-pris contre les idées non conventionnelles »

C'est encore plus absurde que les deux sophismes précédents. Les personnes qui avancent des idées non conventionnelles sont des sortes de francs-tireurs ; or, toute la science moderne a été bâtie par des francs-tireurs, depuis Galilée jusqu'à la dernière fournée de prix Nobel. En fait, on pourrait facilement soutenir que tous les grands scientifiques sont, d'une certaine façon, des francs-tireurs. Malheureusement, l'inverse n'est pas vrai : tous les francs-tireurs ne sont pas nécessairement de grands scientifiques. À partir du moment où un franc-tireur a trouvé une idée radicalement nouvelle, le défi qui se pose à lui est de convaincre le reste du monde que cette idée est juste ; et c'est précisément sur ce point que la majorité des pionniers des médecines alternatives échoue.

Il vaut la peine d'examiner de plus près ce dernier sophisme, dans la mesure où l'on présente souvent la science comme une institution fermée et intolérante, alors qu'en fait, la communauté scientifique adore adopter en son sein ceux des francs-tireurs qui sont capables de fournir des preuves pour soutenir leurs affirmations. Par exemple, dans les années 1980, les chercheurs australiens, Barry Marshall et Robin Warren suggérèrent que la plupart des ulcères à l'estomac sont dus à des bactéries. Or, selon la conception traditionnelle, les facteurs majeurs à l'origine des ulcères étaient l'excès d'acidité, un mauvais régime alimentaire et un stress excessif. C'est pourquoi personne ne prit initialement au sérieux l'idée révolutionnaire de Warren et Marshall. Cependant, ce dernier fit la célèbre et courageuse expérience suivante : ayant identifié la bactérie coupable, il la multiplia en culture, puis en absorba un échantillon, se provoquant un ulcère sur lui-même. Il avait ainsi prouvé que les ulcères ont bien une origine bactérienne. Bien entendu, les chercheurs en médecine acceptèrent dès lors la nouvelle théorie, et Marshall et Warren furent récompensés par le prix Nobel en 2005. Et, encore plus important, une combinaison de médicaments a été mise au point pour éliminer ces bactéries et guérir les personnes souffrant d'ulcères : cette thérapie médicamenteuse est plus efficace, moins onéreuse et plus rapide que les traitements antérieurs, de sorte que des millions de personnes de par le monde bénéficient maintenant des retombées de cette idée qui était à l'origine non conventionnelle.

Il importe peu de savoir qui sont les francs-tireurs ou bien où, quand et comment ils ont fait leur découverte. Même celles qui ont résulté du hasard sont facilement acceptées par l'institution scientifique et médicale, dès lors qu'elles ont pu être étayées par des preuves. Par exemple, le Viagra représente l'une des découvertes les plus heureuses en matière de médicaments ces dernières années. Originellement, son objectif était de soigner l'angine de poitrine ; mais une étude pilote a montré qu'il ne procurait pas beaucoup de bénéfice thérapeutique dans ce domaine. Aussi, les chercheurs décidèrent d'arrêter rapidement l'étude en question et de demander aux patients de rendre les pilules qu'ils n'avaient pas utilisées. Or, ils furent étonnés de constater que ceux-ci renâclaient à retourner le médicament en question. Des entretiens révélèrent alors que le Viagra avait un effet secondaire inattendu et désirable. Des essais supplémentaires et des tests de sécurité ont alors fait du Viagra le médicament le plus répandu pour le traitement de l'impuissance. Aucune thérapie alternative, qu'il s'agisse d'homéopathie, de chiropraxie, de phytothérapie ou d'acupuncture, n'a jamais obtenu d'effet spectaculaire de ce genre sur la défaillance de la fonction érectile.

Curieusement, tandis que les praticiens des médecines alternatives se dépêchent souvent de critiquer la science, ils sont également enclins, bien souvent, à utiliser des raisonnements scientifiques, lorsque cela les arrange. Mais, là encore, les thérapeutes alternatifs font appel à des arguments fallacieux et des notions erronées pour soutenir leurs thèses. Ces mystifications se classent en trois grandes catégories :

1. **La mystification de « l'explication scientifique »**

   Certains thérapeutes alternatifs invoquent des explications scientifiques pour rendre leurs traitements crédibles, mais ce n'est pas parce qu'une explication semble convaincante, qu'elle est correcte. Par exemple, les praticiens de la thérapie par les aimants soutiennent que ceux-ci agissent sur le fer contenu dans le sang, permettant ainsi de restaurer l'équilibre électromagnétique du corps. Mais cela n'a aucun sens scientifique. L'hémoglobine présente dans le sang contient bien du fer, mais il n'est pas sous une forme qui réponde aux champs magnétiques : on peut le vérifier de façon grossière en plaçant un puissant aimant à côté d'une goutte de sang. Quelquefois les explications fournies en médecine alternative sont formulées dans un jargon pseudo-scientifique : par exemple, une clinique alternative à Londres emploie, dans ses brochures, des expressions telles que « les circuits électromagnétiques du client » ou bien « défragmenter le corps ». Ce jargon peut impressionner le non-spécialiste, mais il est dépourvu de sens scientifique. Nous, les auteurs de ce livre, avons, à nous deux, un doctorat en médecine et deux doctorats en science (en physique des particules et en hémorhéologie) et, pourtant, nous ne voyons pas ce que veulent dire ces expressions.

2. La mystification des « machines scientifiques »

Les machines qu'emploient certains thérapeutes alternatifs peuvent paraître impressionnantes, mais cela ne veut pas dire qu'elles accomplissent réellement leurs prétendues fonctions. Par exemple, l'appareil appelé Aqua Detox est un bain de pieds électrique qui peut, prétendument, extraire les toxines du corps. L'eau prend réellement une couleur marron au cours du processus, ce qui semble prouver que le corps est en train de se nettoyer. Une clinique alternative, basée en Grande-Bretagne, affirme que ce traitement apporte « un soulagement à des personnes de tout âge, depuis les bébés (via un dispositif adaptant le bain pour eux) jusqu'aux personnes âgées et soigne des affections comme les troubles digestifs, les maladies de peau, la fatigue chronique et les migraines, pour n'en nommer que quelques-unes... On l'utilise sur des patients souffrant de cancer pour extraire la radioactivité de leur corps après leurs séances de chimiothérapie ». Malheureusement, si l'eau de l'Aqua Detox devient marron, c'est seulement en raison d'une simple réaction électrochimique qui fait se rouiller le fer des contacts électriques sur les côtés du bain de pieds. En d'autres termes, l'eau n'est pas en train de se saturer en toxines, elle est simplement envahie par de la rouille. Un journaliste médical, Ben Goldacre, a analysé l'eau avant et après une séance d'Aqua Detox. Bien entendu, il a observé que la quantité de fer contenue dans l'eau avait été multipliée par cinquante ; mais il n'a trouvé aucune trace de toxines, même les plus courantes. Au cours d'un test supplémentaire, Ben Goldacre a mis une poupée Barbie dans le bain de pieds, et, une fois de plus, l'eau est devenue marron, ce qui renforce évidemment la conclusion selon laquelle le changement de couleur de l'eau est seulement dû au propre fonctionnement de la machine.

3. **La mystification de « l'essai clinique scientifique »**
   Nous avons souligné l'importance fondamentale des essais cliniques pour savoir la vérité sur un traitement donné ; mais si un thérapeute alternatif cite un essai clinique pour crédibiliser un traitement particulier, cela ne signifie pas que celui-ci soit efficace. En effet, un seul et unique essai n'est pas suffisant pour apporter cette démonstration, car l'essai en question a pu être entaché d'erreur, profiter des caprices du hasard ou même être réalisé de façon frauduleuse. C'est pourquoi nous avons toujours fondé nos conclusions, tout au long de ce livre, non pas sur des travaux individuels, mais sur de larges consensus tirés de la totalité des résultats disponibles. Dans ce but, nous avons fait appel aux méta-analyses et aux bilans critiques systématiques, effectués par des équipes scientifiques se chargeant d'examiner tous les essais cliniques afin d'arriver à une conclusion générale.

On peut mesurer l'importance de ce troisième type de mystification en examinant les recherches qui ont essayé de voir si la prière est capable d'aider des patients à guérir. Au départ, les scientifiques acceptent l'idée selon laquelle les patients conscients que leurs proches prient pour eux peuvent avoir un petit peu plus de chance de guérir. Cela peut s'expliquer par un mécanisme psychologique évident : il est vraisemblable que la conscience de ces prières en leur faveur donne aux patients la sensation d'être aimés et soutenus, leur insufflant ainsi de l'espoir au moment même où ils traversent l'épreuve de la maladie. Par conséquent, il n'y a nul besoin de faire appel au paranormal pour expliquer le petit bénéfice thérapeutique procuré aux patients par la conscience des prières effectuées en leur faveur au sein de leur famille. Cependant, des scientifiques se sont demandés si les patients pouvaient être affectés par des prières faites en leur faveur, mais dont ils ignoreraient l'existence. S'ils présentaient un meilleur taux de guérison, cela ne pourrait alors pas être attribué à un mécanisme psychologique, puisque les patients seraient « en aveugle » par rapport aux prières. Dès lors, il faudrait en conclure à un certain degré d'intervention divine.

L'une des plus célèbres études sur les effets des prières a été publiée en 2001 par trois auteurs, dont un scientifique travaillant à la prestigieuse université Columbia à New York. Cette étude visait à savoir si les prières pouvaient améliorer les chances de succès pour des femmes cherchant à résoudre leur problème de stérilité par le biais de la fécondation in vitro. L'essai avait porté sur 199 femmes de Corée du Sud : 100 d'entre elles avaient procédé à la fécondation in vitro, tandis que leurs photos étaient envoyées à des groupes de personnes qui allaient prier pour elles en Australie et au Canada ; les 99 autres avaient juste procédé à la fécondation in vitro. Le point fondamental est qu'aucune des 199 femmes ne savait si elle faisait partie de celles pour qui on allait prier : or, ces dernières enregistrèrent un taux de grossesse deux fois plus élevé que celui du groupe contrôle. C'était un résultat remarquablement probant.

Cette étude a été publiée dans le périodique scientifique très respecté *Journal of Reproductive Medicine*, et elle a fait ensuite l'objet d'articles dans les médias du monde entier, avec des gros titres proclamant que les scientifiques avaient démontré la capacité de la prière à aider les patientes de la fécondation in vitro. Cependant, d'autres scientifiques ont estimé qu'il était prématuré de formuler ce genre de conclusion. Bien que cette recherche semblât évidemment intéressante, elle ne représentait qu'un seul et unique test, et la communauté scientifique est peu disposée à accepter les conclusions tirées d'une seule étude, particulièrement lorsqu'elles sont aussi extraordinaires. Les résultats de cette recherche pourraient être pris au sérieux seulement si d'autres essais cliniques donnaient des résultats similaires. Alternativement, si d'autres études ne trouvaient aucun effet de la prière, alors on pourrait affirmer avec certitude que l'étude initiale avait été mal conduite, d'une façon ou d'une autre, et on pourrait raisonnablement ne plus en tenir compte.

En fait, une étude similaire sur la prière était déjà en cours en 2001. Celle-ci portait sur 799 patients aux États-Unis, soignés pour maladie coronaire. La moitié d'entre eux firent, à leur insu, l'objet de « prières en leur faveur » par des groupes de croyants qui les effectuèrent pendant vingt-six semaines, tandis que l'autre moitié des patients ne firent pas l'objet de prières. Le nombre des morts, des crises cardiaques et d'autres complications fut similaire dans les deux groupes, ce qui veut dire que les prières n'eurent donc aucune influence.

Dans une autre étude, qui eut lieu en 2005, 329 patients subissant des angiographies ou d'autres explorations de leur fonction cardiaque, ne firent l'objet d'aucune prière, tandis que 371 patients du même type firent l'objet de prières de la part de groupes de prières chrétiens, musulmans, juifs ou bouddhistes. Malheureusement, les prières n'eurent aucun effet mesurable sur les accidents cardiovasculaires graves, les réadmissions à l'hôpital et les décès. Et en 2006, les résultats d'une étude ayant duré dix ans et coûté 2,5 millions de dollars furent publiés par des chercheurs qui avaient étudié les effets des prières sur plus de 1 000 patients ayant subi des pontages cardiaques dans six centres de cardiologie aux États-Unis. Des groupes de chrétiens avaient prié pour la moitié de ces patients pendant plusieurs années, tandis que l'autre moitié des patients n'avait pas fait l'objet de prières. Là encore, les résultats finaux furent les mêmes pour les deux groupes de patients, signifiant que les prières avaient été inefficaces.

De nos jours, le poids des preuves penche manifestement contre la possibilité d'une guérison d'origine divine par le truchement de la prière. Cela veut dire que la première étude sur le pouvoir de la prière, qui avait obtenu un résultat extraordinairement positif, avait probablement été entachée de graves erreurs dans la façon dont elle avait été réalisée. En fait, il y a plusieurs raisons d'être méfiant à l'égard de cette recherche particulière.

Premièrement, après que l'étude fut publiée, il est apparu que celle-ci avait été conduite sans demander de consentement informé aux femmes concernées. Plus précisément, ces dernières n'avaient absolument pas su que leurs photos avaient été envoyées à des groupes de prière. Si l'on garde présent à l'esprit que les problèmes de stérilité sont des questions personnelles et confidentielles, on voit par là que le protocole de l'expérience n'était déjà pas correct sur ce point. Le docteur Bruce Flamm, qui a examiné de près cette étude, fit remarquer :

> En outre, puisque cette recherche a été réalisée en Corée, où la majorité de la population est bouddhiste, chamaniste ou athée, de nombreuses patientes incluses dans cette étude auraient pu récuser les prières chrétiennes, soit parce qu'elles ne les avaient pas demandées, soit parce qu'elles les auraient trouvées outrageantes, ou bien encore parce qu'elles leur auraient parues contraires à leurs propres croyances. Mais puisque cette étude était conduite à leur insu ou sans leur permission, les patientes n'eurent pas la possibilité de faire entendre leurs objections, ni de se retirer de cette recherche.

En soi, cette absence de consentement n'invalidait pas les résultats de l'étude, mais elle incita l'un des trois signataires à en révéler un autre aspect inquiétant. Rogerio Lobo, qui donna de la crédibilité à cette recherche, en raison de son poste de président d'un département à l'université Columbia, avoua qu'il n'avait pas participé à la réalisation de l'étude, mais qu'il avait simplement aidé à rédiger et à publier l'article qui en rendait compe. Le docteur Lobo a, dès lors, retiré son nom de l'article, ce qui veut dire qu'il ne croyait plus que cette étude était respectable et qu'il préférait ne pas y être associé.

Daniel Wirth, le second auteur, semble toujours penser que cette étude est crédible, mais sa propre intégrité est en doute depuis 2004, date à laquelle il a plaidé coupable dans un procès où il était poursuivi pour avoir fabriqué de faux documents et utilisé de nombreuses fausses identités pour se faire embaucher dans une grande banque et y détourner plus d'un million de dollars. Il fut condamné à cinq ans de prison. Le troisième auteur de l'étude sur la fécondation in vitro et les prières était le docteur Kwang Cha : celui-ci présente la particularité remarquable de continuer à penser que l'étude est crédible et de ne jamais avoir eu maille à partir avec la justice.

Il y a manifestement un risque que des patientes souffrant elles-aussi de problèmes de stérilité aient entendu parler de cette étude sur l'effet de la prière, sans en connaître les arrière-plans suspects, ni l'existence de toutes les autres études ayant contredit ses conclusions. Elles, et leur famille, pourraient alors croire, de façon injustifiée, aux pouvoirs de la prière et pourraient être tentées de payer des personnes (telles que des « guérisseurs spirituels ») pour qu'elles les aident par ce moyen.

Cette brève histoire d'une étude portant sur l'effet de la prière pour surmonter la stérilité illustre un point général en matière de médecine alternative. Avant d'investir du temps et de l'argent dans un traitement alternatif et de fonder sur lui de grands espoirs, il est important pour les patients de connaître la conclusion globale de toutes les recherches ayant visé à évaluer ce traitement particulier. C'est pourquoi nous avons consacré quatre chapitres à examiner les preuves concernant les quatre thérapies alternatives principales. Dans l'appendice figurant à la fin de ce livre, nous avons appliqué la même approche pour analyser plus de trente thérapies alternatives additionnelles : nos conclusions y sont beaucoup plus concises, mais elles sont tout aussi rigoureuses.

Comme vous l'avez probablement compris maintenant, mis à part quelques importantes exceptions, nos conclusions au sujet des médecines alternatives sont largement négatives. Sans cesse, nous sommes obligés d'utiliser des mots tels que « réfutées », « non prouvées » et même « dangereuses » à leur propos. C'est ce que le poids des preuves nous enseigne, et nous avons fait de notre mieux pour expliquer comment nous sommes arrivés à ces conclusions et pourquoi vous devriez les prendre au sérieux. Cependant, il existe encore une raison particulière qui peut vous inciter à ne pas vouloir accepter nos conclusions et à accorder, selon vous, le bénéfice du doute aux médecines alternatives. Nous allons examiner cette raison, qui est à la fois attrayante et trompeuse, dans la dernière partie de ce chapitre.

Voir, c'est croire

Pour de nombreux patients, les preuves scientifiques ne sont pas le facteur décisif pour décider s'ils vont ou non suivre une thérapeutique alternative particulière. Même s'ils savent que la conclusion globale fondée sur l'ensemble des recherches est négative, ces patients continueront vraisemblablement à vouloir adopter cette thérapeutique pour eux-mêmes, s'ils ont personnellement été témoins de leurs bénéfices thérapeutiques, les ayant vus de leurs propres yeux. En effet, voir, c'est croire. Cette attitude est tout à fait naturelle et parfaitement compréhensible, et pourtant, elle conduit des patients à risquer de suivre un traitement inefficace et éventuellement dangereux.

Si nous considérons l'homéopathie, par exemple, alors, des millions de personnes sont convaincues qu'elle est efficace à cause de leur expérience personnelle : ces personnes souffraient de maux variés, elles ont pris des remèdes homéopathiques et elles se sont senties mieux. Donc, il est, pour elles, parfaitement naturel de supposer que le remède homéopathique a été responsable de cette guérison. Dans de telles conditions, les preuves scientifiques indiquant que l'homéopathie est complètement inefficace, comme discuté au chapitre 3, n'ont que très peu de poids pour la plupart des gens.

Comment résoudre cette contradiction entre l'expérience personnelle et la recherche scientifique ? Il y a peu de chances que les tests scientifiques accumulés durant ces deux derniers siècles se révèlent inexacts ; donc, admettons, pour le moment, au moins, que l'homéopathie est inefficace. Cela signifie, par conséquent, que notre expérience personnelle nous induit en erreur, d'une façon ou d'une autre. Mais comment cela se peut-il ?

Le problème fondamental est que nous sommes tentés de supposer que deux événements qui se produisent l'un après l'autre doivent nécessairement être reliés. Si l'on guérit d'une maladie après avoir pris des pilules homéopathiques, alors, n'est-il pas évident que ces pilules ont provoqué la guérison ? S'il existe une corrélation entre deux événements, alors, ne tombe-t-il pas sous le sens que l'un a causé l'autre ? La réponse est : « non ».

On peut comprendre pourquoi une corrélation ne doit pas être confondue avec un lien de causalité en considérant un exemple parfaitement clair inventé par Bobby Henderson, l'auteur du livre satirique *The Gospel of the Flying Spaghetti Monster* (trad. fr. « L'évangile du monstre en spaghettis volant », Le Cherche-Midi, 2008). Il a remarqué une corrélation très intéressante entre l'accroissement de la température du globe au cours de ces deux derniers siècles et le déclin du nombre des pirates durant la même période. Admettant que corrélation est synonyme de causalité, il émit alors l'hypothèse que le déclin du nombre des pirates est la cause du réchauffement climatique. Henderson a, par conséquent, appelé les dirigeants politiques à prendre des mesures pour encourager de plus en plus de pirates à prendre la mer, ceci afin de lutter contre le réchauffement climatique. Pour convaincre ceux qui pourraient trouver cette argumentation ridicule, Henderson produisit de nouvelles preuves étayant son lien de causalité entre pirates et réchauffement climatique. Ainsi, de nombreuses personnes s'habillent en pirates pour la fête d'Halloween ; or les mois suivant le 31 octobre sont généralement plus froids que ceux les précédant.

L'exemple caricatural d'Henderson sur les pirates et le climat devrait suffire à montrer que deux événements se produisant au même moment ne sont pas nécessairement liés. Par conséquent, il est parfaitement concevable que les remèdes homéopathiques ne soient pas la cause des guérisons avec lesquels ils sont associés. Cependant, cela pose un nouveau problème : comment expliquer alors que les patients ayant pris un remède homéopathique se sentent mieux ? On ne peut rejeter l'homéopathie comme cause de leur guérison qu'à la condition de trouver des explications plus raisonnables aux améliorations rapportées par les patients peu de temps après avoir pris leurs pilules homéopathiques. En fait, trouver de telles explications est relativement aisé.

Par exemple, un patient donné peut prendre un traitement conventionnel qui, par coïncidence, peut peut-être se mettre à faire effet à peu près au moment où il va recourir aux pilules homéopathiques. Même si le facteur actif est, en réalité, le médicament conventionnel, le patient peut, cependant, accorder au remède homéopathique le mérite de sa guérison. Une autre explication peut être que le patient va mieux parce qu'il bénéficie d'autres recommandations prodiguées par le praticien homéopathe, telles que des conseils en matière de relaxation, de régime alimentaire ou d'exercice physique. Ces changements dans le mode de vie peuvent influencer positivement toutes sortes de maladies, et les bénéfices peuvent facilement en être attribués à tort aux pilules homéopathiques prises en même temps. Il faut aussi envisager la possibilité que les remèdes homéopathiques puissent être adultérés par l'addition de produits tels que des stéroïdes ou des médicaments conventionnels. Dans tous les cas énumérés ci-dessus, ce n'est donc pas le remède homéopathique qui soigne le patient, mais l'additif ou bien les conseils de l'homéopathe ou bien le traitement conventionnel pris en parallèle.

Il y a encore d'autres explications possibles, permettant de comprendre pourquoi l'homéopathie peut sembler efficace : il peut s'agir des changements qui s'opèrent naturellement dans le corps du patient. Par exemple, il est tout à fait naturel que les symptômes fluctuent et il peut se faire que la prise de pilules homéopathiques coïncide avec une phase d'amélioration spontanée de la maladie. En fait, lorsqu'un patient se sent particulièrement mal, comme par exemple, à un moment donné au cours d'une grippe, il peut alors être tentant de se tourner vers l'homéopathie ; or, à ce point du décours de l'accès grippal, l'évolution probable est vers l'amélioration. C'est ce qu'on appelle la *régression vers la moyenne* : lorsqu'un patient se sent particulièrement mal, c'est qu'il a probablement atteint le niveau le plus bas et il va très vraisemblablement commencer à retourner vers son état normal (moyen).

Il est bon également de se rappeler que de nombreuses maladies ont une durée naturelle limitée, ce qui signifie que le corps se guérit de lui-même au bout d'un certain temps. Les douleurs lombaires sans causes identifiables s'améliorent d'elles-mêmes au bout de six semaines chez quatre-vingt-dix pour cent des patients qui ne prennent aucun traitement ; c'est pourquoi n'importe quel praticien homéopathe capable de retenir un patient pendant deux mois va très vraisemblablement voir se réaliser quelque forme de guérison au bout ce temps. Et il est très probable que cette guérison naturelle sera (à tort) portée au crédit de la médecine alternative.

Certaines de ces explications font fortement appel aux coïncidences. En ce qui concerne ces dernières, on peut observer qu'il en est de remarquables, mais celles-ci ne sont pas fréquentes. En voici une, repérée par Cory Calhoun, un créateur américain de mots croisés, qui s'est aperçu que les lettres employées pour écrire les célèbres vers de Shakespeare, dans *Hamlet* :

> To be or not to be, that is the question ;
> Whether 'tis nobler in the mind to suffer
> The slings and arrows of outrageous fortune...

pouvaient être réarrangées en une phrase parfaitement appropriée au sens donné par le dramaturge anglais à sa pièce : « In one of the Bard's best-thought-of tragedies, our insistent hero, Hamlet, queries on two fronts about how life turns rotten. » D'un autre côté, les coïncidences plus banales sont courantes. Étant donné que des millions de personnes attrapent des rhumes et que beaucoup d'entre elles essayent des remèdes alternatifs, il est inévitable qu'un nombre important connaisse, par coïncidence, une amélioration peu de temps après avoir pris le remède.

Fort heureusement pour les thérapeutes alternatifs, ils sont dans une position idéale pour exploiter les caprices des coïncidences, et, de ce fait, pour s'accorder (à tort) le crédit des capacités de guérison autonome du corps. Ils traitent souvent des patients souffrant de maux chroniques, caractérisés par des symptômes qui fluctuent, ce qui offre de nombreuses occasions d'administrer un remède, par coïncidence, au cours d'une phase d'amélioration spontanée. Les douleurs dorsales, la fatigue, les maux de tête, l'insomnie, l'asthme, l'anxiété et le syndrome de l'intestin irritable représentent des affections obéissant à des cycles imprédictibles de détérioration et d'amélioration. Si l'un de ces patients prend un remède phytothérapeutique ou homéopathique ou commence une séance d'acupuncture alors qu'il est au plus mal, l'amélioration qui va suivre sera perçue comme l'effet de ces thérapies alternatives.

Même si le début du traitement coïncide avec une phase de détérioration dans le cycle de l'affection, alors, on s'en dédouanera en disant qu'il s'agit de ce qu'on appelle la « crise de guérison » ou « d'aggravation », concept que l'on a déjà discuté au chapitre 4. Les praticiens des thérapies alternatives affirment qu'il s'agit là d'une phase faisant partie intrinsèque des réponses à ces pratiques : autrement dit, il est presque attendu que la santé du patient se détériore avant de s'améliorer, ce qui traduit, prétendument, un processus de rejet des toxines. En réalité, il s'agit là d'une ruse qui donne du temps au thérapeute alternatif. Finalement, lorsque la guérison va réellement commencer, ce dernier va être une fois de plus en position de s'en octroyer le crédit.

Nombre des coïncidences décrites jusqu'ici vont vraisemblablement impressionner en particulier ceux des patients qui croient déjà fortement aux médecines alternatives. Il en est ainsi parce que les personnes qui croient en quelque chose sont vulnérable au *biais de la confirmation* ; autrement dit, ils ont tendance à interpréter les événements d'une manière qui confirme leurs préconceptions. Dit d'une autre façon, les croyants vont prêter spécialement attention aux informations qui soutiennent les idées qu'ils avaient déjà et vont négliger celles qui vont à leur encontre. Les praticiens des thérapies alternatives sont extrêmement enclins à céder à ce « biais de la confirmation », parce qu'ils ont directement intérêt, sur le plan émotionnel et sur le plan financier, à voir la thérapie être efficace. On donne parfois à ce « biais de la confirmation » le nom de « syndrome de Tolstoï », parce que l'écrivain russe a fait l'observation suivante :

> Je sais que la plupart des hommes, y compris ceux qui sont à l'aise avec les problèmes les plus complexes, peuvent rarement accepter la vérité la plus simple et la plus évidente, si celle-ci doit les obliger à admettre comme fausses les thèses qu'ils ont fièrement enseignées jusqu'ici aux autres et qu'ils ont intégrées, élément après élément, à la structure même de leur être.

Il y a encore une autre bonne raison pour laquelle tant de personnes connaissent une forme ou une autre de guérison aussitôt après avoir subi un traitement alternatif, même lorsque les preuves scientifiques suggèrent que ce traitement est totalement sans effet physiologique. C'est une explication à laquelle vous vous attendiez peut-être déjà, parce qu'elle a été discutée en détail au chapitre 2 : il s'agit de l'effet placebo. Rappelez-vous, c'est le phénomène grâce auquel un patient répond positivement à un traitement simplement parce qu'il croit sincèrement que celui-ci est efficace. L'effet placebo est un phénomène parfaitement réel, au point que les médecins en sont conscients depuis les temps les plus reculés et qu'il est scientifiquement étudié depuis plus d'un demi-siècle. Il est potentiellement très puissant, procurant toutes sortes de bénéfices, depuis le soulagement de la douleur jusqu'au renforcement du système immunitaire d'un patient.

Les preuves présentées jusqu'ici dans ce livre suggèrent que la majorité des thérapies alternatives ne procurent, dans la plupart des cas, pas grand-chose de plus qu'un effet placebo. Par conséquent, il serait tentant de les rejeter toutes comme inutiles : mais ce serait trop simpliste, car cela serait faire abstraction du réel soulagement qui peut se produire en raison de l'effet placebo.

On touche là de nouveau à un problème qui a été brièvement abordé à la fin du chapitre 2, et qui représente l'une des questions les plus importantes et les plus controversées au sujet des médecines alternatives. Même si celles-ci reposent largement sur l'effet placebo, pourquoi les thérapeutes alternatifs ne devraient-ils pas exploiter ce dernier afin de soulager les malades, surtout lorsqu'on sait qu'il peut être particulièrement puissant ? Dans le dernier chapitre de ce livre, nous allons présenter notre réponse à cette question.

Chapitre 6

La vérité importe-t-elle ?

> Il est parfaitement sensé de juger la valeur des thérapies alternatives et complémentaires. La raison première en est qu'on estime à 1,6 milliard de livres les dépenses qui leur sont consacrées annuellement, donc, on veut en avoir pour son argent.
>
> Son Altesse Royale le prince de Galles

Si vous êtes un lecteur particulièrement attentif, alors, vous aurez remarqué que nous avons dédié ce livre à Son Altesse Royale le prince de Galles. Nous l'avons fait parce que le prince Charles s'intéresse de longue date aux médecines alternatives. En 1993, il a lancé la Fondation pour une approche combinée des soins de santé, dont l'objectif est « d'encourager une plus grande coopération entre les praticiens de la médecine conventionnelle et ceux des médecines complémentaires et de faciliter le développement d'une approche combinée des soins de santé ».

Le prince Charles s'est exprimé positivement au sujet des médecines alternatives en de nombreuses occasions, que ce soit en visitant des hôpitaux ou en s'adressant à des assemblées de médecins généralistes ou en prenant la parole devant l'Organisation mondiale de la santé. Il a aussi écrit plusieurs articles sur les médecines alternatives, l'un d'entre eux en réponse à un rapport de la Commission d'enquête de la Chambre des Lords sur la science et la technologie, publié en 2000. La Commission avait conclu que de nombreuses formes de médecines alternatives posaient problème, parce qu'elles n'avaient pas été correctement testées, ni en termes d'efficacité, ni en termes de sécurité. Répondant à ce rapport dans le *Times*, le prince Charles reconnut que c'était en effet le cas, mais il insista fortement sur une autre conclusion de l'enquête, à savoir la nécessité de mener davantage de recherches sur les médecines alternatives afin de traiter sérieusement les questions d'efficacité et de sécurité.

Sous le titre « Les recherches en médecines alternatives requièrent, et méritent, plus de financement », le prince Charles faisait remarquer qu'il préconisait depuis un certain temps déjà une approche des médecines alternatives fondée sur des preuves :

> Ces thérapies sont-elles aussi efficaces que la médecine conventionnelle, ou même, parfois, meilleures qu'elle ? Lorsque c'est le cas, de quelles thérapies s'agit-il et pour quelles maladies sont-elles le plus appropriées ? En 1997, la « Fondation pour une approche combinée des soins de santé », dont je suis le président et le fondateur, a affirmé que la recherche et le développement fondés sur des preuves scientifiques rigoureuses représentaient une condition cruciale pour faire accepter les approches non conventionnelles par l'institution médicale.

Tandis que l'article du prince Charles se montrait très positif pour les thérapies alternatives, laissant entendre qu'une meilleure évaluation de leurs mérites conduirait à les faire mieux accepter, de nombreux chercheurs en médecine étaient bien plus sceptiques. Cependant, il y avait un consensus de la part des deux bords pour admettre qu'il fallait réaliser davantage de recherches.

Depuis 2000, environ 4 000 études sur les médecines alternatives ont été publiées à l'échelle mondiale, et le présent livre a été écrit dans une large mesure pour répondre aux questions du prince Charles. Il désirait davantage de recherches pour découvrir quelles thérapies sont efficaces et lesquelles ne le sont pas : maintenant que les résultats sont là, nous sommes en mesure de déterminer quelles thérapies permettent véritablement de soigner les patients, lesquelles sont du pur charlatanisme, et lesquelles ont un statut intermédiaire entre ces deux extrêmes.

Les quatre chapitres précédents ont examiné les quatre thérapies alternatives principales, et leurs conclusions ont révélé que ces traitements non conventionnels ne procurent malheureusement que peu de bénéfices thérapeutiques. Du côté le plus positif du spectre, la phytothérapie peut revendiquer un petit nombre de succès, mais la majorité des remèdes phytothérapeutiques font l'objet d'une réputation largement infondée. La thérapie chiropratique semblerait peut-être procurer quelques légers bénéfices thérapeutiques, mais seulement pour les douleurs dorsales : toutes ses autres prétentions sont dépourvues de fondement. De même, l'acupuncture semblerait peut-être procurer quelques légers bénéfices thérapeutiques en ce qui concerne certaines sortes de douleurs et de nausées, mais ils sont tellement à la limite du démontrable qu'il se pourrait aussi que l'acupuncture n'ait aucune efficacité. En tout cas, il est certain que les acupuncteurs sont coupables de proposer, sans aucune preuve d'efficacité, des traitements pour toute une série de maladies ou d'affections, telles que le diabète, les maladies cardiaques ou la stérilité. L'homéopathie est la plus injustifiée des thérapies alternatives que nous ayons envisagées jusqu'ici : elle ne repose sur aucune base plausible et, à l'issue de deux siècles d'existence et d'environ 200 études cliniques, elle n'a pas réussi à prouver son efficacité.

Le point fondamental est qu'aucune des thérapies alternatives mentionnées ci-dessus n'est appuyée par le genre de preuves qui pourrait être considéré comme convaincant selon les normes actuelles de la recherche médicale. Lorsqu'elles procurent, semble-t-il, des bénéfices thérapeutiques, ceux-ci sont tout simplement trop faibles, trop peu réguliers et trop discutables. En outre, aucun de ces traitements alternatifs (à l'exception d'un petit nombre de remèdes phytothérapeutiques) ne soutient la comparaison avec les traitements conventionnels disponibles pour les mêmes affections. Ce lamentable tableau se répète pour les nombreuses autres thérapies alternatives envisagées dans l'appendice à la fin de ce livre.

Si vous trouvez le paragraphe précédent quelque peu brutal et malveillant, rappelez-vous, s'il vous plaît, qu'il se fonde sur une analyse des données scientifiques, ce qui est exactement ce qu'ont recommandé à la fois la Chambre des Lords et le prince Charles. Comme cela a été expliqué au chapitre I (puis répété tout au long de ce livre), les essais, les observations et les expériences scientifiques représentent la meilleure et la plus impartiale des façons d'établir la vérité en médecine, et c'est pourquoi on ne peut pas écarter facilement nos conclusions.

Étant donné d'aussi piètres résultats, il paraît bizarre qu'on vante à ce point les merveilleux bénéfices thérapies thérapeutiques des traitements alternatifs. En réalité, non seulement ces traitements n'ont pas fait la preuve de leur efficacité, mais, nous avons vu aussi sans cesse qu'ils peuvent éventuellement se révéler dangereux. Rappelez-vous : les chiropracteurs qui manipulent les vertèbres du cou sont susceptibles de provoquer un accident vasculaire cérébral, éventuellement fatal. De même, certains remèdes phytothérapeutiques peuvent entraîner des réactions néfastes ou interférer avec les médicaments conventionnels, et, de ce fait, causer des dommages sérieux à la santé. L'acupuncture pratiquée par un expert est probablement sans risques, mais de petits saignements se rencontrent fréquemment chez de nombreux patients ; et des problèmes plus graves se produisent quelquefois, tels que des infections déclenchées par des aiguilles réutilisées ou des pénétrations d'aiguilles dans des organes vitaux. Même les remèdes homéopathiques, qui, bien sûr, ne contiennent aucune substance active, peuvent se révéler dangereux, lorsqu'ils sont pris à la place d'un traitement conventionnel efficace ou qu'ils conduisent à retarder la prise de ce dernier. En fait, n'importe quel traitement alternatif inopérant met en péril la santé des patients s'il remplace un traitement conventionnel actif. Ce risque est clairement démontré par la mort tragique de la comédienne hollandaise Sylvia Millecam.

Celle-ci était devenue célèbre en Hollande en tant que vedette de son propre spectacle télévisé dans les années 1990. Cependant, en 1999, son médecin généraliste détecta une petite grosseur dans l'un de ses seins. Il l'adressa à un radiologue pour vérification, mais le résultat des examens ne fut pas concluant. Or, au lieu d'aller voir un chirurgien pour faire de nouveaux examens, elle commença des séances d'électro-acupuncture. Même lorsqu'il devint absolument clair qu'elle était atteinte d'un cancer du sein, Sylvia Millecam rejeta la médecine conventionnelle et rendit visite en tout à vingt-huit praticiens alternatifs au cours des deux années qui suivirent. Elle fit l'objet de toute une série de traitements inutiles, comprenant l'homéopathie, des compléments alimentaires, un traitement anticancéreux par cellules spécifiques, une thérapie par les sels et l'intervention d'un guérisseur « psychique » ; elle subit également des diagnostics fondés sur des techniques bizarres comme l'examen électromagnétique ou le test Vega. Petit à petit, le cancer s'est disséminé et la comédienne est entrée à l'hôpital en août 2001, mais il était trop tard. Elle mourut quatre jours plus tard, à l'âge de quarante-cinq ans. C'est épouvantable : si son cancer du sein avait été traité rapidement par la médecine conventionnelle, elle serait encore probablement en vie. Un comité d'experts médicaux a étudié rétrospectivement le cas de Sylvia Millecam et conclu qu'elle avait été soumise à des « méthodes de traitements infondées » et que ses thérapeutes alternatifs l'avaient privée « d'une chance raisonnable de guérison » et lui avaient imposé des « souffrances inutiles ».

Et non seulement les thérapeutes alternatifs proposent des traitements souvent inefficaces et quelquefois dangereux, mais ils demandent aussi des honoraires élevés pour leurs services et pour leurs produits. La question de l'argent est problématique à tous les niveaux. D'une part, des parents ne disposant que d'un budget limité vont peut-être gaspiller leur argent à faire suivre des traitements alternatifs à leurs enfants, parce qu'ils pensent (mais à tort) améliorer ainsi leur santé. D'autre part, à l'autre bout de l'échelle des budgets, les gouvernements de chaque pays qui disposent de beaucoup plus d'argent que les ménages, mais qui rencontrent néanmoins des limites à leurs dépenses, risquent eux aussi de gaspiller leur argent en faveur des médecines alternatives, en voulant (mais là aussi à tort) améliorer la santé des habitants de leur pays.

Au Royaume-Uni les séances d'acupuncture, celles de chiropraxie ainsi que les consultations d'homéopathies coûtent chacune 50 livres environ, et souvent plus du double. D'autres thérapeutes alternatifs, tels que les guérisseurs « spirituels » font payer à peu près ce même prix par séance et un traitement complet en thérapie alternative peut coûter à un patient individuel des centaines ou des milliers d'euros. Le prince Charles a chiffré à 1,6 milliard de livres la somme que l'on estimait, en 2000, être dépensée annuellement en médecines alternatives au Royaume-Uni (voir la citation au début de ce chapitre), mais il est vraisemblable qu'il s'agit là d'une sous-estimation. Les enquêtes sur les gains engrangés par les thérapeutes alternatifs ont donné parfois des résultats discordants, mais elles s'accordent pour montrer que la tendance générale a été inexorablement à la hausse ces dernières années, et une récente extrapolation a estimé que les Britanniques dépensent actuellement 5 milliards de livres chaque année pour des traitements alternatifs : 4,5 milliards sont déboursés par le public et 500 millions par le Service national de la santé. Et rappelez-vous que les sommes consacrées annuellement aux thérapies alternatives à l'échelle mondiale sont de l'ordre de 50 milliards d'euros.

On peut évidemment soutenir que chaque individu a le droit de dépenser son argent comme il l'entend, mais si les praticiens alternatifs font des proclamations sans fondements ou qui ont été réfutées ou sont très largement exagérées, et si leurs traitements comportent des risques, alors on peut affirmer que l'on est escroqué au détriment de sa santé.

Si l'on considère les dépenses du gouvernement britannique, le groupe de pression des médecines alternatives peut éventuellement soutenir que les 500 millions de livres dépensées en leur faveur dans le cadre du Service national de la santé représentent moins d'un pour cent du budget de cet organisme ; mais au lieu de dépenser 500 millions de livres pour des traitements ne bénéficiant d'aucune preuve d'efficacité ou dont on a montré qu'ils étaient inefficaces, on pourrait payer 20 000 infirmières de plus [1]. Une autre façon de se rendre compte de l'importance des dépenses gouvernementales en faveur des médecines alternatives est de regarder la récente révision de la subvention allouée à l'Hôpital homéopathique royal de Londres, qui se monte donc maintenant à 20 millions de livres. Il se trouve que cet hôpital fait partie de l'ensemble des hôpitaux universitaires de Londres, ensemble qui est financé par le Service national de la santé, et qui a dû annoncer un déficit de 17,5 millions de livres pour la fin de l'année 2005. On comprendra aisément que ce « trou » aurait pu être facilement comblé si l'on n'avait pas dépensé de l'argent pour soutenir, au sein de cet ensemble d'hôpitaux universitaires, un hôpital qui pratique et encourage le développement d'une forme de médecine sans fondement.

Le professeur David Colquhoun, pharmacologue à University College (l'université dont dépendent ces hôpitaux), a été l'un des critiques les plus virulents de l'argent investi en faveur de l'Hôpital homéopathique royal :

> Il est frappant que le déficit soit du même ordre de grandeur que la subvention allouée à l'Hôpital homéopathique royal.

1. En France, les remboursements des remèdes homéopathiques se monteraient à 0,3 % du total des dépenses de la branche maladie de la Sécurité sociale. Cela correspond à 495 millions d'euros en 2013, somme qui permettrait là aussi de payer 20 000 infirmières de plus. (N.d.T.)

> Il est exact que les dépenses engagées par le Service national de la santé pour le soutien des médecines alternatives ne sont pas énormes comparées à son budget total, mais il est tout à fait inapproprié de faire des dépenses inconsidérées au moment même où différentes unités de notre ensemble hospitalier sont obligées de réduire leur nombre d'infirmières.

En dépit du fait que de nombreux scientifiques regardent la plus grande part des médecines alternatives comme un gaspillage d'argent, le prince Charles considère toujours avec enthousiasme que celles-ci pourraient jouer un grand rôle dans les plans gouvernementaux en matière de santé. Pour appuyer ses vues, Son Altesse Royale a commandé un rapport « visant à examiner les preuves concernant, premièrement, l'efficacité des principales médecines alternatives, puis, deuxièmement, les coûts qui leur sont associés ». Par principales médecines alternatives, il fallait entendre l'acupuncture, l'homéopathie, la phytothérapie, la thérapie chiropratique et l'ostéopathie. Le responsable du rapport fut l'économiste Christopher Smallwood. Lorsqu'il fut publié en 2005, l'une de ses principales conclusions provoqua une grande surprise chez les experts médicaux :

> En dépit de la nature fragmentaire des preuves, il semble qu'il y ait de bonnes raisons de penser qu'un certain nombre de traitements en médecine alternative offrent la possibilité d'économies importantes sur les dépenses de santé directes, tandis que d'autres, peut-être tout aussi onéreux que les traitements conventionnels équivalents, procurent néanmoins aux patients des bénéfices thérapeutiques supplémentaires à un coût négligeable. En outre, les bénéfices apportés à l'économie du pays grâce à une plus large application des thérapies alternatives efficaces dans des domaines cruciaux de la santé pourraient se chiffrer en centaines de millions de livres.

Étant donné les preuves négatives accumulées dans notre livre, la conclusion de Christopher Smallwood paraît complètement déraisonnable ; alors, comment expliquer qu'un économiste distingué soit arrivé à voir les médecines alternatives sous un tel jour positif et erroné ? Christopher Smallwood a avoué que son équipe et lui-même n'étaient pas des spécialistes de l'économie de la santé et qu'ils n'y connaissaient rien en matière de recherches sur les médecines alternatives. Cela explique pourquoi leur rapport contient de nombreuses erreurs fondamentales.

Par exemple, le rapport de Smallwood soutient que l'homéopathie permet de traiter l'asthme efficacement pour un coût modique, alors même qu'un bilan critique de la Collaboration Cochrane indique que son efficacité n'a pas été établie en ce qui concerne cette affection. Par conséquent, il n'est pas étonnant que ce rapport proclame à tort qu'on pourrait économiser 190 millions de livres si 4 pour cent des médecins généralistes britanniques proposaient en première intention l'homéopathie comme traitement de l'asthme.

Les conclusions du rapport de Smallwood ne sont pas seulement erronées, elles sont aussi extrêmement dangereuses. Par exemple, si l'on devait utiliser l'homéopathie pour traiter l'asthme, les conséquences en seraient désastreuses, comme l'a souligné Richard Horton, directeur de la rédaction de *The Lancet* :

> Environ 1 400 personnes meurent d'asthme chaque année dans le Royaume-Uni. Il s'agit d'une maladie qui met la vie en danger, mais que l'on peut maîtriser grâce à l'emploi de médicaments efficaces. L'idée que l'homéopathie est en mesure de remplacer les traitements conventionnels, comme le suggère le rapport commandé par le prince Charles, est absolument erronée. Il n'existe pas l'ombre d'une preuve fiable pour soutenir une affirmation aussi incroyablement infondée.

Le prince Charles est sorti de la réserve observée depuis longtemps par les membres de la famille royale pour s'exprimer sur un grand nombre de sujets, de l'architecture à l'emploi des jeunes, à l'écologie et, bien sûr, aux médecines alternatives. Il a souvent eu une bonne influence, attirant l'attention du public sur des causes estimables. Dans d'autres cas, comme celui des médecines alternatives, il a entraîné le débat sur de fausses pistes et fait des déclarations défiant l'opinion des meilleurs experts. Par exemple, lors d'une conférence sur les soins médicaux en 2004, le prince Charles a exprimé son soutien à la « cure Gerson », qui repose sur un régime alimentaire sévère et sur des lavements au café :

> Je connais une patiente qui s'est tournée vers la cure du docteur Gerson, après avoir appris qu'elle souffrait de la

phase terminale d'un cancer et qu'elle ne pourrait pas supporter de nouvelles séances de chimiothérapie. Fort heureusement, sept ans plus tard, elle est toujours bien en vie. Par conséquent, il est d'une importance cruciale que, au lieu de rejeter les expériences vécues de ce genre, l'on se fixe pour tâche d'examiner plus avant les aspects bénéfiques de tels traitements.

Le prince Charles a donc fait l'éloge d'une thérapie qui a été reconnue comme inefficace et dont on sait qu'elle peut être dangereuse. La cure Gerson affame des patients souffrant déjà de malnutrition, les privant de substances nutritives fondamentales. En outre, lorsque des patients adoptent la cure Gerson, ils abandonnent souvent leurs traitements conventionnels, compromettant ainsi leur meilleure chance de guérison. Bien que « l'Institut Gerson » possède des bureaux en Californie, leur principale clinique se trouve à Tijuana, au Mexique, où ses praticiens affirment qu'ils peuvent guérir le cancer : cette délocalisation géographique est nécessaire parce que les États-Unis interdisent aux médecins de pratiquer la cure Gerson.

Il était, au mieux, malavisé, et au pire, irresponsable, de la part du prince Charles de suggérer publiquement que la cure Gerson pourrait être capable de guérir le cancer, alors que les preuves indiquent le contraire. Et on peut soutenir qu'il serait irréfléchi de sa part de continuer à soutenir les médecines alternatives en général, alors que nous avons démontré dans ce livre que l'on ne retire que très peu de bénéfices thérapeutiques en se prêtant à des thérapies telles que l'acupuncture, l'homéopathie, la chiropraxie et la phytothérapie.

En bref, il serait du devoir du prince Charles de commencer à écouter les scientifiques au lieu de se laisser guider par ses propres préjugés. Ou, comme l'a écrit dans une lettre au prince Charles Michael Baum, un spécialiste du cancer à University College, à Londres : « Si ma parole peut faire autorité, c'est en raison de mes connaissances accumulées au long de 40 années d'études et de 25 années de participation active à la recherche sur le cancer. Votre autorité à vous résulte d'un hasard de naissance. »

Les placebos : pieux mensonges ou leurres frauduleux ?

Nous avons montré que la majorité des traitements alternatifs sont complètement ou largement inefficaces pour soigner la majorité des maladies. Le qualificatif « d'inefficace » ne signifie pas, cependant, que ces remèdes ne procurent aucun bénéfice thérapeutique aux patients, parce qu'il y a toujours l'effet placebo, et nous savons que ce dernier peut apporter un certain soulagement, de plus ou moins grande ampleur. Alors, les médecins doivent-ils encourager le recours à des traitements alternatifs dont il est prouvé qu'ils ne sont pas efficaces, et qui ne sont donc rien de plus que de faux traitements, mais qui peuvent néanmoins apporter du soulagement à ceux des patients qui ont suffisamment foi en eux ? Est-ce que les médecines alternatives – du moins, pour leur plus grande part – peuvent justifier leur existence simplement parce qu'elles procurent un certain soulagement par le biais de la croyance ?

Bien entendu, les malades qui souffrent de maladies potentiellement mortelles ne peuvent pas s'en remettre à l'effet placebo pour les sauver, mais pour les patients qui ont des maladies moins graves, le problème est plus compliqué. En raison de cette complexité, nous allons examiner la question de l'éventuelle utilisation des placebos en nous concentrant sur l'homéopathie. Mais tout ce qui va suivre est aussi applicable à l'effet placebo dans le contexte des autres thérapies alternatives.

Les homéopathes soutiennent régulièrement que leurs remèdes sont authentiquement efficaces, mais nous savons, d'après les meilleures preuves scientifiques, que ces traitements ne sont que des leurres et reposent entièrement sur l'effet placebo pour apporter quelque bénéfice thérapeutique aux patients. Par exemple, si l'on applique une crème homéopathique appelée « Arnica » sur une meurtrissure, son effet se fera sentir uniquement par le biais psychologique : le patient va simplement avoir l'impression que la meurtrissure guérit plus rapidement et que la douleur va en diminuant. Ou bien, si une personne souffrant d'une tension artérielle élevée prend un remède homéopathique, son niveau de stress psychologique va peut-être diminuer, ce qui va éventuellement normaliser sa tension artérielle. De même, un patient qui prend un remède homéopathique pour soigner son rhume des foins va s'attendre à ce que ce remède soit efficace, et, par suite, l'effet placebo peut réellement faire diminuer les symptômes du rhume des foins ; ou peut-être que le patient va mieux tolérer ces derniers : d'une façon ou d'une autre, il se sentira mieux. Certains patients prennent des remèdes homéopathiques pour traiter des maladies qui, par elles-mêmes, ne durent pas longtemps. C'est le cas des rhumes, par exemple, qui, de toute façon, prennent fin après une semaine environ. Dans ce genre de cas, l'effet placebo permet aux patients de se sentir mieux, parce qu'ils ont l'illusion de maîtriser la maladie. Pour certaines maladies ou affections, telles que les maux de dos, la médecine conventionnelle ne réussit que difficilement à procurer des solutions raisonnablement satisfaisantes, ce qui signifie qu'un remède homéopathique pourrait peut-être aussi bien faire l'affaire. Il peut en effet mobiliser les forces psychologiques du patient pour l'amener à supporter les douleurs en question.

Étant donné tous ces bénéfices thérapeutiques indiscutables, il pourrait peut-être sembler que le recours à l'homéopathie en tant que placebo soit évidemment une bonne solution, puisque cela procure aux patients du soulagement et de l'espoir. De nombreuses personnes pourraient même soutenir que c'est là une raison suffisante pour que les médecins conventionnels adoptent l'homéopathie.

Cependant, notre point de vue est différent. En dépit des vertus attrayantes de l'effet placebo, lequel est souvent (mais pas toujours) bon marché, sans danger et bénéfique pour les patients, nous croyons fermement qu'il serait mal venu que les médecins et les autres professionnels de la santé se tournent ainsi vers l'homéopathie. Nous fondons notre position sur toute une série d'arguments.

L'une de nos principales raisons pour ne pas encourager le recours à l'effet placebo des médecines alternatives est la nécessité de maintenir un rapport de sincérité entre médecin et patient. Depuis quelques décennies, le consensus en médecine évolue incontestablement en direction d'une relation médecin-patient fondée sur la franchise et le consentement totalement éclairé. Cette pratique demande notamment aux médecins de faire appel aux principes de la médecine fondée sur des preuves afin de proposer aux patients ceux des traitements qui offrent les plus grandes chances de succès. Tout recours à des traitements placebo ruinerait cette démarche.

Supposons que des médecins, jusqu'ici sans opinion sur les médecines alternatives, se mettent à examiner les recherches faites sur l'une d'entre elles, telle que, par exemple, l'homéopathie : ils se rendront bien vite compte qu'elle ne repose sur rien et que le bénéfice thérapeutique qu'elle peut éventuellement procurer à un patient provient de l'effet placebo. Si l'un d'entre eux voulait néanmoins prescrire des remèdes homéopathiques, il serait alors obligé de mentir à son patient afin que l'effet placebo soit efficace. Autrement dit, ce médecin devrait renforcer la foi placée (à tort) par un patient donné dans les pouvoirs extraordinaires de l'homéopathie, si celui-ci était déjà attiré par cette médecine alternative ; ou bien le médecin aurait peut-être même à insuffler cette croyance mensongère à son patient, si celui-ci n'avait jamais pensé à l'homéopathie auparavant. La question est simple : veut-on que les soins médicaux reposent sur des traitements loyaux fondés sur des preuves ou veut-on qu'ils s'appuient sur un tissu de mensonges et de supercheries ?

Car, pour tirer parti au mieux de l'effet placebo, il faut mentir au maximum, afin que le traitement paraisse avoir une nature tout à fait spéciale. Le médecin devrait faire des déclarations du genre : « ce remède est importé directement de Tombouctou » ; ou bien « vous bénéficiez des tout derniers échantillons disponibles de ce remède » ; ou bien « ce remède a jusqu'ici obtenu un taux de succès de 100 pour cent au cours de l'année écoulée » ; ou bien encore « ce remède neutralise l'antimatière maléfique qui se cache dans chacune de vos cellules ». Les annonces de ce genre ont pour objectif d'aiguiser les attentes du patient, accroissant ainsi la probabilité et l'ampleur de la réponse placebo. En bref, pour obtenir un effet maximum de l'administration d'un remède homéopathique, le médecin doit faire à son patient les mensonges les plus éhontés que l'on puisse imaginer.

Dans un lointain passé, les médecins faisaient régulièrement appel à l'effet placebo, dans la mesure où ils n'avaient pas grand-chose d'autre à offrir aux patients ; mais la médecine moderne dispose maintenant d'authentiques traitements qui ont été testés et se montrent efficaces. Nous soutenons fermement le point de vue selon lequel il ne faut pas revenir à un système médical reposant sur des placebos, point de vue partagé par le médecin et journaliste Ben Goldacre :

> Il est facile de répondre à la question de savoir si les toubibs conventionnels désirent revenir aux vieilles méthodes d'antan et adopter les ruses des thérapeutes alternatifs maximisant l'effet placebo : non merci ! Ce sont ces derniers qui, aujourd'hui, recourent au discours autoritaire, paternaliste, abscons et mystificateur ; et afficher la même attitude demande d'assumer quelque chose à laquelle la plupart des médecins se refusent : la malhonnêteté.

Notre position, selon laquelle le recours systématique aux placebos est inacceptable, parce que les médecins ne doivent jamais mentir à leurs patients, peut sembler très rigoriste. En fait, ceux qui sont en désaccord avec notre point de vue avancent habituellement comme argument que les bénéfices procurés par le mensonge importent beaucoup plus ici que le respect scrupuleux d'une éthique rigoureuse. Autrement dit, ces opposants estiment que les pieux mensonges sont acceptables dès lors qu'ils procurent une amélioration dans l'état de santé des patients. Nous sommes d'avis, au contraire, que la généralisation du recours habituel aux placebos conduirait à une culture de la duperie en médecine, ce qui, à son tour, donnerait toute une série de conséquences destructrices pour la profession médicale. Imaginez ce qui se passerait dans le système de santé si les médecins prescrivaient en routine des traitements fondés sur l'effet placebo, tels que l'homéopathie :

1. Il faudrait que les médecins établissent une conspiration du silence, et se mettent d'accord pour ne pas révéler la nature fallacieuse de l'homéopathie. Aucun d'entre eux ne serait autorisé à faire remarquer la vérité sur les Habits Neufs de l'Empereur, puisque cela ruinerait l'effet placebo de l'homéopathie.
2. Les chercheurs en médecine n'adhéreraient pas à ce pacte, car leur tâche est de comprendre les maladies, leurs causes et leurs remèdes. Au nom du progrès, ils seraient tenus par leur code d'honneur de faire savoir que les recherches actuelles n'apportent aucune preuve de l'efficacité de l'homéopathie. Ainsi, les médecins et les scientifiques délivreraient des messages contradictoires.
3. La prescription routinière de remèdes homéopathiques pourrait agir à la manière dont l'usage des drogues « douces » peut

préluder à celui de drogues plus dangereuses, c'est-à-dire qu'elle pourrait encourager les patients à essayer d'autres traitements irrationnels. Le professeur David Colquhoun a parfaitement décrit les dangers auxquels peuvent conduire insidieusement les remèdes homéopathiques : « Ces pilules de sucre ne contiennent rien et ne peuvent donc pas empoisonner votre corps. Cependant, le plus grand danger qu'elles vous font courir est d'empoisonner votre esprit. »

4. Les parents pourraient peut-être ne plus tenir compte de l'avis des scientifiques les invitant à prendre des mesures de protection capables de sauver la vie de leurs enfants, telles que les vaccinations contre les maladies infectieuses, et pourraient peut-être écouter au contraire les homéopathes qui les encouragent à suivre des voies alternatives (et inefficaces) pour protéger leurs enfants. Après trois siècles de progrès depuis les débuts de l'Âge des Lumières, le choix de s'éloigner de la médecine fondée sur des preuves pourrait déboucher sur un nouvel Âge des Ténèbres.
5. Les firmes pharmaceutiques auraient tout loisir d'affirmer qu'elles pourraient, elles-aussi, encourager le public à utiliser des remèdes homéopathiques. Pourquoi devraient-elles s'efforcer de fabriquer des médicaments via leur processus normal de mise au point, adéquat mais coûteux, alors qu'elles pourraient faire de bien plus gros profits en vendant des « pilules de sucre » placebos et en prétendant qu'il s'agit de panacées ?

Finalement, il y a une raison de plus pour éviter les traitements placebos. En fait, cette raison-là est si importante qu'il va vite devenir évident qu'il est complètement inutile et injustifiable d'utiliser en routine des placebos pour traiter les patients. Tout le monde est d'accord pour reconnaître que l'effet placebo peut procurer un effet bénéfique, mais la vérité est qu'il n'est pas nécessaire d'employer une pilule placebo pour déclencher l'effet placebo. Bien que cette assertion puisse sembler paradoxale au premier abord, on va voir qu'elle est parfaitement sensée dès que l'on aura expliqué en détail sa signification.

Lorsqu'un médecin prescrit un médicament conventionnel d'efficacité attestée, cela va se traduire, bien entendu, chez le patient par un bénéfice biochimique et physiologique. Cependant, il est important de se rappeler que l'impact d'un traitement d'efficacité attestée est toujours augmenté par l'effet placebo. Non seulement un tel traitement procure régulièrement un bénéfice thérapeutique de base, mais il apporte aussi obligatoirement un bénéfice supplémentaire, parce que le patient s'attend à ce que le traitement en question soit efficace. En d'autres termes, le patient qui prend un traitement d'efficacité attestée est déjà gratifié d'un effet placebo en prime. Alors, pourquoi diable devrait-il prendre une pilule placebo ne procurant que le seul effet placebo ? Et pourquoi diable un thérapeute devrait-il prescrire seulement un placebo ? Cela reviendrait tout simplement à escroquer le patient.

Les médecins savent très bien que tous les traitements qu'ils prescrivent s'accompagnent d'un effet placebo, dont l'ampleur dépend de toute une série de facteurs. Ceux-ci comprennent, par exemple, la façon dont le médecin est habillé, l'assurance qu'il affiche et son attitude générale. Les meilleurs médecins exploitent complètement l'impact du placebo, tandis que les moins bons n'ajoutent qu'une minime partie de l'effet placebo accompagnant leurs traitements ; d'où cette réflexion du neurologue J.N. Blau : « Le médecin qui n'arrive pas à obtenir d'effet placebo chez ses patients devrait plutôt se tourner vers la profession d'anatomopathologiste. »

Plus haut, nous avons dressé la liste des maladies et affections que les homéopathes peuvent peut-être soulager grâce à l'effet placebo. Si l'on reprend cette liste, on peut voir que les médecins conventionnels sont généralement en mesure de prescrire un traitement médical plus fiable qui procurera non seulement un bénéfice thérapeutique direct au patient, mais aussi un bénéfice supplémentaire indirect grâce à l'effet placebo. Ainsi, au lieu de recommander la crème homéopathique « Arnica » pour soigner une sévère meurtrissure, un médecin pourra peut-être suggérer d'appliquer une compresse froide le premier jour, puis un linge humide et chaud pour les jours suivants. Au lieu de prescrire un remède homéopathique pour combattre une tension artérielle élevée, un médecin pourra peut-être suggérer un changement de régime alimentaire, recommander de consommer moins d'alcool ou de cigarettes, et, si cela ne suffit pas, il pourra prescrire des médicaments antihypertenseurs efficaces. De même, pour les patients souffrant du rhume des foins, un médicament antihistaminique n'engendrant pas de somnolence et d'efficacité avérée, représente, avec son inévitable effet placebo associé, une bien meilleure option qu'un remède homéopathique n'induisant par lui-même que le seul effet placebo. La science n'a pas encore trouvé le moyen de guérir le rhume ordinaire, aussi la médecine conventionnelle doit se contenter d'un traitement visant à diminuer les symptômes de cette affection, mais même ainsi, elle arrive à obtenir un soulagement bien plus grand que ne peut le faire l'homéopathie. Autrement dit, les bénéfices avérés que procurent les comprimés conventionnels contre le rhume, augmentés de leur effet placebo, sont, là encore, bien plus grands que ceux procurés par les comprimés homéopathiques qui n'induisent que le seul effet placebo.

Pour des problèmes plus difficiles comme le mal de dos, les médecins ne disposent que d'un arsenal limité d'options véritablement efficaces, mais celles-ci donnent néanmoins de bien plus grands résultats que tout ce que peut offrir l'homéopathie ou n'importe quelle thérapie alternative se fondant sur l'effet placebo. En 2006, B.W. Koes et ses collègues en Hollande ont publié un bilan clinique intitulé : « Diagnostic et traitement des douleurs lombaires » dans le *British Medical Journal* :

> Il y a de fortes preuves que les anti-inflammatoires non stéroïdiens soulagent la douleur beaucoup mieux qu'un placebo. Les recommandations faites aux patients de rester actifs se traduisent par un rétablissement plus rapide et par une diminution du handicap chronique. Les relaxants musculaires soulagent la douleur davantage qu'un placebo, comme l'indiquent là aussi de fortes preuves, mais ils peuvent s'accompagner d'effets secondaires tels que la somnolence. Inversement, de fortes preuves indiquent que le repos au lit et les exercices physiques visant spécifiquement le dos (exercices de renforcement, d'assouplissement, d'étirement, de flexion et d'extension) ne sont pas efficaces.

Au fur et à mesure que nous approchons de la fin de ce livre, il devient de plus en plus clair qu'une grande partie des traitements offerts par les médecines alternatives est inefficace et qu'il ne faut donc pas encourager leur utilisation, même en tant que bénins placebos. Sous bien des aspects, les médecines alternatives d'aujourd'hui représentent la version moderne des remèdes de charlatans qui se vendaient en grandes quantités il y a un siècle aux États-Unis, comme « l'Huile de Serpent à Sonnettes de Tex Bailey » ou « la Formidable Marque d'Huile de Serpent ». Ils ne procuraient aucun bénéfice thérapeutique aux patients, mais assuraient des profits record aux colporteurs qui les vendaient. L'un des plus célèbres vendeurs « d'huile de serpent » était Clark Stanley, qui faisait la publicité de son produit en disant qu'il s'agissait « d'une pommade qui pénètre dans les muscles, les membranes et les tissus jusqu'à l'os lui-même et en chasse la douleur avec une efficacité qui étonne le corps médical ». Bien entendu, elle ne procurait pas de tels bénéfices thérapeutiques et lorsque sa « Pommade à base d'Huile de Serpent » fut testée en 1916, on trouva qu'elle ne contenait en réalité aucune huile de serpent. En fait, elle consistait « principalement en une huile minérale légère, mélangée avec environ un pour cent d'huile grasse (probablement tirée de la graisse de bœuf), du piment doux et peut-être des traces de camphre et de térébenthine ».

Les remèdes homéopathiques ultra-dilués, tout comme les remèdes « à base d'huile de serpent », ne contiennent aucune substance active, et ni les uns, ni les autres ne procurent quoi que ce soit, si ce n'est un effet placebo. Cependant, on tourne les seconds en dérision, et on n'en parle plus que dans les films de cow-boys, tandis que les premiers continuent à être vendus dans toutes les pharmacies. Et pourtant, l'homéopathie est encore plus ridicule que les remèdes à base d'huile de serpent, comme le montre cette lettre publiée par un homéopathe dans un journal médical, détaillant un remède homéopathique particulièrement bizarre : « Cette patiente continue à présenter de multiples symptômes liés à des bosses sur le cuir chevelu et elle a contracté une sorte de grippe. Globalement, son moral s'est amélioré, cependant. Je lui ai donné au cours d'une journée une dose de "nosode Carcinosine" au taux de dilution 30C ; puis, j'ai poursuivi avec du "Mur de Berlin" au taux de dilution 30C, à raison d'une prise par jour, le matin... » Dans le journal professionnel *Medical Monitor*, un médecin a répondu en soulignant la nature ridicule du remède homéopathique « Mur de Berlin » : « Quels avantages thérapeutiques peut bien avoir le mur de Berlin par rapport à un mur ordinaire de jardin ou au béton de l'échangeur de Birmingham ? Et est-ce que les homéopathes écossais utilisent des micro-doses du mur d'Hadrien ? Je crois qu'on devrait nous le dire. »

Alors, comment en est-on arrivé à cette situation où chaque année sont dépensés 50 milliards d'euros à l'échelle mondiale pour les thérapies alternatives, la plupart étant tout aussi absurdes que l'homéopathie, et nombre d'entre elles étant nettement plus dangereuses ? Dans l'avant-dernier paragraphe de ce chapitre, nous allons passer en revue les dix groupes de personnes qui ont une responsabilité majeure dans la popularité croissante des médecines alternatives. Dans chaque cas, nous allons expliquer le rôle qu'a joué le groupe examiné en conférant aux médecines alternatives une crédibilité excessive, et, en outre, nous indiquerons comment chacun de ces groupes peut corriger l'image actuelle des médecines alternatives, image qui est exagérément positive, non critique et malavisée. Va donc suivre une analyse des erreurs commises durant le dernier quart de siècle, couplée à un appel visant à redonner toute sa place à la médecine fondée sur des preuves.

Les dix plus grands coupables de la promotion publicitaire de médecines infondées et récusées

1. Les stars

Cette liste n'a pas été dressée en respectant un ordre particulier, de sorte que les vedettes et les célébrités ne sont pas nécessairement les plus grands coupables de la promotion publicitaire injustifiée de médecines inefficaces. Mais elles y ont certainement contribué de manière importante dans les récentes décennies. En épluchant la presse des années 2005 et 2006, le professeur Ernst et son collègue Max H. Pittler ont découvert plusieurs dizaines de célébrités liées à diverses thérapies de valeur non prouvée.

Les vedettes se répartissaient en une gamme allant des fans de l'homéopathie, comme Pamela Anderson, Cindy Crawford et Cher, jusqu'aux adeptes de la médecine ayurvédique, comme Goldie Hawn et Christy Turlington. Ces personnes aux noms très connus donnent aux médecines alternatives une plus grande crédibilité aux yeux du public, car il s'agit manifestement de personnes qui ont les moyens de s'offrir les meilleurs traitements. En d'autres termes, les traitements alternatifs peuvent être perçus comme supérieurs aux traitements de la médecine conventionnelle, dès lors qu'ils semblent être prisés de personnes riches et célèbres.

Outre les acteurs et les chanteurs, de nombreux sportifs et sportives, comme Boris Becker et Martina Navratilova, ont aussi succombé à la mode des médecines alternatives. Ces grands noms du sport donnent encore plus de crédibilité aux médecines alternatives, car ce sont des modèles pour le grand public. Celui-ci peut supposer qu'ils prennent un soin tout particulier de leur santé et qu'ils sont entourés d'excellents conseillers. La vérité est que les riches sportifs, ainsi que leurs entraîneurs, peuvent se permettre de gaspiller de l'argent en recourant à des placebos extravagants, tout en dépensant en même temps des sommes considérables pour obtenir les soins les plus poussés que peut offrir la médecine conventionnelle.

L'homéopathe américain Dana Ullman est persuadé que les célébrités contribuent à faire accepter les thérapies alternatives par le grand public. Son dernier livre *The Homeopathic Revolution* (« La révolution homéopathique ») est assorti du sous-titre : « Why Famous People and Cultural Heroes Choose Homeopathy » (« Pourquoi les personnes célèbres et les personnages historiques choisissent l'homéopathie »). Cet auteur s'emploie à convaincre les lecteurs de l'efficacité de l'homéopathie avec l'argument que certains des plus célèbres personnages de l'histoire universelle lui ont fait confiance, et notamment onze présidents des États-Unis, sept papes, Beethoven, Goethe et Tennyson, de même que Axl Rose, le chanteur du groupe de hard rock Guns N'Roses.

Toutes ces célébrités mal informées rendraient un grand service au public si elles arrêtaient de se faire les avocats de thérapies inutiles. Encore mieux, ces célébrités devraient prendre connaissance des meilleurs résultats scientifiques disponibles et condamner les traitements qui, bien qu'en vogue, sont anormaux et dangereux. C'est exactement ce qu'a fait la chanteuse australienne, de réputation internationale, Kylie Minogue, en 2005, lorsqu'elle a fait publier une déclaration au sujet des rumeurs insinuant qu'elle utilisait des thérapies alternatives pour soigner son cancer. En voici un extrait : « Kylie demande instamment à ses fans de ne pas ajouter foi aux ragots selon lesquels elle aurait considérablement maigri et entrepris une recherche désespérée de thérapies alternatives. La chanteuse a expliqué clairement à ses conseillers qu'elle ne veut pas voir les personnes souffrant du même mal qu'elle s'engager dans de mauvaises directions en raison de ces rumeurs infondées sur sa maladie et sur ses choix thérapeutiques. »

L'acteur Richard E. Grant, quant à lui, a dénoncé une dangereuse escroquerie consistant en un « sérum de chèvre », censé représenter un traitement capable de sauver la vie des patients atteints du SIDA. Né et élevé au Swaziland, l'acteur avait été invité par les fabricants de ce sérum à en faire la publicité en Afrique, mais sa réaction à cette proposition ne fut pas celle qu'ils attendaient : « Voilà que l'on fait sortir les morts de leurs tombes à la manière de Lazare : sornettes que tout cela ! » Richard Grant agit de manière responsable en prévenant des journalistes travaillant pour l'émission télévisée de la BBC *Newsnight* ; celle-ci fit alors savoir publiquement que le « sérum de chèvre » n'était qu'une « huile de serpent ».

2. Les chercheurs en médecine

C'est peut-être une surprise pour vous de trouver ici les chercheurs. En effet, tout au long de ce livre, nous nous sommes appuyés sur les chercheurs en médecine pour évaluer les thérapies alternatives. C'est seulement grâce à leurs travaux qu'il est apparu clairement que nombre de ces traitements étaient inefficaces. Non seulement, ils ont réalisé les recherches sur les médecines alternatives, mais ils ont aussi fait de leur mieux pour faire connaître largement la vérité décevante sur ces diverses thérapies. Cependant, la plupart des chercheurs en médecine ne font pas de travaux sur ces dernières, et se consacrent plutôt entièrement à la mise au point de traitements conventionnels nouveaux : ce sont eux que vise notre critique.

C'est une tendance générale chez les chercheurs de se concentrer sur leur propre discipline, les uns essayant de trouver de nouveaux antibiotiques, les autres, de nouveaux vaccins, les autres encore, de nouvelles techniques chirurgicales. Pendant ce temps, ils ne font pas attention au fait que les partisans des thérapeutiques alternatives sont en train de ruiner leurs travaux en propageant des informations alarmantes sur la médecine conventionnelle et en exagérant à l'extrême la valeur des thérapies alternatives. En bref, de trop nombreux chercheurs en médecine restent passifs et assistent silencieusement à l'essor des médecines alternatives et des théories insensées qui les sous-tendent.

Il n'y a eu qu'un petit nombre d'exemples d'universitaires qui sont sortis de leur champ de recherche pour mettre en lumière les contradictions, les proclamations exagérées et les erreurs qui appartiennent à la plupart des thérapeutiques alternatives ; mais le retentissement de leur intervention a souvent été tout à fait remarquable. En 2006, une coalition informelle de scientifiques partageant les mêmes idées a écrit une lettre ouverte aux présidents des comités de gestion du Service national de la santé en Grande-Bretagne, lesquels sont directement chargés de répartir le financement des soins médicaux. Les signataires, qui ne comprenaient qu'un seul chercheur spécialisé dans l'étude des médecines alternatives (Edzard Ernst), affirmaient simplement dans leur lettre que l'efficacité de l'homéopathie et de nombreuses autres thérapies alternatives n'était pas prouvée et que le Service national de la santé devrait réserver ses fonds au financement des traitements dont on a montré qu'ils sont efficaces : « Dans une période d'intense pression sur le Service national de la santé, l'intérêt de ce dernier et celui du public en général est d'utiliser les financements disponibles pour les traitements fondés sur des preuves solides. »

Cette lettre fit la « une » du *The Times* et fut reprise à la radio et à la télévision. De nombreuses personnes apprirent à cette occasion que les affirmations des homéopathes étaient erronées et que leurs impôts étaient gaspillés à financer des traitements illusoires. En outre, les présidents des comités de gestion du Service national de la santé semblent avoir pris en compte la lettre ouverte et révisé leur politique vis-à-vis de l'homéopathie : à la mi-2007, tandis que 21 comités continuaient de financer l'homéopathie comme auparavant et que 40 n'avaient pas révélé quel était leur financement de l'homéopathie, 86 autres avaient cessé d'envoyer des patients aux quatre hôpitaux homéopathiques britanniques, ou bien avaient introduit des mesures pour y limiter strictement les consultations. Hilary Pickles, directrice de la santé publique au comité de gestion des soins de premier contact d'Hillingdon expliqua sa conception du financement de l'homéopathie dans le *Times* :

> Ce n'est pas seulement que l'homéopathie ne peut invoquer de preuves en sa faveur ; c'est aussi la question de savoir quelles sont les priorités en matière de dépenses de soins. Chaque fois que l'on décide de dépenser l'argent du Service National de la Santé sur un secteur donné, un autre secteur

> va en recevoir moins. Il est complètement inapproprié de dépenser de l'argent pour l'homéopathie dont l'efficacité n'est pas prouvée, car cela signifie moins d'argent pour d'autres traitements dont on sait qu'ils sont efficaces.

Un groupe de vétérinaires s'est lancé dans une campagne de nature satirique contre l'usage de l'homéopathie, en fondant la « Société de vaudou vétérinaire britannique » en 2005. Ils avaient été scandalisés par l'initiative de l'Académie royale des chirurgiens vétérinaires, consistant à publier la liste des vétérinaires pratiquant l'homéopathie, ce qui revenait, de fait, à reconnaître la validité de cette thérapie alternative et à lui faire de la publicité. Ces vétérinaires hostiles à l'homéopathie, dont le souci principal était que les animaux reçoivent les meilleurs traitements disponibles, soutenaient que l'homéopathie était du même niveau que le vaudou, en ce qui concernait les preuves de son efficacité. Cette campagne a conduit de nombreuses associations professionnelles de vétérinaires à se comporter de façon plus responsable et, à présent, la Fédération européenne des vétérinaires conseille vivement à ses membres de « travailler seulement sur la base de méthodes qui sont scientifiquement prouvées et fondées sur des preuves, et d'éviter les méthodes qui ne le sont pas ».

Le militantisme des chercheurs en médecine peut donc avoir de l'effet, c'est pourquoi il serait bon que davantage d'entre eux aient le courage de leurs opinions et se fassent entendre. Un mot d'avertissement, cependant : ceux qui osent questionner la valeur des médecines alternatives deviennent facilement la cible d'attaques mettant en cause leur réputation et leur intégrité. Ils sont souvent accusés d'être à la solde des grandes firmes pharmaceutiques. Parmi les réponses possibles à ces médisances, ils peuvent faire valoir que les chercheurs sont généralement mus par le désir de guérir les maladies et de permettre aux gens de vivre plus longtemps en restant en bonne santé.

Le professeur Michael Baum, par exemple, spécialiste du cancer du sein, a adopté la formule suivante, lorsqu'il fait des conférences sur le thème de la médecine fondée sur des preuves : « Je me présente souvent en disant que je suis le fils d'une mère, le mari d'une femme, le frère d'une sœur, le père de deux filles et l'oncle de sept nièces. Ma mère est morte dans des conditions tragiques du cancer du sein, tandis que ma sœur, frappée elle-aussi par cette maladie il y a de nombreuses années, est toujours en vie. » En d'autres termes, c'est par intérêt à la fois personnel et professionnel que le professeur Baum s'attache à rechercher les meilleurs traitements du cancer du sein. Et, en particulier, c'est la mort de sa propre mère qui est à l'origine de sa vocation.

3. Les universités

Les diplômes scientifiques ont toujours été une denrée très prisée. Les étudiants qui obtiennent leur licence de sciences (B. Sc. au Royaume-Uni) montrent ainsi qu'ils maîtrisent les principes généraux et les fondements d'une discipline scientifique donnée et qu'ils sont prêts à entreprendre des études de plus haut niveau. Lorsqu'ils se prévalent de leur diplôme, les licenciés affirment qu'ils comprennent les connaissances tirées des recherches antérieures et qu'ils sont préparés à mener leurs propres travaux. Ou du moins, c'est ce que représentaient les licences de sciences autrefois. De nos jours, certaines universités ont décidé de dévaluer complètement la réputation de ces diplômes, en abandonnant la tradition scientifique et en prostituant l'enseignement supérieur.

Des universités de par le monde proposent maintenant des cours de licence en divers types de médecines alternatives, ce qui ruine tout ce qu'une université est censée représenter. Comment celle-ci peut-elle proposer des cours de licence dans lesquels on enseigne les principes du Qi chinois, de la dynamisation des dilutions et des subluxations (utilisés en acupuncture, homéopathie et chiropraxie, respectivement), alors qu'ils n'ont pas le moindre sens scientifique ?

De tels cours rendent un mauvais service aux étudiants qui ont l'impression erronée de se former à une discipline scientifique sous-tendant un mode de soin particulier. Par ailleurs, les patients peuvent aussi être induits en erreur : s'ils apprennent qu'une médecine alternative donnée est enseignée à l'université, ils sont conduits à supposer qu'elle doit être efficace. En bref, les universités donnent aux médecines alternatives un niveau de crédibilité qu'elles ne méritent pas.

La nature complètement stupide de ces cours de licence en médecine alternative est bien mise en évidence par cette question posée en 2005 à l'examen du cours intitulé « Matières médicales homéopathiques 2A » à l'université de Westminster à Londres :

« Psorinum et Sulphur sont deux remèdes homéopathiques visant les psores. Discutez la façon dont les symptômes correspondant à ces remèdes reflètent leur nature miasmatiques ». Cette question marque un retour à l'Âge des Ténèbres de la médecine, lorsque l'on croyait que les maladies étaient causées par des miasmes, c'est-à-dire des vapeurs toxiques : cette conception a été abandonnée à la fin du dix-neuvième siècle lorsque les scientifiques ont établi la théorie, plus exacte et plus utile, de l'origine microbienne des maladies infectieuses.

Le professeur David Colquhoun a dressé un état des lieux en Grande-Bretagne en 2007, et a découvert qu'il existait alors dans ce pays soixante et un cours du niveau de la licence enseignant les médecines alternatives, répartis sur seize universités. Sur ces soixante et un cours, quarante-cinq étaient dispensés dans le cadre de licences de sciences, cinq de ces dernières étant qualifiées de « licence de sciences, avec spécialisation en homéopathie », ce qui signifiait que les étudiants passaient trois années à étudier un sujet dont nous avons montré l'inanité en un seul chapitre.

Le plus grand coupable était l'université de Westminster, qui proposait quatorze diplômes de licence en médecine alternative. Cette université délivre de nombreux diplômes de licence dans des matières plus respectables, et ses enseignants dans les autres départements ont, de façon générale, une bonne réputation ; alors pourquoi s'est-elle mise à délivrer des diplômes de licence sans valeur dans des domaines charlatanesques ? Selon David Colquhoun, le problème est que les universités enseignant des thérapies dénuées de preuves scientifiques dans des cours de licence ont fait passer le profit avant la respectabilité du savoir :

> C'est comme si l'on se mettait à enseigner la sorcellerie. Si vous avez un diplôme de « licence de sciences », il faut que cela soit dans une matière qui puisse être décrite au moins vaguement comme étant de la science... J'aimerais voir les recteurs d'université retrouver leur intégrité. Ils acceptent n'importe quoi, pourvu qu'ils gardent leur poste, et ils pensent que tout ce qui rapporte de l'argent est très bien. Car les cours de ce genre sont en train d'attirer bien plus de monde que n'importe quelle autre matière, tandis que les maths et d'autres matières sont en perte de vitesse.

Il est temps pour ceux qui occupent des positions de responsabilité dans les universités de changer leur ordre de priorité. Les normes de l'enseignement universitaire ne doivent pas être sacrifiées à des considérations financières. La stratégie qui vise principalement au profit est une stratégie à courte vue ; elle peut apporter quelques succès dans le cours terme, mais, à long terme, elle ruine la réputation d'intégrité des établissements d'enseignement supérieur.

4. Les gourous des médecines alternatives

Nous vivons à une époque étrange où les thérapeutes alternatifs sont plus célèbres que les grands médecins. Par exemple, le gourou américain Deepak Chopra est le porte-parole mondialement connu de la médecine ayurvédique et d'autres thérapies alternatives, et aucun médecin conventionnel n'égale sa célébrité à l'échelle planétaire.

Chopra et d'autres gourous du même genre prêchent l'évangile des médecines alternatives depuis plus d'une décennie, bénéficiant de nombreux articles dans la presse, apparaissant dans les émissions télévisées de grande audience et prononçant des conférences devant de vastes foules. Leur indéniable charisme, couplé à leur savoir-faire d'entrepreneur, a exercé une influence considérable sur la façon dont le public appréhende désormais les médecines alternatives. Pour résumer, on peut dire qu'ils ont tout simplement surenchéri sur les proclamations souvent exagérées et mensongères qui caractérisent ces thérapies.

Par exemple, le docteur Andrew Weil est l'un des porte-parole des médecines alternatives les plus connus aux États-Unis, ayant fait deux fois la page de couverture du magazine *Time* et apparaissant régulièrement dans des *talk shows* comme ceux d'Oprah Winfrey et de Larry King. Il se présente comme votre conseiller de confiance pour les questions de santé. Il a réellement fait des études de médecine, de sorte que certains de ses conseils sont judicieux, comme lorsqu'ils encouragent les gens à faire davantage d'exercice physique et à moins fumer. Cependant, la plupart de ses recommandations sont des sottises, et le problème pour les milliers de téléspectateurs qui les entendent est qu'ils ne sont peut-être pas capables de faire la différence entre celles qui sont avisées et celles qui sont absurdes. Dans son livre *Natural*

Health, Natural Medicine (« Santé naturelle, médecine naturelle »), publié en 2004, il incite fortement ses lecteurs à ne pas prendre de médicaments de médecine conventionnelle pour soigner la polyarthrite rhumatoïde, alors même que ces médicaments peuvent indiscutablement changer le cours de la maladie et permettre d'éviter les déformations invalidantes.

Tandis qu'il dénigre quelquefois des médicaments conventionnels réellement efficaces, Andrew Weil semble encourager l'utilisation de thérapies alternatives qui ne le sont pas, comme l'homéopathie. Il suggère même aux patients d'essayer toute une gamme de thérapies alternatives pour découvrir laquelle est efficace pour eux, un conseil qui a particulièrement inquiété le médecin retraité Harriet Hall. Celle-ci a ainsi fait le compte rendu critique suivant du livre de Weil dans le magazine *The Skeptical Inquirer* : « Le problème de cette démarche est que de nombreuses maladies s'arrêtent d'elles-mêmes et que d'autres ont des évolutions variables. Lorsque vos symptômes se trouvent régresser, vous pouvez à tort attribuer cette amélioration à tout remède que vous avez pu essayer par hasard pendant cette période. » Au lieu d'encourager les patients à cette sorte d'auto-expérimentation qui peut éventuellement les conduire à des conclusions peu sûres, Andrew Weil ferait mieux de rendre compte très précisément des résultats obtenus sur les thérapies alternatives au moyen d'essais cliniques correctement menés et contrôlés.

Le genre de démarche du docteur Weil (« essayez toutes sortes de choses et voyez ce qui marche ») est partagé par de nombreux auteurs dans le domaine des médecines alternatives. Ils jettent volontiers en pâture à leurs lecteurs des listes entières de toutes les thérapies alternatives imaginables, comme l'ont constaté le professeur Ernst et ses collègues lorsqu'ils ont examiné sept des livres de médecines alternatives les plus en vue. En tout, ces sept ouvrages proposent quarante-sept traitements différents pour le diabète, dont seulement douze sont mentionnés dans plus d'un livre. Cinq de ces traitements (l'hypnothérapie, les massages, la méditation, la relaxation et le yoga) peuvent certainement augmenter le niveau de bien-être des patients, mais aucun des autres traitements proposés pour le diabète ne dispose de la moindre preuve d'efficacité en quoi que ce soit. On retrouve aussi ce genre de conseils contradictoires et fallacieux en ce qui concerne le cancer : les sept livres proposent en tout 133 traitements alternatifs.

Kevin Trudeau est lui-aussi l'un de ces gourous extrêmement connus : son livre *Natural Cures* They *Don't Want You to Know About* (« Ces remèdes naturels dont *ils* ne veulent pas que vous soyez informés ») s'est vendu à 5 millions d'exemplaires et a figuré au palmarès des livres les plus vendus du *New York Times*. Ce succès est déconcertant, car Kevin Trudeau n'a aucune référence en médecine. En fait, l'article de Wikipedia qui lui est consacré le décrit comme suit : auteur américain, ardent promoteur du jeu de billard (et fondateur du Tournoi itinérant international de Billard), délinquant condamné à des peines de prison, représentant de commerce et défenseur des médecines alternatives. Après avoir purgé deux ans de prison pour fraude à la carte bancaire, il a travaillé en partenariat avec une firme appelée « Nutrition for Life » (= « Aliments pour la vie »). Il eut bientôt maille à partir de nouveau avec la justice, comparaissant pour une escroquerie financière reposant fondamentalement sur une structure pyramidale du financement des investissements. Prenant un nouveau départ une troisième fois après ce nouvel épisode judiciaire, Kevin Trudeau a commencé à utiliser les émissions publicitaires télévisées pour vendre ses produits, mais, de nouveau, il a été accusé à de nombreuses reprises de faire des déclarations mensongères ou dépourvues de tout fondement, au point qu'en 2004, la Federal Trade Commission (commission fédérale du commerce) le condamna après arrangement à l'amiable à payer une amende de 2 millions de dollars et lui interdit définitivement de « faire des émissions publicitaires télévisées en faveur de tout produit, service ou émission ».

Bien qu'il ne puisse plus faire la promotion de produits à la télévision, l'amendement de la Constitution américaine sur la liberté de parole lui permet toujours d'apparaître à la télévision pour vanter ses propres livres, quelquefois figurant au palmarès hebdomadaire des « infomercials » les plus regardées. Son livre le plus vendu contient de dangereuses sottises, telles que « le soleil ne provoque pas le cancer. Il a été montré que l'absence d'exposition au soleil cause le cancer », et « tous les médicaments conventionnels en vente libre ou sur prescription médicale PROVOQUENT des maladies ou des effets néfastes ». En 2005, la Ligue de défense des consommateurs de l'État de New York a publié un avertissement stipulant que le livre de Kevin Trudeau « ne décrit pas les “remèdes naturels” contre le cancer et d’autres maladies, promis par l’auteur». La Ligue a aussi mis en garde le public, déclarant que « Kevin Trudeau ne fait pas seulement une fausse présentation du contenu de son livre auto-publié, mais il invoque aussi de faux messages de soutien pour encourager les consommateurs à acheter le livre. »

Malheureusement, Kevin Trudeau semble être un flot impossible à arrêter, et il continue à vendre des produits de santé alternatifs, par le biais de son site Internet [2]. Le journaliste new-yorkais Christopher Dreher a parfaitement percé à jour la stratégie commerciale de Trudeau : « Fondamentalement, ses émissions publicitaires télévisées font vendre son livre, et celui-ci lui procure des ventes de produits de santé alternatifs sur son site Internet : il amasse ainsi des tonnes d’argent. » Les gourous des médecines alternatives font presque toujours la publicité de produits de santé dont ils vont bénéficier financièrement, directement ou indirectement. Même le modéré et paternaliste docteur Weil ne dédaigne pas de tirer quelque profit de son rôle de gourou de la santé, comme le montre sa gamme commerciale de thérapies alternatives, vendue sous le nom de « Choix du Dr Weil ». Pour couronner le tout, en 2003-2004, ce dernier a reçu 3,9 millions de dollars de « royalties », après avoir conclu un contrat avec le site Internet « Drugstore.com ».

De même, l’animateur radio américain Gary Null qui s’autoproclame visionnaire d’avant-garde sur les questions de santé, vend

2. En 2011, Kevin Trudeau a été condamné en appel par un tribunal fédéral à 37,6 millions de dollars d’amende pour avoir violé son accord de 2004 avec la Federal Trade Commission. Il lui était reproché d’avoir fait diffuser au moins 32 000 infomercials vantant son livre *The Weight Loss Cure* They *Don’t Want You to Know About* (« La méthode d’amaigrissement dont *ils* ne veulent pas que vous soyez informés »), dans lequel il défend l’utilisation de l’hormone chorionique gonadotrope (HCG) comme produit favorisant la perte de poids. Ce type de cure, proposé dans les années 50, a depuis fait l’objet de plusieurs études scientifiques qui ont démontré son inanité. L’amende avait été fixée en multipliant le prix du livre par le nombre de personnes qui l’ont commandé par téléphone après avoir vu un de ces infomercials — en oubliant les commandes par internet et les ventes en librairie, et sans tenir compte des personnes qui ont acheté le produit recommandé.

Le 17 mars 2014, Kevin Trudeau a été condamné à 10 ans de prison pour avoir tenté de se soustraire frauduleusement au payement de cette amende, en dissimulant ses possessions. Il a la possibilité de faire appel. (N.d.É.)

des produits par le biais de son propre site Internet. Pour une part, sa stratégie commerciale consiste à dénigrer la médecine conventionnelle afin de promouvoir les thérapies alternatives, mais cela le conduit à faire de dangereuses déclarations particulièrement irresponsables. Dans son livre *AIDS : A Second Opinion* (« SIDA : un deuxième avis »), Gary Null écrit : « Le SIDA des années 1990 est devenu une maladie iatrogène provoquée ou aggravée par les drogues ou les médicaments immunosuppresseurs. » En d'autres termes, Gary Null soutient que la médecine conventionnelle ne soigne pas les patients atteints du SIDA mais, au contraire, leur nuit. Le journaliste séropositif, Peter Kurth, a rendu compte du livre de Gary Null, en ne mâchant pas ses mots :

> Le joyeux manque de considération pour les preuves, qui est affiché par Gary Null, ne relève pas tant d'une volonté de porter des œillères que d'une attitude criminelle... Et lorsqu'il cite feu Michael Callen comme s'il était encore en vie, j'ai failli exploser. (Callen, qui fut jadis célèbre en tant que patient survivant au SIDA depuis de nombreuses années et s'opposant résolument à l'emploi de l'AZT, est mort en 1993.)

Il existe un autre gourou des produits de santé alternatifs qui professe lui aussi des vues étranges sur la façon de soigner le SIDA : il s'agit de Patrick Holford, un nutritionniste alternatif vivant en Grande-Bretagne, auteur de vingt-quatre livres, qui ont été traduits en dix-sept langues. En 2007, on a accusé son tout dernier livre d'avancer de dangereuses affirmations au sujet du traitement du SIDA. Lors d'un voyage en Afrique du Sud, il a même répété ces affirmations devant la presse : « Ce que j'ai dit dans la dernière édition de mon livre, *The New Optimum Nutrition Bible* ("La nouvelle Bible de l'optimum nutritionnel")... est que "l'AZT, le premier médicament prescrit pour combattre le VIH, est potentiellement nocif et se montre moins efficace que la vitamine C". »

Les thèses de Holford ont irrité de nombreux scientifiques au fil des années, au point qu'un site Internet, appelé « Holford Watch » (« surveillance de Holford » [www.holfordwatch.info]) a été créé, avec pour but de repérer et de corriger ses errements. Néanmoins, l'université de Teesside en Angleterre a jugé sa réputation suffisamment haute pour le nommer « professeur invité ». Cela renvoie à des problèmes déjà évoqués. Premièrement, certaines universités se comportent de manière pitoyable face aux médecines alternatives. Et deuxièmement, les chercheurs en médecine qui devraient élever des protestations ne se dressent pas pour défendre la stricte application des normes universitaires dans leurs institutions.

5. Les médias

Les journaux, la radio et la télévision influencent, bien sûr, énormément l'opinion au cours de n'importe quel débat. Cependant, le désir d'attirer des lecteurs, des auditeurs ou des téléspectateurs a pour conséquence que les médias tendent à rechercher le spectaculaire. Le résultat est que les articles ne rendent pas toujours bien compte des faits.

Cela a été démontré par une enquête sur les journaux et magazines canadiens, menée par le département des sciences de la santé publique à l'université de Calgary. Trois chercheurs ont recherché dans neuf journaux et magazines les articles publiés entre 1990 et 2005 reliant peu ou prou les médecines alternatives au traitement du cancer. Ils en ont trouvé 915 au total, dont 361 se concentraient spécifiquement sur les médecines alternatives comme traitement du cancer. Les résultats de cette enquête ont confirmé, dans leurs grandes lignes, ceux obtenus dans des études similaires antérieures :

> Les thérapies alternatives étaient le plus souvent décrites de façon positive, et leur emploi était le plus souvent (63 pour cent) présenté comme menant vraisemblablement à la guérison. La majorité des articles ne donnaient aucune information sur les risques, les bénéfices et les coûts des thérapies alternatives et peu d'entre eux recommandaient d'en parler avec un professionnel de la santé avant d'y recourir.

En bref, la presse au Canada (et ailleurs) tend à donner une image exagérément positive et simpliste des médecines alternatives. La façon dont elles sont présentées dans les journaux est trop souvent en contradiction flagrante avec les preuves.

Si l'on se tourne vers la télévision, il semble que les émissions diffusées dans la journée soient toujours très heureuses d'inviter à prendre place sur leurs canapés tel ou tel thérapeute alternatif de mauvais conseil. Par exemple, l'émission matinale *The Wright Stuff* sur la chaîne Channel 5 au Royaume-Uni a plutôt bonne réputation, mais on peut dire qu'elle désinforme ses téléspectateurs en présentant régulièrement des thérapeutes alternatifs. Jayney Goddard, présidente de l'Association de médecine alternative, apparaît fréquemment dans cette émission, faisant habituellement la promotion de l'homéopathie. Le chapitre 3 a expliqué que cette dernière n'est rien de plus qu'un placebo, mais les téléspectateurs sans a priori de *The Wright Stuff* peuvent généralement en retenir l'impression qu'il s'agit d'une forme de médecine vraiment efficace.

Il est intéressant de remarquer que le site Internet de l'Association de médecine alternative proclame fièrement : « Des milliers de personnes ont contacté l'Association et l'émission *The Wright Stuff* au sujet de certains des produits mentionnés par Jayney Goddard lors des diffusions de ces dernières semaines. » Il y a là conflit d'intérêt, dans la mesure où Jayney Goddard avoue qu'elle a aidé à mettre au point une marque de compléments alimentaires qui sont vantés durant l'émission et qui sont en vente sur le site Internet de l'Association de médecine alternative. De tels conflits d'intérêts sont, en fait, la règle et non l'exception. Les producteurs de cette émission ont probablement l'impression qu'ils occupent simplement l'antenne avec quinze minutes d'innocente discussion médicale, mais, en réalité, ils encouragent véritablement la promotion commerciale de traitements dépourvus de toute preuve d'efficacité. En outre, *The Wright Stuff* fait indirectement de la publicité pour des conceptions très particulières, dans la mesure où Jayney Goddard est l'auteur de l'ouvrage *The Survivor's Guide to Bird Flu : The Complementary Medical Approach* (« Guide de survie à la grippe aviaire : l'approche de la médecine alternative »). Elle y présente « des informations au sujet d'un remède spécifique aux symptômes précis du virus H5N1 ». Mais il n'existe tout simplement aucun remède alternatif pour guérir la grippe aviaire, et prétendre le contraire est d'une extrême irresponsabilité.

Les émissions télévisées de la journée ont un faible pour les thérapies les plus farfelues du spectre des médecines alternatives, comme celles prétendument mises en œuvres par des guérisseurs « faiseurs de miracles », dotés de « superpouvoirs ». En Amérique du Nord, Adam Dreamhealer (pseudonyme transparent signifiant

« guérisseur de rêve », autrement dit « superguérisseur ») est un guérisseur « faiseur de miracle » très en vogue depuis qu'un grand oiseau noir lui a révélé tous les secrets de l'univers. On pourrait rire de la présence permanente de ce personnage dans les médias, si ce n'est qu'un grand nombre de patients ont foi dans les prétendus pouvoirs de guérison de M. Dreamhealer. D'après son site Internet, « Adam utilise l'énergie curative de façon très spéciale, mêlant les auras de tous les participants aux « intentions » curatives. Puis il utilise des images holographiques pour affecter énergétiquement toutes les personnes présentes grâce aux "intentions". »

L'homologue européen de Dreamhealer est Natacha Demkina qui affirme être capable de diagnostiquer des maladies grâce à un don exceptionnel lui permettant de voir l'intérieur du corps des gens comme s'il était observé au moyen d'une radioscopie aux rayons X, don qu'elle possède depuis l'âge de dix ans : « J'étais à la maison avec ma mère lorsque, tout à coup, j'ai eu une vision. Je pouvais voir l'intérieur du corps de ma mère et je me suis mis à lui raconter les organes que je voyais. En fait, j'ai la possibilité de passer de ma capacité de vision ordinaire à ce que j'appelle ma capacité de vision médicale. Pendant une seconde, je vois une image colorée de l'intérieur de la personne et ensuite je me mets à l'analyser. » Cependant, en 2004, elle a été soumise à un test scientifique et n'a pas réussi à prouver qu'elle était dotée d'un pouvoir de vision radioscopique.

Cette même année, Natacha Demkina a été invitée à une émission de télévision matinale britannique appelée *This Morning*. Elle examina le spécialiste médical de l'émission, le docteur Chris Steele, et vit qu'il avait des calculs rénaux, une affection de la vésicule biliaire et une hypertrophie du foie et du pancréas. Comme l'a rapporté Andrew Skolnickin dans *The Skeptical Inquirer* : « Le médecin se dépêcha de passer toute une série d'examens, dont certains coûteux et invasifs : et ils se révélèrent tous négatifs. Il allait parfaitement bien. Outre le fait d'avoir été exposé sans nécessité aux rayons X des radioscopies, il s'était aussi soumis à une coloscopie, laquelle n'est pas dénuée de risques. » Les études montrent qu'un patient sur 500 subissant une coloscopie souffre ensuite d'une perforation de l'intestin. Les téléspectateurs qui virent la prestation de Natacha Demkina furent probablement impressionnés par ses affirmations. Même si une émission ultérieure révéla que ses diagnostics avaient été faussement alarmistes et potentiellement dangereux, seule une petite partie des téléspectateurs de l'émission originale ont su que la « voyante radioscopique » s'était trompée.

Il n'est sans doute pas surprenant que les émissions matinales de télévision, les tabloïdes à sensation, les magazines de grande diffusion fassent leurs choux gras des thérapies illusoires et des guérisseurs « miracle », mais il est décevant d'apprendre que la chaîne de radio et de télévision la plus respectée du monde s'abaisse parfois à des pratiques du même genre. Nous avons vu au chapitre 2 que la BBC avait montré une séquence vidéo trompeuse, laissant supposer que l'acupuncture pouvait servir de puissant anesthésique durant une opération à cœur ouvert, séquence faisant partie d'un documentaire censé apporter la preuve incontestable de l'efficacité de l'acupuncture. La BBC possède une réputation bien méritée de télévision de grande qualité, mais quelquefois elle semble perdre ses facultés critiques lorsqu'elle aborde le sujet des médecines alternatives.

Par exemple, une séquence d'actualité de la BBC en 2005 a présenté une *machine à biorésonance* qui pouvait prétendument aider les fumeurs à arrêter de fumer, mais ce n'était rien de plus qu'un gadget trompeur. John Agapiou, neurophysiologiste à l'université londonienne, University College, se plaignit à la BBC :

> La séquence d'actualité a présenté un traitement anti-tabac consistant prétendument à enregistrer « le type d'ondes caractéristique de la nicotine », puis à l'inverser, ce qui annulerait l'effet de cette substance sur l'organisme ... En bref, la totalité de cette séquence constituait un message publicitaire en faveur de ce traitement, diffusé en toute naïveté et sans esprit critique... La biorésonance n'existe pas. Cette sottise n'a aucun sens, ni théorique, ni expérimental. Il n'y a pas besoin de posséder un grand savoir scientifique pour le comprendre ; il suffit d'avoir juste un peu de sens critique ou bien de faire un peu de recherche sur Internet... Il était aussi affirmé dans l'émission que la biorésonance peut servir à soigner les maladies. Et ses promoteurs proclament qu'elle peut même représenter un traitement efficace du cancer ! C'est faux. Vous comprendrez, j'en suis sûr, qu'un reportage dépourvu de toute analyse critique comme celui-ci concourt à faire tomber des personnes vulnérables et leur argent dans les mains de charlatans, et qu'il peut mettre

leur santé en danger en les poussant à retarder ou même à renoncer à des soins médicaux efficaces.

Un autre exemple frappant de mauvaise émission, cité par Dan Hurley dans son livre *Natural Causes*, provient de la chaîne de télévision CBS aux États-Unis. Leur émission phare en matière de journalisme d'investigation *60 Minutes* a largement contribué à la création d'un vaste marché pour l'un des traitements alternatifs les plus douteux de ces dernières décennies. En 1993, cette émission diffusa une séquence intitulée : « Les requins n'ont jamais le cancer », basée sur un livre portant le même titre. Écrit par un homme d'affaires de Floride, Bill Lane, cet ouvrage soutenait que le cartilage de requin pouvait être utilisé pour traiter les tumeurs. Les preuves avancées par cet auteur en faveur de ce traitement provenaient de résultats de recherche très préliminaires et de l'observation que les requins ont rarement le cancer. En réalité, le « Répertoire des tumeurs chez les animaux inférieurs » rapporte l'existence de quarante-deux sortes de cancer (y compris des cancers du cartilage) chez les requins et les espèces apparentées.

Il y avait déjà un petit marché du cartilage de requin en tant que traitement du cancer, mais le battage publicitaire déclenché par l'émission *60 Minutes* détermina une ruée sur les remèdes tirés de ce poisson. Selon Bill Lane, trente nouveaux produits à base de cartilage de requin apparurent dans les rayons des magasins dans les deux semaines qui suivirent l'émission, et dans les deux ans après celle-ci, le chiffre d'affaires de ces produits se montait à 30 millions de dollars par an.

Pourtant, la recherche préliminaire évoquée ci-dessus n'avait pas démontré avec certitude que le cartilage de requin était efficace dans le traitement du cancer. S'il s'était agi d'un médicament pharmaceutique conventionnel, il lui aurait fallu passer par des années de recherches visant à tester son efficacité et sa sécurité, et c'est seulement à l'issue de ce processus qu'il aurait été disponible sur prescription médicale. Mais puisqu'il s'agissait d'un produit naturel alternatif, aucune procédure de mise à l'épreuve n'était nécessaire, et d'ailleurs, aucune loi n'y obligeait. Par conséquent, les remèdes à base de cartilage de requin furent distribués dans tous les magasins de produits de santé dans tous les États-Unis, et les patients atteints de cancer les réclamaient à grands cris.

Soit dit en passant, cette demande de cartilage de requin a eu de dramatiques conséquences sur les populations de ces poissons. Par exemple, la firme Holland and Barrett, la plus grande chaîne de magasins vendant des produits de santé et des compléments alimentaires au Royaume-Uni, a avoué que le cartilage de requin qu'elle commercialise est fourni par des espèces telles que l'aiguillat tacheté (ou requin épineux) ou le requin bleu, lesquelles sont toutes deux classées comme « espèces vulnérables », ce qui signifie qu'elles courent un grand risque de s'éteindre. Dans une lettre adressée au Comité de défense des requins, la firme Holland and Barrett a déclaré : « La firme continuera à vendre du cartilage de requin pour satisfaire à la demande des consommateurs, jusqu'à ce que ces espèces soient classées “en danger d'extinction”. » Cette dernière classification signifie que le risque d'extinction de ces espèces est « très grand », par opposition à simplement « grand », dans le cas des espèces vulnérables.

À la fin des années 1990, inquiets de voir le public être dupé, les scientifiques commencèrent à soumettre le cartilage de requin à ces essais cliniques rigoureux auxquels il aurait dû être astreint avant de faire l'objet d'une vaste commercialisation. L'un après l'autre, les essais conclurent que le cartilage de requin n'avait aucune valeur médicale. Aujourd'hui, on peut donc dire que l'émission télévisée *60 Minutes* a lancé à l'échelle d'un pays une forme de traitement qui ne procurait en réalité aucun bénéfice thérapeutique, poussant des milliers de gens à gaspiller des millions de dollars.

Plus grave encore, il semble que certains patients atteints de cancer ont pâti directement du fait d'avoir été emporté par le tourbillon de la mode. En 1997, le *New England Journal of Medicine* a rapporté le cas d'une petite fille de neuf ans qui avait dû subir une opération chirurgicale afin de retirer une tumeur cérébrale. À la suite de cette intervention, les médecins avaient recommandé des séances de radiothérapie et de chimiothérapie, ce qui aurait donné à la petite patiente environ 50 pour cent de chances de survivre. Ses parents, cependant, avaient été impressionnés par la publicité faite au cartilage de requin et décidèrent de renoncer aux traitements conventionnels mentionnés ci-dessus pour leur préférer le traitement alternatif. Selon les médecins, cette décision retira à la petite fille toute chance de survie : « Quatre mois plus tard, on observa que le processus cancéreux s'était fortement développé et la patiente mourut peu après... Il nous paraît difficile de comprendre comment on peut rejeter les traitements conventionnels du cancer chez l'enfant en faveur d'approches alternatives pour lesquelles il n'existe aucune preuve d'efficacité. »

6. Les médias (encore)

Les médias influencent fortement le public, c'est pourquoi ils apparaissent une deuxième fois dans cette liste des dix grands coupables. En effet, dans l'examen qui en a été fait ci-dessus, nous avons expliqué qu'ils exagèrent les bénéfices thérapeutiques des médecines alternatives ; mais nous allons voir maintenant comment les journaux et la télévision présentent de façon sensationnelle les risques de la médecine conventionnelle.

En 1999, le professeur Edzard Ernst fit une étude sur les quotidiens britanniques, et examina quatre d'entre eux, réputés de bonne qualité, en prenant leurs numéros publiés sur huit jours distincts. Il y trouva 176 articles se rapportant à la médecine. Vingt-six d'entre eux concernaient les médecines alternatives, et tous les présentaient sous un jour positif : il semble que cette forme de médecine soit presque à l'abri de toute critique. Par contraste, les 150 autres articles traitant de la médecine conventionnelle se montraient grosso modo à 60 pour cent soit critiques, soit négatifs.

Sans aucun doute, certains aspects de la médecine conventionnelle méritent d'être critiqués, mais le problème ici est que les journaux et la télévision sont trop souvent prêts à faire grand tapage pour un rien. Ils ne peuvent résister à la tentation de tourner de petits problèmes en des sujets d'alarme majeurs ou à celle de présenter des résultats préliminaires sous l'aspect de menaces sérieuses pour la santé publique. Par exemple, il y a eu de nombreux articles alarmistes au fil des années suggérant que les plombages dentaires à base de mercure seraient toxiques. Ainsi, en 1994, l'émission d'actualités de la BBC *Panorama* présenta l'un de ses reportages sous le titre : « Le poison est dans votre bouche ». Il n'y avait, cependant, aucune preuve réelle pouvant justifier ces inquiétudes.

En fait, une étude majeure publiée en 2006 a confirmé de nombreuses enquêtes antérieures montrant que les craintes au sujet des plombages au mercure étaient dénuées de fondements. Les chercheurs ont surveillé l'état de santé de 1 000 enfants qui avaient eu soit des plombages au mercure, soit des plombages sans mercure. Au fil de nombreuses années, il n'était apparu aucune différence significative entre les deux groupes, en ce qui concernait la fonction rénale, la mémoire, la coordination musculaire, le quotient intellectuel ainsi que d'autres caractéristiques. Bien que ce fût le plus important article jamais publié sur ce sujet, il n'eût aucun écho dans les médias, ce qui conduisit Ben Goldacre à faire l'observation suivante, très significative :

> Pour autant que je sache, il n'y a pas de documentaire en préparation pour l'émission *Panorama* rapportant les résultats frappants de la nouvelle étude selon lesquels les plombages ne sont pas nocifs, au bout du compte. Au Royaume-Uni, on ne trouve pas un seul article sur ce sujet publié dans les journaux. Pas un mot sur cette étude de grande ampleur et qui fera date, publiée dans le prestigieux *Journal of the American Medical Association.*

Dans ce cas particulier, les craintes déclenchées par les médias ont simplement conduit le public à refuser les plombages au mercure et à leur préférer des solutions plus onéreuses et moins fiables, qui demandent ensuite de plus nombreuses visites chez le dentiste. Dans d'autres cas d'hystérie médiatique, les conséquences ont pu être beaucoup plus graves. Par exemple, les articles de journaux sur le triple vaccin « rougeole, oreillons, rubéole » (ou vaccin ROR) ont réellement mis en danger la santé de milliers d'enfants. Ces articles ont tendu à exagérer l'importance de résultats préliminaires ou de recherches peu solides mettant en cause la sécurité du triple vaccin, tout en ne mentionnant pas les recherches de haute qualité démontrant que le vaccin ROR est l'option offrant la plus grande sécurité pour les enfants.

Ces publications irresponsables dans les médias ont conduit à une baisse importante du nombre des parents faisant vacciner leurs enfants, ce qui, à son tour, a déjà conduit à plusieurs épidémies localisées de rougeole, tandis que la perspective d'une épidémie de grande ampleur n'est pas à écarter. Peut-être que les médias adoptent une telle attitude désinvolte au sujet de la rougeole parce qu'ils ont oublié les dégâts qu'elle peut causer. Si cette maladie représente simplement un désagrément pour la plupart des familles, elle provoque généralement des infections auriculaires chez 5 pour cent des enfants, des problèmes respiratoires chez 4 pour cent, des convulsions chez 0,5 pour cent, des méningites ou des encéphalites chez 1 pour 1 000 et des décès chez 2 pour 10 000. En 2006, un enfant est mort en Grande-Bretagne après avoir contracté la rougeole, le premier décès de ce genre qui ait eu lieu dans le Royaume-Uni depuis quatorze ans.

Les mauvais comptes rendus parus dans la presse ont eu pour effet de commencer à miner le travail effectué par des générations entières de chercheurs qui avaient consacré leur carrière à se battre contre les maladies infectieuses. Maurice Hilleman était né en 1919 dans une famille pauvre du Montana, ne mangeant qu'un seul repas par jour et dormant sur une couchette grouillant de punaises de lit lorsqu'il était enfant. Il fut témoin de la décimation des familles de sa région par les maladies enfantines, ce qui le conduisit plus tard, à l'âge adulte, à mettre au point huit des quatorze vaccins couramment administrés aux enfants aujourd'hui ; er parmi ces huit vaccins, il y avait le ROR. Il vécut juste assez longtemps pour assister à la controverse portant sur ce dernier. Son collègue Adel Mahmoud se rappelle encore de la réaction de Maurice Hilleman :

> Cela l'attrista de voir que les connaissances scientifiques avaient été déformées de telle façon qu'elles pouvaient être utilisées par le mouvement anti-vaccin, et que l'on n'avait plus réellement conscience de ce que sont les vaccins. En fait, ceux-ci ont pour but de protéger les individus, mais aussi la société toute entière, dès lors que l'on obtient une immunité au niveau des populations. Maurice en était convaincu, aussi cela l'a beaucoup affecté de voir ce qui se passait au Royaume-Uni.

Les mass media doivent impérativement décider s'ils veulent rendre compte de façon responsable des questions médicales, afin d'informer le public, ou bien s'ils veulent les traiter de façon malsaine en faisant des titres à sensation. Malheureusement, les médias ont aussi des objectifs de profit et manquent de discipline, de sorte que la seconde option continuera probablement à être trop tentante pour eux, en particulier parce qu'on sait bien qu'il est tellement facile de jouer les alarmistes. Cela a bien été démontré par un article intitulé « Le mystérieux produit chimique toxique ». Publié en 2005, il mettait en relief les dangers du composé chimique, le monoxyde de dihydrogène, appelé DHMO en abrégé (d'après son nom anglais : DiHydrogen MonOxyde) :

> On le trouve dans le cas de nombreux cancers différents, mais il n'y a pas de lien prouvé entre sa présence et les

> cancers dans lesquels il est détecté (en tout cas, jusqu'ici, on n'en a pas trouvé). Les chiffres sont stupéfiants : on a observé le DHMO dans plus de 95 pour cent des cancers cervicaux mortels et dans plus de 85 pour cent de tous les tissus tumoraux recueillis chez les patients cancéreux en phase terminale. En dépit de cela, il continue à être utilisé dans l'industrie en tant que solvant et produit de refroidissement, à être employé en tant que composé servant à retarder et à étouffer les incendies, à participer aux processus de fabrication des armes chimiques et biologiques et à rendre de grands services dans les centrales nucléaires. De façon surprenante, les athlètes de haut niveau y ont recours dans certains sports d'endurance. Ceux-ci se sont même aperçus, d'ailleurs, que se passer de DHMO dans ces conditions peut être difficile, et parfois, conduire à la mort. Médicalement, il est pratiquement toujours impliqué dans les maladies qui ont pour symptômes la transpiration, les vomissements et la diarrhée. L'une des raisons pour laquelle le DHMO peut être si dangereux est sa capacité digne du caméléon de mettre ses caractéristiques en harmonie avec celles de l'environnement et aussi sa capacité à changer d'état. Sous la forme solide, il peut provoquer de sévères brûlures des tissus, tandis que sous sa forme gazeuse brûlante, il tue des centaines de personnes chaque année. Des milliers d'autres meurent aussi chaque année parce qu'ils ont absorbé de petites quantité de DHMO à l'état liquide dans leurs poumons.

En fait, le monoxyde de dihydrogène n'est rien d'autre qu'une désignation chimique pompeuse pour l'eau ordinaire (H_2O). Et cet article a été écrit par le journaliste scientifique australien Karl Kruszelnicki pour montrer combien il est facile d'alarmer le public. Il a ensuite fait remarquer : « On peut donner aux gens cette information qui est totalement exacte au sujet de l'eau, mais qui est présentée de façon à faire sensation et à déclencher de vives réactions. Si l'on interroge ensuite les personnes qui l'ont lue, environ trois quarts d'entre elles vont bien volontiers signer une pétition pour interdire ce produit. »

7. Les médecins

Il serait du devoir moral des médecins d'être les meilleurs promoteurs de la médecine fondée sur des preuves : en combinant les données les plus précises issues de la recherche avec leur propre expérience et la connaissance qu'ils ont de leurs patients, ils pourraient offrir à ceux-ci les meilleures options de traitement. Cela signifie aussi qu'ils devraient dissuader leurs patients d'envisager des traitements alternatifs sans preuve d'efficacité ou bien inopérants ou dangereux ou coûteux.

Malheureusement, de trop nombreux médecins généralistes semblent adopter une attitude complètement différente. Les proportions varient d'un pays à l'autre, mais selon une estimation grossière, la moitié environ des médecins généralistes adressent leurs patients à des thérapeutes alternatifs, et une proportion encore plus élevée réagit positivement à l'idée que leurs patients essayent des remèdes fournis par les rayons de santé alternative des pharmacies ou des magasins d'alimentation naturelle. Cela amène à se poser la question : pourquoi les médecins généralistes sont-ils si nombreux à tolérer, à promouvoir ou même à utiliser des traitements qui ne sont que pure illusion ?

L'une des explications possibles pourrait être l'ignorance. Beaucoup de médecins ne savent peut-être pas que la plupart des remèdes homéopathiques ne contiennent absolument aucune trace de la moindre substance active. Ils ne sont peut-être pas au courant des tout derniers essais cliniques sur l'efficacité de l'acupuncture, qui indiquent que celle-ci n'offre qu'un léger plus au-delà de l'effet placebo, voire aucun, dans le soulagement de la douleur. Ils ne connaissent peut-être pas les risques associés aux manipulations des vertèbres et ne savent peut-être rien des taux d'efficacité extrêmement variables des remèdes phytothérapeutiques. Par conséquent, il se pourrait que les médecins accordent le bénéfice du doute à des traitements qui devraient réellement être évités.

Un autre facteur, sans doute plus important, est que les médecins généralistes sont constamment confrontés à des patients qui présentent des toux, des rhumes, des maux de dos et d'autres affections qui sont difficiles à traiter, voire ne sont pas guérissables du tout. Beaucoup de ces troubles sont susceptibles de disparaître au bout de quelques jours ou de quelques semaines, de sorte que les médecins pourraient peut-être conseiller de se reposer beaucoup, de prendre un jour de congé, de prendre des comprimés de paracétamol ou simplement de ne rien faire de spécial. Certains patients, cependant, sont déçus par ce type de suggestions et ils peuvent harceler leur généraliste pour obtenir quelque chose de plus médical. Par conséquent, il peut être commode pour le médecin de recommander quelque chose qui va apaiser le patient et qui pourrait peut-être améliorer ses symptômes par le biais de l'effet placebo. Cela pourra peut-être consister à encourager le patient à essayer des remèdes homéopathiques ou phytothérapeutiques vendus à la pharmacie ou au magasin d'alimentation naturelle, même si le médecin sait qu'il n'y a aucune preuve indiquant que l'une ou l'autre de ces options soit efficace.

On a déjà évoqué plus haut dans ce chapitre ce type de rapport avec les patients, consistant à s'en débarrasser en leur recommandant des placebos. C'est une attitude paternaliste et qui implique, inévitablement, de la tromperie. Elle a aussi des conséquences négatives, comme de médicaliser des problèmes mineurs qui devraient tout simplement être laissés à eux-mêmes, ou bien de donner son approbation à de faux remèdes et d'encourager les patients à prendre le chemin du cabinet des acupuncteurs, homéopathes, chiropracteurs et phytothérapeutes.

Cette première prise de contact avec des thérapeutes alternatifs à l'occasion d'un problème mineur peut ouvrir la porte à des relations à plus long terme avec ces derniers. Et l'entretien de ces relations peut conduire à la prescription de traitements à la fois inopérants et coûteux, et éventuellement dangereux. En outre, il est vraisemblable que les praticiens alternatifs se mettront ensuite à déconseiller certaines pratiques de la médecine conventionnelle de valeur pourtant prouvée, comme les vaccinations, ou à se mêler des prescriptions de médicaments faites par les médecins généralistes. Cela va saper le rôle de ces derniers et mettre en danger la santé des patients.

L'une des solutions possibles pour les médecins est de se montrer très francs avec leurs patients (« dans quelques jours, vous irez tout à fait bien »). Une autre solution encore, qui représente un compromis boiteux, est de proposer aux patients ce que l'on appelle un *placebo partiel*, qui satisfait davantage à l'éthique qu'un *placebo complet*. L'homéopathie est un bon exemple de ce dernier cas (le placebo complet), puisqu'elle n'agit que par le biais de l'effet placebo et qu'il n'y a aucune preuve scientifique justifiant d'y recourir. En revanche, l'emploi du magnésium dans le traitement de l'anxiété est un bon exemple de placebo partiel. Le magnésium ne peut pas réellement traiter l'anxiété sous sa forme pure, mais il peut être utilisé avec succès pour soigner quelques types de maladies très rares qui ont des symptômes similaires à ceux de l'anxiété. Par conséquent, un médecin qui traite avec du magnésium un patient se plaignant d'anxiété se trouvera peut-être lui donner le médicament dont il a exactement besoin, parce que ce patient sera peut-être atteint de l'une des rares maladies en question. En réalité, cependant, il est beaucoup plus vraisemblable que le magnésium soulagera l'anxiété du patient uniquement par le biais de l'effet placebo. Cette forme de placebo partiel est beaucoup plus acceptable que le placebo complet, parce que l'on évite ainsi le mensonge total. D'un autre côté, cependant, on reste encore dans le domaine des demi-vérités, par opposition à la vérité totale.

Jusqu'ici, nous avons évoqué deux catégories de médecins : premièrement, il y a les médecins ignorants qui conseillent à leurs patients de recourir aux médecines alternatives, mais qui ne savent pas qu'elles sont inefficaces en réalité. Deuxièmement, il y a les médecins paresseux qui vont conseiller des thérapeutiques alternatives afin de satisfaire des patients souffrant de maux mineurs impossibles à traiter. Ces deux types de médecins aiguillent volontairement certains de leurs patients vers les médecines alternatives ; mais il existe un troisième type de médecins : ce sont ceux qui, pas assez prévenants avec leurs patients, les indisposent sans le vouloir, de telle sorte que ceux-ci vont se mettre à rechercher des thérapies alternatives.

Les enquêtes réalisées dans le monde entier montrent que les utilisateurs des médecines alternatives sont motivés, au moins en partie, par le fait qu'ils ont été déçus par la médecine conventionnelle. Certains médecins peuvent exercer à la perfection leur métier, faisant des diagnostics exacts et prescrivant les traitements adéquats, mais de nombreux patients auront néanmoins l'impression qu'il leur manque certaines qualités, également cruciales, pour être de « bons médecins ». Par exemple, ils vont trouver qu'ils ne leur consacrent pas assez de temps et qu'ils ne font pas assez preuve de compassion et de gentillesse à leur égard. D'ailleurs, les enquêtes confirment que les patients consultant des praticiens alternatifs louent particulièrement le temps que ceux-ci leur consacrent et leur capacité d'attention. D'une certaine façon, c'est comme si certains médecins s'en remettaient aux praticiens alternatifs pour les démonstrations de compassion.

Nous pensons qu'il y a là un important message : l'attrait des médecines alternatives pour le grand public n'est pas tant dans les traitements que nous avons discutés tout au long de ce livre, mais davantage dans la relation thérapeutique. De nombreux thérapeutes alternatifs établissent une excellente relation avec leurs patients, ce qui permet de maximiser l'effet placebo de leurs traitements qui, sans cela, n'auraient aucune efficacité.

La leçon pour la médecine conventionnelle est claire : les médecins ont besoin de passer plus de temps avec leurs patients afin de développer une meilleure relation « soignant-soigné ». Dans certains pays, la durée moyenne de consultation est de sept minutes, ce qui est peu ; et dans les pays où elle est plus longue, elle atteint à peine les quinze minutes. Bien entendu, accroître la durée de consultation est plus facile à dire qu'à faire. Les thérapeutes alternatifs peuvent facilement consacrer une demi-heure à chaque patient, parce que le tarif de leur consultation est généralement élevé. Pour allonger la durée de la visite chez les médecins généralistes, il faudrait que les gouvernements autorisent l'augmentation des dépenses de santé.

Finalement, cela vaut la peine de mentionner un problème beaucoup plus rare, mais beaucoup plus grave. Il existe un petit nombre de médecins qui sont sincèrement convaincus de l'efficacité des médecines alternatives, en dépit de l'absence de preuves. Dans les cas les plus extrêmes, ils vont appliquer des traitements dénués de tout fondement scientifique aux cas les plus inappropriés, mettant par là en péril la santé de leurs patients. On a des exemples scandaleux de ce genre de situation dans de nombreux pays de par le monde, l'affaire Sylvia Millecam étant l'un d'eux et ayant été discuté plus haut dans ce chapitre. Trois des thérapeutes alternatifs ayant soigné cette comédienne hollandaise avant qu'elle ne meure avaient le titre légal de docteur en médecine, et c'est pourquoi, après sa mort, ils passèrent devant le Conseil de Discipline des Médecins d'Amsterdam. Il s'ensuivit que l'un fut radié, et les deux autres suspendus. De même, en 2006, le Conseil médical général du Royaume-Uni a examiné le comportement du docteur Marisa Viegas, qui était devenue une praticienne homéopathe, possédant sa propre clinique privée. Elle avait notamment conseillé à l'une de ses patientes de remplacer ses médicaments pour le cœur par des remèdes homéopathiques, et cette patiente était morte peu de temps après. Le Conseil médical général déclara qu'elle était morte « en raison d'une insuffisance cardiaque aigüe par suite de l'arrêt de son traitement », et que, par conséquent, il suspendait le docteur Viegas.

8. Les associations de médecine alternative

Une pléthore d'associations de par le monde affirme représenter les praticiens de diverses thérapies alternatives. Rien qu'au Royaume-Uni, il en existe environ une centaine ! Elles pourraient avoir une bonne influence de grand poids, en aidant à établir des normes de qualité élevées, en appelant à de bonnes pratiques et en assurant le respect de principes éthiques. Elles pourraient aussi encourager à poursuivre plus avant la mise à l'épreuve des thérapies alternatives, à la fois sur le plan de l'efficacité et sur celui de la sécurité. En particulier, ces associations devraient indiquer clairement quelles sont les maladies que leurs praticiens peuvent traiter et quelles sont les affections se situant hors du champ de leurs possibilités. Au lieu de quoi, en réalité, elles sont beaucoup trop nombreuses à prétendre sans preuves que leur type particulier de thérapie est capable de soigner telle ou telle maladie et à autoriser leurs praticiens à réaliser toutes sortes d'interventions inappropriées.

On peut voir à l'œuvre tous ces problèmes, par exemple, chez les associations qui représentent les chiropracteurs de par le monde. Celles-ci n'ont pas réussi jusqu'ici à établir de systèmes de collectes d'informations sur les effets secondaires négatifs des manipulations vertébrales, ce qui permettrait au moins d'aider à estimer avec précision quels sont les risques associés à la thérapie chiropratique. En outre, comme nous l'avons mentionné au chapitre 4, une enquête au Royaume-Uni montre qu'un pourcentage inacceptablement élevé de chiropracteurs ne tient aucun compte du principe, légalement obligatoire et éthiquement nécessaire, du consentement éclairé. Pourtant, le Conseil général des chiropracteurs ne semble pas en voie d'agir dans ce domaine. Et il continue à vanter la thérapie chiropratique dans le cadre de diverses affections inappropriées, malgré l'absence de preuves. Son site Internet déclare que les soins de chiropraxie peuvent « améliorer certains types d'asthme, de maux de tête, y compris la migraine, ainsi que les diarrhées chez les nouveau-nés » : cela n'est tout simplement pas vrai.

L'Académie américaine d'acupuncture médicale avance des affirmations encore plus exagérées, citant une longue liste d'affections médicales « que l'on a trouvées répondre avec succès à l'acupuncture médicale ». Cette liste comprend l'insomnie, l'anorexie, la sinusite allergique, le hoquet persistant, la constipation, la diarrhée, l'incontinence urinaire, les flatulences et l'hyperthermie sévère. Là encore, il n'y a aucune preuve sérieuse pour soutenir l'emploi de l'acupuncture dans aucune de ces affections.

Il faut aussi remarquer que la plupart de ces associations n'ont généralement pas fait de grands efforts pour parler publiquement des mauvaises pratiques chez leurs adhérents (peut-être même qu'elles n'ont pas désiré le faire). Plus grave encore, lorsque la Société des homéopathes en Grande-Bretagne fit récemment l'objet de critiques parce qu'elle ne prenait pas fermement position contre l'usage inapproprié de l'homéopathie, elle essaya de faire taire les critiques plutôt que de s'attaquer au problème pointé du doigt. Voici ce qui s'est passé : Andy Lewis, qui est responsable d'un site Internet exprimant de façon satirique un point de vue sceptique sur les médecines alternatives (`www.quackometer.net`), a mis en ligne des textes critiquant cette Société au sujet des traitements homéopathiques contre le paludisme ; en réponse, la Société des homéopathes s'est contentée de demander à l'hébergeur du site d'Andy Lewis de retirer les pages contenant les critiques en question et a menacé l'un et l'autre de les attaquer en diffamation. À notre avis, cette Société a besoin de s'améliorer sur trois plans : premièrement, elle devrait mieux contrôler ses praticiens ; deuxièmement, elle devrait agir publiquement et rapidement lorsque sont émises de graves plaintes contre un de ses membres ; troisièmement, il lui faut écouter les personnes qui la critiquent plutôt que d'essayer de les faire taire.

En revanche, la communauté scientifique encourage les critiques et les débats au sein de ses propres rangs. Par exemple, en 2007, la Collaboration Cochrane a fondé le Prix Bill Silverman « pour faire connaître publiquement les critiques qui sont adressées à notre organisation, ceci afin qu'elle améliore son travail et remplisse sa mission qui est d'aider les gens à prendre des bonnes décisions en matière de soins médicaux, en leur fournissant les meilleures preuves disponibles sur l'impact des interventions thérapeutiques ». On mesure bien ici la différence radicale avec la communauté des thérapeutes alternatifs, puisque voici une organisation qui offre un prix pour récompenser ceux qui critiquent son travail. Vous vous rappelez sans doute que Bill Silverman était ce pédiatre qui avait mis en doute ses propres conceptions sur les soins aux prématurés et avait, en fin de compte, démontré qu'elles étaient erronées.

À notre avis, la Société des homéopathes ne fait pas que mal contrôler ses praticiens, elle paraît aussi encourager les mauvaises pratiques. Elle semble répandre des idées trompeuses, inexactes et potentiellement dangereuses. En 2007, lors de la Journée mondiale d'action contre le SIDA, la Société des homéopathes organisa un colloque sur le SIDA et le VIH à Londres. Une porte-parole de la Société déclara que l'objectif de ce congrès était de voir comment on pouvait soulager les symptômes du SIDA. En fait, il n'y a pas l'ombre d'une preuve suggérant que l'homéopathie puisse améliorer les symptômes du SIDA. Encore plus grave, ce colloque fut l'occasion d'exprimer des prétentions beaucoup plus folles. En effet, parmi les intervenants, il y avait Hilary Faircloch, une homéopathe qui travaillait déjà avec les patients infectés par le VIH au Botswana ; Jonathan Stallick, l'auteur d'un livre intitulé *AIDS : the homeopathic challenge* (« SIDA : l'homéopathie au défi ») ; et Harry van der Zee qui pense que « l'épidémie de SIDA peut être stoppée, et ce sont les homéopathes qui y réussiront ». Il faut, par-dessus tout, ne pas donner de faux espoirs ou des remèdes insensés aux patients séropositifs pour le VIH ou ayant atteint le stade du SIDA.

9. Les gouvernements et les réglementations

Dans son livre *Bad Medicine* (« Médecine inepte »), l'historien David Wootton écrit : « Pendant 2 400 ans, les patients ont pensé que les médecins œuvraient pour leur bien ; pendant 2 300 ans, ils se sont trompés. » En d'autres termes, pendant la plus grande partie de l'histoire de la médecine, la plupart des traitements médicaux ont été incapables de soigner efficacement la plupart des maladies. En réalité, la plupart des médecins, dans les siècles passés, ont aggravé les maux dont souffraient nos ancêtres, plutôt qu'ils ne les ont guéris.

Un tournant capital fut pris avec l'arrivée de la pensée scientifique, l'invention des essais cliniques et l'instauration de réglementations publiques visant à empêcher que l'on nuise à des patients vulnérables – à la fois à leur santé et à leur porte-monnaie. Les vendeurs de poudre de perlimpinpin et d'huile de serpent furent petit à petit empêchés de continuer à faire leurs affaires et l'on obligea la médecine officielle à prouver que ses traitements étaient à la fois efficaces et sans danger avant qu'ils ne puissent être employés.

Dans certains cas, il a fallu que se produisent des événements tragiques avant que ne soient prises des mesures réglementaires. Comme l'a écrit Michael Harris, historien de la pharmacie à la Smithsonian Institution : « L'histoire de la législation sur les médicaments est pavée de pierres tombales. » Par exemple, en 1937, une entreprise pharmaceutique située dans le Tennessee, la S.E. Massengill Co., utilisa du diéthylène glycol en tant que solvant pour produire un nouvel antibiotique appelé « l'élixir de sulfanilamide ». Il n'existait pas à cette époque de réglementation demandant d'évaluer la sécurité des médicaments avant qu'ils ne soient mis sur le marché, de sorte que l'entreprise s'aperçut que le solvant était toxique seulement après que les patients commencèrent à rapporter de graves effets secondaires. Habituellement, l'élixir était administré à des enfants souffrant de maux de gorge ; nombre de ces derniers étaient alors frappés d'insuffisance rénale ainsi que des convulsions. Plus de cent décès furent aussi enregistrés, au nombre desquels celui du chimiste de la firme, Harold Watkins, qui se suicida lorsqu'éclata le scandale. L'année suivante, les députés américains votèrent une loi fédérale sur « les aliments, les médicaments et les cosmétiques » qui autorisait la Food and Drug Administration (FDA) à demander des preuves relatives à la sécurité des médicaments avant qu'ils ne soient mis sur le marché. Dans de nombreuses autres parties du monde, la réglementation resta longtemps insatisfaisante. Mais la tragédie de la thalidomide dans les années 1960 poussa de nombreux gouvernements à prendre des mesures réglementaires. La loi de 1968 sur les médicaments au Royaume-Uni fut, par exemple, une retombée directe du désastre de la thalidomide.

Les remèdes alternatifs, cependant, semblent avoir évité ces règlementations. Bénéficiant d'appellations à la mode, telles que « naturel » ou « traditionnel », ces produits ont continué à être vendus largement sans entraves dans un monde parallèle où l'on ne pose pas de questions sur leur sécurité. Par exemple, dans la plupart des pays, les remèdes phytothérapeutiques, ainsi que d'autres produits dits « complémentaires », peuvent être mis sur le marché sans avoir besoin de preuves rigoureuses concernant leur sécurité. La charge de la preuve est inversée : ce n'est pas le fabricant qui doit démontrer que son produit est sans danger, c'est le législateur qui doit prouver que le produit est dangereux : c'est seulement dans ce dernier cas que celui-ci sera retiré du marché. C'est évidemment mal pensé : en effet, comme il y a beaucoup trop de produits, les législateurs ne peuvent réagir que lorsqu'apparaît un problème. On est donc là dans une situation qui ressemble à celle d'avant la thalidomide : on attend que se produise une (ou plusieurs) catastrophe(s).

De même, la profession de praticien alternatif tend à ne pas être réglementée ou à n'être visée que par une règlementation minimum. Bien entendu, il y a de considérables différences d'un pays à l'autre, mais en général, il n'est pas demandé aux praticiens alternatifs d'avoir suivi des études médicales approfondies, ni de faire preuve d'une expérience poussée de leur métier. En fait, n'importe quel lecteur du présent livre peut, en Grande-Bretagne, se déclarer homéopathe, naturopathe, phytothérapeute, aromathérapeute, acupuncteur, réflexologiste ou iridologiste. Même si vous n'avez fait aucune étude en médecine conventionnelle ou alternative, personne ne peut vous empêcher d'apposer une plaque sur votre porte d'entrée, ni de publier une annonce dans le journal de votre région. Il va sans dire que cet état de fait pose de sérieux problèmes. On peut passer à côté du diagnostic de maladies graves ; ou on peut en diagnostiquer qui n'existent pas du tout ; on peut mettre en œuvre des traitements inefficaces ou nocifs ; on peut donner des conseils inappropriés ou dangereux ; et on peut escroquer les patients : et tout cela sans surveillance adéquate, ni possibilité de recours.

En adoptant une attitude aussi laxiste envers les médecines alternatives, les gouvernements ont mis entre les mains du public des remèdes souvent inefficaces et parfois dangereux, et ils ont autorisé les thérapeutes alternatifs, souvent sincères mais illusionnés et parfois de réputation douteuse, à exercer leur commerce sans entraves. Il pourrait sembler évident que les gouvernements devraient jouer un rôle plus actif, en interdisant les thérapies alternatives dangereuses ou inutiles et en réglementant correctement celles qui sont sans danger et bénéfiques. Cependant, la plupart des gouvernements ont évité de prendre une telle position. Pour une raison ou pour une autre, ils semblent avoir peur de s'affronter à l'activité économique représentée par les médecines alternatives, qui se chiffre en milliards d'euros. Ou peut-être qu'ils se soucient davantage des millions d'électeurs qui recourent actuellement aux médecines alternatives et qui pourraient peut-être se sentir blessés si leurs homéopathes ou phytothérapeutes favoris étaient obligés de fermer boutique.

Il y a de nombreux exemples démontrant que les gouvernements doivent intervenir, soit en interdisant certains produits, soit en les règlementant de façon stricte. Par exemple, il est toujours possible d'acheter, sur Internet ou au Royaume-Uni dans un magasin d'alimentation naturelle, des trousses homéopathiques contre le paludisme. L'un de ces produits proclame « qu'il représente une alternative extrêmement efficace et crédible aux traitements conventionnels contre le paludisme... Pris en pulvérisation quotidienne sous la langue, il convient à tout le monde, depuis l'adulte le plus solide jusqu'au plus petit des enfants : il a même un goût apprécié ». Coûtant à peine 32,50 £, il semble être une véritable affaire, si ce n'est qu'il est complètement inefficace ! Personne ne paraît vouloir faire respecter des normes en matière de publicité ou de commerce, et personne ne semble se soucier des questions de santé publique qui sont en jeu ici[3].

3. Bien que la France soit (avec l'Inde) le pays du monde ou l'homéopathie est la plus répandue, on ne trouve pas en France ce genre de trousse homéopathique pour la prévention du paludisme. Les sites de vente de produits homéopathiques ou les sites de conseil indiquent que « l'homéopathie ne traite pas le paludisme, mais peut en atténuer les effets » ou suggèrent d'ajouter des médicaments homéopathiques au traitement préventif prescrit par le médecin « allopathe ».

Ce fait est peut-être dû à la situation de l'homéopathie en France, assez différente de ce qu'elle est en Grande-Bretagne. Seuls les membres de professions médicales (médecins, chirurgiens-dentistes, sages-femmes) ont en effet le droit de prescrire des produits homéopathiques. Les non-médecins qui s'y risqueraient peuvent être poursuivis pour exercice illégal de la médecine. Cela confère à l'homéopathie une reconnaissance officielle, d'autant plus que l'homéopathie est remboursée par la Sécurité sociale (au taux de 35%), ce qui est une autre particularité française, et cela favorise aussi une pratique dite « pluraliste », conjuguant médecine conventionnelle et homéopathie. Les homéopathes pluralistes font d'ailleurs l'objet d'attaques souvent polémiques de la part d'une minorité de praticiens dits « unicistes », attachés au dogme de Hahnemann.

Enfin, en France aussi, on trouve des vedettes de la chanson pour soutenir la

Les gouvernements doivent agir rapidement pour réglementer les professions de thérapeutes alternatifs ainsi que la mise sur le marché de leurs produits, mais peu de signes indiquent que cela se produira bientôt. En réalité, il y a de claires indications que, en Grande-Bretagne, les autorités sont en train de prendre la direction opposée, dans la mesure où elles semblent vouloir encourager l'usage de traitements pour lesquels, dans la plupart des cas, n'existe aucune preuve d'efficacité. Deux exemples illustrent parfaitement ce désir du gouvernement britannique de retourner à l'Âge des Ténèbres.

Premièrement, le ministère de la Santé du Royaume-Uni a aidé à financer une brochure de 56 pages rédigée par l'organisation créée par le prince Charles, la Fondation pour une approche combinée des soins de santé. Intitulée *Complementary Health Care : A Guide for Patients* (« Les soins de santé alternatifs : guide à l'usage des patients »), cette plaquette représente l'un des documents les plus influents pour la prise en compte des médecines alternatives par le public, dans la mesure où elle se veut une source d'information fiable pour les patients et où elle a été distribuée à tous les généralistes britanniques. Cette brochure laisse entendre que les médecines alternatives sont efficaces pour toute une série d'affections, alors que nous savons que ce n'est tout simplement pas le cas, ou, à tout le moins, que les preuves sont minces.

Par exemple, la brochure affirme que « l'homéopathie est le plus souvent utilisée pour traiter des affections chroniques telles que l'asthme ; l'eczéma ; l'arthrose ; les syndromes de fatigue chronique tels que l'encéphalopathie myalgique ; les maux de tête et les migraines ; les problèmes menstruels et ceux liés à la ménopause ; le syndrome de l'intestin irritable ; la maladie de Crohn ; les allergies ; les infections répétées des oreilles, du nez, de la gorge et des bronches ; les infections urinaires ; la dépression et l'anxiété ». Remarquez que la brochure ne dit pas que l'homéopathie est efficace pour soigner ces affections, mais l'expression « le plus souvent utilisée pour traiter » laisse assurément entendre que les patients doivent envisager d'utiliser l'homéopathie dans tous ces

diffusion de l'homéopathie en Afrique, en Asie et en Amérique latine, témoin le concert donné au Zénith en 2004 à l'occasion du vingtième anniversaire d'Homéopathie sans frontières par Renaud, Laurent Voulzy, Alain Souchon, Louis Bertignac, Carla Bruni, Cesaria Evora, Manu Di Bango... (N.d.É.)

cas. Cette même forme de propagande trompeuse, subventionnée par le gouvernement britannique, est employée aussi pour la chiropraxie, la phytothérapie, l'acupuncture et d'autres types de médecine alternative.

Le ministère de la Santé a essayé de justifier le manque de rigueur de la brochure, en disant qu'elle n'avait jamais eu pour but de présenter des preuves scientifiques concernant l'efficacité des médecines alternatives ; mais c'est manifestement inexact. En effet, il avait été originellement demandé au professeur Ernst de fournir tout un chapitre sur les preuves scientifiques, mais ce chapitre a été écarté avant la publication de la brochure, dans la mesure où il aurait vraisemblablement sapé les visées de cette dernière. De plus, la correspondance entre le ministère de la Santé et la Fondation pour une approche combinée des soins de santé (correspondance obtenue par Lester Rose en application de la « Loi pour la Liberté de l'Information ») montre clairement que ce guide, tel qu'il avait été originellement conçu, devait comprendre des informations fiables sur l'efficacité des thérapies alternatives. De toute façon, si un guide à l'usage des patients ne contient pas de telles informations, à quoi diable peut-il bien servir ?

Le second exemple de désinformation en Grande-Bretagne concerne l'Agence de réglementation des produits de santé et des médicaments, laquelle a pris en 2006 une décision choquante, celle de permettre aux produits homéopathiques de mentionner sur leur étiquetage qu'ils sont homologués, dès lors qu'ils ont été soumis à la pratique homéopathique des « essais. » Or, comme on l'a vu au chapitre 3, ces derniers n'ont pas pour but de prouver qu'un remède homéopathique possède quelque efficacité thérapeutique que ce soit, malgré quoi les consommateurs vont maintenant trouver des étiquetages invoquant de tels « essais » et approuvés par l'Agence des médicaments mentionnée ci-dessus. Ils vont donc être induits à tort à penser que ces produits homéopathiques sont efficaces. L'Agence des médicaments, qui met en œuvre la politique du ministère de la Santé, proclame fièrement : « Nous améliorons et protégeons la santé publique en nous assurant que les médicaments et les appareils médicaux sont efficaces et présentent un degré de sécurité acceptable. » Pour la première fois depuis l'adoption de la Loi sur les médicaments, cette agence trahit sa mission, en autorisant l'étiquetage des remèdes homéopathiques sur le mode évoqué ci-dessus.

La raison de cette honteuse irresponsabilité est difficile à comprendre, mais le professeur David Colquhoun a la forte impression que le prince Charles a joué un rôle déterminant dans cette regrettable décision :

> L'Agence a reçu des lettres du prince de Galles et nous savons qu'un membre de l'Agence a rencontré le prince de Galles au moins une fois à sa résidence de Clarence House. Mais le contenu des lettres et des conversations reste secret. Le président du directoire de l'Agence, le professeur Alasdair Breckenridge, ainsi que le président de sa Commission sur les herbes médicinales, le professeur Philip Routledge, ont tous deux reconnu avoir reçu ces lettres de la part du prince de Galles, mais ni l'un, ni l'autre n'ont donné le moindre détail, alors même que leur réserve a été désapprouvée par leur propre association professionnelle, la Société britannique de pharmacologie.

L'Agence des médicaments soutient qu'il vaut mieux, pour des raisons de sécurité, avoir une réglementation et autoriser les produits homéopathiques, mais même si cette raison devait être admise (et nous ne pensons pas qu'elle doive nécessairement l'être), il n'en reste pas moins qu'il est inutile de donner des indications trompeuses en ce qui concerne leur efficacité. Le professeur Michael Baum a fait le commentaire suivant : « C'est comme si l'on autorisait le bouillon de sorcière en tant que médicament, dès lors que les ailes de chauves-souris sont stériles. » Le journaliste et producteur d'émissions Nick Ross s'est montré également caustique : « Il arrive que les impératifs politiques l'emportent sur les aspects purement scientifiques. Ainsi, Galilée a dû capituler devant l'Inquisition. Mais de quels instruments de torture ont donc été menacés les membres de l'Agence des médicaments ? Ou bien faut-il penser qu'ils sont tout simplement des lâches sur le plan intellectuel ? »

10. L'Organisation mondiale de la santé

C'est sans chercher à faire un classement particulier que nous avons dressé cette liste de personnes, d'institutions, d'organismes responsables du développement injustifié de médecines alternatives inefficaces et parfois dangereuses ; une exception, cependant : nous avons délibérément choisi de la terminer par l'Organisation mondiale de la santé (ou OMS), dans la mesure où celle-ci occupe une position spéciale.

Aucune organisation n'a fait plus qu'elle pour améliorer la santé des populations dans le monde, comme lorsqu'elle a mené la campagne d'éradication de la variole sur tout le globe. Et pourtant, l'OMS a agi honteusement en prenant position en faveur des médecines alternatives. On se serait attendu à ce qu'elle donne des avis clairs et précis sur la valeur de chaque thérapie alternative en vogue ; mais, comme nous l'avons vu au chapitre 2, elle a jeté le trouble en publiant en 2003 un rapport extrêmement trompeur sur l'efficacité de l'acupuncture. Intitulé : *Acupuncture : passage en revue et analyse des articles de recherche portant sur des essais cliniques contrôlés*, ce texte fondait ses conclusions sur plusieurs essais cliniques peu fiables et approuvait ainsi l'usage de l'acupuncture pour soigner plus de 100 affections. Bien entendu, les preuves tirées d'essais cliniques fiables et de haute qualité dépeignent un tableau bien différent. En réalité, l'acupuncture pourrait être (mais cela paraît de moins en moins vraisemblable à mesure que passent les années) efficace pour soigner certains types de douleurs et de nausées ; mais elle ne procure aucun bénéfice thérapeutique prouvé pour n'importe quelle autre affection.

Naturellement, depuis cette publication, les acupuncteurs citent ce rapport de l'OMS comme l'étude faisant le plus autorité en ce qui concerne l'évaluation de leur thérapeutique. Et il n'est donc pas surprenant que les patients potentiels soient également persuadés que l'acupuncture doit être efficace pour soigner toute une série d'affections, puisque c'est, tout compte fait, l'avis que donne l'OMS. Cependant, le rapport en question était un travail bâclé et n'ayant jamais été réexaminé avant publication, il n'aurait jamais dû voir le jour.

L'OMS pourrait redorer sa réputation, si elle était prête à réévaluer l'acupuncture avec impartialité et à publier un nouveau rapport qui refléterait les preuves tirées des tout derniers essais les plus fiables. De cette façon, elle pourrait beaucoup contribuer à faire comprendre au public ce que l'acupuncture peut, et le plus souvent, ne peut pas, soigner. Malheureusement, aucun signe ne montre qu'il y ait des chances que cela se produise.

Plus grave encore, il semble que l'histoire est sur le point de se répéter et que l'OMS est destinée à nous décevoir et, de nouveau, à se mettre elle-même dans l'embarras. Selon un article publié en 2005 dans *The Lancet*, l'OMS envisage de publier un rapport sur l'homéopathie, lequel aura beaucoup de points communs avec son rapport irresponsable sur l'acupuncture. En d'autres termes, il sera largement positif et dépourvu de rigueur.

Là encore, les praticiens se serviront de ce rapport pour prétendre que des traitements inefficaces sont capables de soigner des maladies. Et, de nouveau, des patients seront convaincus que cela vaut la peine de dépenser leur argent et de risquer leur santé en recourant à des traitements illusoires. Par exemple, les personnes qui ont vu une version préliminaire de ce rapport de l'OMS disent que celui-ci considère l'homéopathie comme une forme de traitement efficace de la diarrhée. À l'échelle mondiale, plus d'un million d'enfants meurent chaque année de diarrhées provoquées par diverses maladies, et l'utilisation accrue de l'homéopathie ne pourrait qu'aggraver ce triste bilan. En Inde, la « Mission nationale pour la santé rurale » montre déjà des signes indiquant qu'elle est désireuse de recourir à l'homéopathie pour soigner la diarrhée, et le rapport de l'OMS ne pourrait que soutenir une imprudente prise de décision dans ce sens [4].

---

4. Le rapport de l'OMS annoncé par *The Lancet* en 2005 n'a finalement jamais été publié. La situation à l'OMS a évolué plus favorablement que ne le prévoyaient les auteurs. En juin 2009, un groupe de jeunes médecins et chercheurs britanniques et africains (Voice of Young Science, sous l'égide de l'organisation Sense about Science), s'inquiétant de la promotion de l'homéopathie pour le traitement de maladies graves dans les pays en voie de développement, et s'impatientant devant le silence de l'OMS, a envoyé une lettre ouverte à cette organisation.

En août 2009, l'OMS a répondu par des lettres signées de différents directeurs de départements, puis par une déclaration de la directrice générale, que l'OMS ne recommande pas l'utilisation de l'homéopathie pour le traitement du sida, de la tuberculose, de la malaria, de la grippe et de la diarrhée infantile. Voici des extraits de ces réponses :

- Dr *Mario Raviglione, directeur du département Halte à la tuberculose* : « Nos directives de traitement et de gestion de la tuberculose, fondées sur des preuves, tout comme les Normes internationales de traitement de la tuberculose, ne recommandent pas l'utilisation de l'homéopathie. »
- *Dr Mukund Uplekar, département Halte à la tuberculose, conseiller pour la stratégie et les systèmes de santé* : « Les directives basées sur des preuves scientifiques pour le traitement de la tuberculose [..] n'ont pas de place pour les médicaments homéopathiques »
- *Dr Teguest Guerma, directrice par intérim du département VIH/sida* : « Le Département VIH/sida de l'OMS investit des ressources humaines et financières considérables [...]

L'avenir des médecines alternatives

Le producteur de whisky écossais Thomas Dewar a dit un jour que « les esprits sont comme les parachutes ; ils ne fonctionnent que lorsqu'ils sont ouverts ». De son côté, l'éditeur du *New York Times* Arthur Hays Sulzberger disait : « J'ai foi en l'esprit ouvert, mais pas ouvert au point de laisser la cervelle s'échapper. »

Bien entendu, Dewar et Sulzberger avaient tous deux raison de leur point de vue, et leurs façons de voir respectives ont toutes deux été prises en compte dans une conférence prononcée à Pasadena en 1987, dans laquelle le grand physicien américain Carl Sagan expliqua comment la science doit affronter les idées nouvelles :

> Il me semble qu'il est nécessaire de maintenir un équilibre délicat entre deux attitudes contradictoires : la mise en œuvre du plus grand des scepticismes dans l'examen minutieux de toutes les hypothèses qui nous sont présentées et, en même temps, une grande ouverture d'esprit face aux idées nouvelles. Si vous n'êtes disposé qu'au scepticisme, alors, aucune de ces dernières ne vous atteindra. Vous n'apprendrez jamais rien de nouveau. Vous deviendrez une vieille personne bougonne convaincue que les sottises sont en train d'envahir le monde. (Bien entendu, l'actualité intellectuelle vous donne de nombreuses raisons de penser ainsi.) D'un autre côté, si vous êtes ouvert au point d'être crédule et êtes

---

pour assurer un accès à l'information médicale basée sur des preuves scientifiques et cliniquement fondées, et aux traitements sûrs pour le VIH [...] Permettez-moi de féliciter les jeunes cliniciens et chercheurs de Sense About Science pour leurs efforts afin d'assurer la promotion des approches scientifiquement valides de traitement et de soins pour les personnes vivant avec le VIH. »

- *Dr Sergio Spinaci, directeur adjoint du Plan d'action mondial contre le paludisme* : « Merci pour votre impressionnante documentation et pour nous avoir alertés sur ce sujet. Le plan mondial contre le paludisme recommande de traiter le paludisme selon les directives de l'OMS ». (Ces directives ne comprennent pas l'utilisation de l'homéopathie.)
- *Joe Martines, au nom du Dr Elizabeth Mason, directrice du Département de la santé et du développement de l'enfant et de l'adolescent* : « Nous n'avons trouvé aucune preuve à ce jour que l'homéopathie pouvait apporter quelque bénéfice dans le traitement de la diarrhée chez les enfants [...] L'homéopathie ne se concentre pas sur le traitement et la prévention de la déshydratation, en totale contradiction avec les bases scientifiques et nos recommandations pour le traitement de la diarrhée. »

Le bureau du Dr Margaret Chan, directrice générale de l'OMS, a déclaré le 14 août 2009 que ces réponses « exprimaient clairement la position de l'OMS ».

Voice of Young Science a écrit aux ministères de la santé de tous les pays pour les informer de cette prise de position de l'OMS. (N.d.É.)

> dépourvu du moindre sens critique, alors, vous êtes incapable de distinguer les idées utiles de celles qui ne le sont pas. Si toutes les conceptions ont la même valeur, alors, vous êtes perdu, parce qu'il me semble que cela revient à dire qu'aucune d'entre elles n'a véritablement de valeur.

Tout au long de ce livre, nous avons essayé de maintenir une position équilibrée en restant ouvert à toutes les formes de médecine alternative et à leurs prétentions respectives, tout en soumettant chacune d'entre elles à l'épreuve déterminante des tests. En général, le test crucial a été l'essai clinique. Mis en œuvre en pionnier par James Lind il y a 250 ans, puis perfectionné au cours du dix-neuvième siècle par Alexander Hamilton, Pierre Louis et beaucoup d'autres chercheurs, l'essai clinique reste un outil magnifiquement simple, et pourtant puissant, pour faire surgir la vérité. En fait, la description que donne Pierre Louis de l'essai clinique en 1835 demeure encore valable de nos jours :

> Si, par exemple, dans une épidémie quelconque, cinq cents malades, pris indistinctement parmi ceux qui ont été atteints de la maladie régnante, sont soumis à une espèce de traitement ; et si cinq cents autres, pris de la même manière, ont suivi un traitement différent : ne devra-t-on pas conclure, s'il est mort un plus grand nombre de malades parmi les premiers que parmi les seconds, que le traitement des premiers était inférieur à celui des autres ?

À l'issue de ce livre, dans lequel nous nous sommes efforcés à la fois d'avoir l'esprit ouvert et de faire preuve de scepticisme, nous en arrivons donc à la conclusion générale suivante très claire : sur la base des meilleures preuves disponibles, nous pouvons dire que la plupart des formes de médecines alternatives ne procurent, pour la plupart des maladies ou affections, aucun bénéfice thérapeutique prouvé ou bien apparaissent de façon démontrable comme inefficaces ; de plus, un certain nombre de thérapies alternatives peuvent présenter des risques pour les patients.

Il y aura toujours de nouvelles recherches qui feront progresser nos connaissances, et il est possible que des traitements alternatifs qui semblent actuellement inefficaces puissent peut-être se révéler un jour comme capables de procurer d'importants bénéfices thérapeutiques. Cependant, pendant l'écriture de ce livre, dans le courant de 2007, de nouvelles grandes études ont été publiées, qui n'ont fait que ruiner un peu plus la crédibilité des médecines alternatives. L'une des plus importantes est parue dans *The British Medical Journal* sous le titre : « L'acupuncture comme complément à la kinésithérapie mobilisatrice dans l'arthrose du genou : un essai contrôlé randomisé ». Les chercheurs ont donné des conseils et ont fait faire de la gymnastique à 352 patients ; puis, un tiers de ceux-ci n'a reçu aucun autre traitement ; un autre tiers a subi des séances d'acupuncture réelle ; et le dernier tiers, des séances d'acupuncture simulée, grâce aux aiguilles rétractables que nous avons décrites au chapitre 2. Leur conclusion a été la suivante : « Notre essai clinique n'a pas montré que l'acupuncture était un complément utile à une série d'exercices personnalisés de kinésithérapie chez des patients âgés souffrant d'arthrose du genou. » Ce résultat a été appuyé par la publication, aussi en 2007, de l'analyse d'Eric Mannheimer, portant sur toutes les données les plus récentes sur ce sujet. Ces conclusions ont gravement affaibli la position des acupuncteurs qui soutenaient que l'emploi de l'acupuncture dans le cadre de l'arthrose du genou représentait l'exemple le plus probant de la validité de cette thérapie alternative. Ce traitement particulier avait même été monté en épingle lorsque le prince de Galles s'était adressé à l'OMS en 2006. Il semble maintenant que ce joyau de la couronne des acupuncteurs soit un faux.

Nous avons écrit ce livre parce que nous voulions présenter au public les résultats des plus importantes recherches sur les médecines alternatives, afin que les lecteurs puissent prendre les meilleures décisions au sujet de leurs propres soins médicaux. Mais qu'en est-il des personnes qui n'ont pas lu le présent livre ? Qu'en est-il des millions de patients qui n'ont eu connaissance que du battage inouï en faveur des médecines alternatives dans les médias, des proclamations exagérées sur Internet et des annonces trompeuses dans les vitrines des magasins ? Est-il juste de les laisser ainsi gaspiller leur argent et mettre en danger leur santé en recourant aux médecines alternatives ?

L'un des plus grands problèmes est, en effet, que les patients n'ont pratiquement aucune protection lorsqu'ils entrent dans le monde des médecines alternatives. Par exemple, les remèdes homéopathiques sont disponibles sur Internet, dans les grandes pharmacies et chez n'importe qui se disant homéopathe : dans tous les cas, ces commerçants vendent des traitements dont les prétentions sont fausses, puisque l'inefficacité des remèdes homéopathiques a été prouvée et que ceux-ci reposent sur des bases illogiques. De même, les couples à la recherche d'un traitement contre la stérilité peuvent gaspiller des sommes considérables d'argent dans l'achat de traitements phytothérapeutiques, alors qu'il n'y a pas de bonnes raisons ou de bonnes preuves que ces derniers pourraient être efficaces. De leur côté, les chiropracteurs exposent leurs patients à de fortes doses de rayons X, manipulent les os fragiles des bébés et exercent des forces brutales sur les vertèbres cervicales des adultes, alors que ces traitements sont, dans la plupart des cas, inefficaces. Et ainsi de suite, pour les acupuncteurs, les guérisseurs pratiquant le reiki, les guérisseurs « psychiques », les thérapeutes du shiatsu et de nombreux autres praticiens alternatifs promettant des résultats extrêmement attrayants, et cependant complètement infondés.

Il est à noter que n'importe quel médecin conventionnel faisant des promesses aussi absurdes et proposant lui aussi des remèdes dénués de toute preuve d'efficacité et pouvant même être dangereux, pourrait être radié de l'Ordre des médecins et finirait peut-être au tribunal.

La médecine conventionnelle et les médecines alternatives ont toutes le même but : guérir les personnes malades, et, cependant, l'une est strictement réglementée par la loi, tandis que les autres sont mises en œuvre dans l'équivalent médical du Far-West. Cela signifie que les patients qui se hasardent dans l'univers des médecines alternatives courent le risque d'être abusés, de perdre leur argent et d'abîmer leur santé.

La solution serait sûrement d'imposer aux médecines alternatives les mêmes normes de haut niveau que doit respecter la médecine conventionnelle. Les mêmes réglementations appliquées à toutes les formes de médecine assureraient la même protection à tous les patients recherchant une forme ou une autre de traitement médical.

En particulier, cela signifie que chaque traitement alternatif devrait être testé et ne serait autorisé à être mis en œuvre que s'il était prouvé qu'il procure plus de bienfaits thérapeutiques qu'il n'engendre d'effets nocifs. La plupart des patients ignorent quelle quantité énorme de tests doivent subir les médicaments conventionnels avant d'être mis sur le marché ; aussi vaut-il la peine de résumer brièvement comment ceux-ci sont étudiés et vérifiés, afin de montrer à quel sorte d'examen approfondi nous proposons que les traitements alternatifs, comme, par exemple, les remèdes phytothérapeutiques, soient également soumis.

Les réglementations et les procédures de tests spécifiées par celles-ci varient d'un pays à l'autre, mais les États-Unis possèdent la plus grosse industrie pharmaceutique et sa réglementation est assez typique de ce que l'on trouve dans de nombreux pays développés. Les lois américaines exigent donc que les nouveaux médicaments franchissent six étapes dans le processus menant des premiers stades de la recherche jusqu'au stade final du médicament disponible pour les patients.

1. **La recherche préclinique.** Les scientifiques testent différents composés chimiques pour voir si certains pourraient manifester un effet thérapeutique. Cela demande généralement de faire des tests préliminaires sur des animaux afin de se rendre compte si un composé donné est susceptible d'être suffisamment sûr et efficace. Dans le même temps, on va aussi se demander comment le composé en question pourrait être éventuellement produit en masse s'il se révélait être utile. Cette étape prend au moins cinq ans.
2. **Études cliniques, Phase I.** On administre à un groupe de volontaires en bonne santé, allant de 10 à 100 personnes, le composé chimique destiné à devenir un médicament, pour voir s'il présente des dangers chez les êtres humains. Le but principal de cette « Phase I » des études cliniques est de déterminer la gamme des dosages qui peuvent être utilisés en toute sécurité. Cette phase prend environ un à deux ans et coûte grosso modo 10 millions de dollars.
3. **Études cliniques, Phase II.** Le composé destiné à devenir un médicament est administré à un groupe de patients, allant de 50 à 500 personnes, souffrant de la maladie que ce produit est supposé soigner. Le but principal ici est d'apprécier l'efficacité thérapeutique du produit. En même temps, on s'efforce d'établir quel est l'optimum du dosage et de la durée du traitement, en vue de la phase suivante des études cliniques. La « Phase II » prend deux ans et coûte 20 millions de dollars supplémentaires.

4. **Études cliniques, Phase III.** Le produit est donné à des centaines ou des milliers de patients pour déterminer son efficacité et ses effets secondaires éventuels. Généralement, il s'agit ici d'essais cliniques randomisés dans lesquels le produit est testé sur un groupe de patients tandis qu'un groupe contrôle reçoit un placebo ou bien le meilleur médicament existant pour la maladie concernée. Par souci d'exactitude, la « Phase III » peut comporter deux études indépendantes. Cela peut conduire à une nouvelle phase de recherche, si l'on s'aperçoit que le produit n'est efficace que pour un sous-groupe de patients, comme par exemple, ceux qui n'en sont qu'au premier stade de la maladie. La « Phase III » prend de trois à quatre ans et peut coûter environ 45 millions de dollars.

5. **Examen par la « Food and Drug Administration » (FDA).** Si la « Phase III » a été couronnée de succès, alors, on fera peut-être savoir au public qu'une percée thérapeutique vient d'être accomplie. Cependant, avant que le médicament soit disponible, les preuves devront être examinées par la FDA aux États-Unis, ou par ses équivalents dans les autres pays, comme l'Agence européenne d'évaluation des médicaments. Cela demande un ou deux ans de plus.

6. **Surveillance après la mise sur le marché.** Même si le médicament a réussi tous les tests et est devenu disponible, soit sur prescription, soit sans ordonnance en pharmacie, les médecins vont encore faire attention à toute réaction indésirable et en informer la FDA. Ce suivi permanent est important, parce qu'il peut révéler des risques de faible probabilité qui n'auraient pas été aperçus durant la « Phase III ».

Les coûts incroyables mentionnés ci-dessus ont été rapportés par le journal *Scientific American* en 2000, aussi est-il probable qu'ils ont augmenté de façon importante ces dernières années. En outre, il faut signaler que seulement un tiers des composés entrant en « Phase I » des essais arrivent jusqu'au stade de la « demande d'autorisation d'un nouveau produit thérapeutique », à la suite de laquelle un médicament peut être vendu au public.

En bref, les médicaments conventionnels doivent faire une

course d'obstacles dans laquelle les barrières sont extraordinairement élevées, obligeant d'y consacrer énormément de temps et d'argent ; mais un tel niveau d'exigence dans la réalisation des tests est fondamental, si l'on veut mettre le public à l'abri de médicaments dangereux ou inopérants. Cette procédure rigoureuse a pour but de rassurer les patients, et il ne semblerait pas déraisonnable de demander que les médecines alternatives soient elles aussi soumises à des réglementations et des contrôles tout aussi rigoureux.

Cependant, il y une raison pour laquelle on pourrait envisager de renverser l'ordre de succession des tests dans le cas des médecines alternatives. C'est que ces traitements sont déjà largement disponibles, alors que la procédure de tests présentée plus haut a été élaborée pour l'évaluation de médicaments totalement nouveaux. Si des millions de personnes sont déjà en train d'utiliser des traitements tels que les remèdes phytothérapeutiques ou l'acupuncture, alors il semble plus judicieux de vérifier la sécurité de ces traitements sur la base de l'expérience des patients. Par exemple, on pourrait demander aux praticiens de noter de façon détaillée les réactions indésirables et d'envoyer leurs observations à une base de données centrale. Il faudrait ensuite soumettre les thérapies alternatives à des essais cliniques afin de trouver s'il existe des affections pour lesquelles elles sont véritablement efficaces. Finalement, si ces vérifications se révélaient positives pour une thérapie alternative particulière, les scientifiques pourraient peut-être rechercher quels mécanismes la sous-tendent, et réaliser ainsi ce qui correspondrait à une recherche préclinique.

Cette procédure de contrôle inversée ferait de la sécurité des patients son point de départ, parce que les consommateurs sont déjà confrontés à des thérapies alternatives, mais le niveau de rigueur scientifique demandé serait, au bout du compte, le même que pour la procédure d'évaluation des médicaments conventionnels. Réaliser ce contrôle rigoureux des thérapies alternatives serait coûteux, mais il faut se rappeler que les médecines alternatives représentent une activité économique générant des milliards de dollars à l'échelle de la planète, aussi ne serait-il pas injuste de leur demander de consacrer une part de leurs immenses profits à l'évaluation correcte des produits qu'elles vendent au public. En outre, les gouvernements consacrent déjà des fonds à la recherche médicale, aussi pourraient-ils agir de façon coordonnée avec les représentants des médecines alternatives pour consacrer une partie de cet argent au financement d'essais cliniques de haute qualité visant prioritairement les produits les plus vendus et les thérapies les plus en vogue.

La procédure de contrôle en sens inverse de la procédure normale demanderait, comme celle-ci, plusieurs années pour être menée à bien. Entretemps, en attendant les résultats, les gouvernements pourraient demander que les remèdes alternatifs soient assortis d'un étiquetage et obliger les thérapeutes à y afficher des informations qui refléteraient avec précision les preuves existantes. C'est exactement cette idée qu'a suggéré l'universitaire britannique Dylan Evans, dans son livre *Placebo*. En ce qui concerne les remèdes homéopathiques, il a conseillé l'étiquetage suivant :

> **Homéopathie**
>
> *Avertissement.* Ce produit est un placebo. Il ne sera efficace que si vous croyez en l'homéopathie, et seulement pour certains symptômes ou affections, comme la douleur ou la dépression. Même dans ces cas, il est peu vraisemblable qu'il soit aussi efficace que les médicaments conventionnels. Ce produit provoque moins d'effets secondaires que ces derniers, mais il vous procurera aussi probablement moins de bénéfices thérapeutiques.

Nous pensons que la suggestion d'Evans est intéressante, parce que des résumés clairs, francs et précis tels que ceux-ci pourraient certainement aider les patients. En ce qui concerne les traitements alternatifs qui sont appuyés par des preuves, ces résumés apporteraient ce même genre de conseils utiles que l'on peut lire sur les notices des médicaments conventionnels. Pour d'autres traitements alternatifs, les résumés auraient plus l'allure de ces mises en garde relatives aux effets sur la santé que l'on peut lire sur les paquets de cigarettes.

Dans les pages finales de ce dernier chapitre, nous pensons qu'il est intéressant de voir comment pourrait être appliquée la suggestion d'Evans à différentes thérapies alternatives discutées dans ce livre. Dans certains cas, les résumés du même style que celui d'Evans cité ci-dessus figureraient sur les boîtes de comprimés, tandis que dans d'autres cas, ils pourraient être diffusés sur des sites Internet ou par le biais de brochures distribuées dans les cliniques.

Dans tous les cas, les résumés aideraient les patients à être mieux au courant des preuves se rapportant à une thérapie donnée.

Acupuncture

Avertissement. On n'a que des preuves très minces montrant que ce traitement pourrait être capable de soulager certaines douleurs ou nausées. Lorsqu'il se montre efficace pour ces dernières affections, son bénéfice thérapeutique semble d'ampleur et de durée limitées. Il est plus coûteux que les traitements conventionnels et très probablement moins efficaces qu'eux. Il est vraisemblable que c'est surtout comme placebo qu'il soulage les douleurs et les nausées. Dans le traitement de toutes les autres affections, l'acupuncture ne joue, là encore, pas autrement que comme placebo. C'est un traitement qui ne présente pratiquement pas de danger s'il est pratiqué par un acupuncteur expérimenté.

Chiropraxie

Avertissement. Ce traitement présente un risque d'accident vasculaire cérébral et de mort, si la manipulation des vertèbres concerne celle du cou. Pratiquée aux autres niveaux de la colonne vertébrale, cette thérapie est relativement sûre. Il y a des preuves qu'elle peut procurer des bénéfices thérapeutiques dans le traitement des douleurs dorsales ; mais les traitements conventionnels sont généralement aussi efficaces et bien moins coûteux. Dans le traitement de toutes les autres affections, la thérapie chiropratique est inefficace, mis à part qu'elle pourrait agir en tant que placebo.

Phytothérapie : Huile essentielle d'onagre

Avertissement. Ce produit est un placebo. Il n'est efficace que si vous croyez en lui, et seulement pour certaines affections qui répondent aux traitements par placebo. Même dans ces conditions, l'effet placebo est imprédictible, et il y a beaucoup de chances qu'il ne soit pas aussi efficace que les médicaments conventionnels. Ce traitement provoque moins d'effets secondaires que ces derniers, mais il vous procurera aussi probablement moins de bénéfices thérapeutiques.

Phytothérapie : millepertuis

Avertissement. Ce produit peut interagir avec d'autres médicaments : consultez votre médecin généraliste avant de prendre du millepertuis. Il existe des preuves montrant qu'il est efficace dans le traitement des dépressions légères à modérément sévères. Des médicaments conventionnels sont disponibles dans le cas de telles affections, et ils sont également efficaces.

Ces résumés sont à l'image de la gamme vaste et complexe des thérapies alternatives, lesquelles comprennent des traitements qui n'ont pas été testés ou qui n'ont pas de preuves en leur faveur ou dont on a montré qu'ils sont inefficaces ou qu'ils ne sont pas sûrs ou qu'ils agissent en tant que placebos, ou qu'ils sont légèrement bénéfiques ou presque certainement bénéfiques. De tous les traitements mentionnés ci-dessus, c'est le millepertuis qui a le résumé le plus positif. En fait, les essais cliniques pour le millepertuis sont tellement positifs que les médecins généralistes et les scientifiques pourraient approuver son emploi. La médecine conventionnelle n'a pas de préjugé à l'encontre de quelque traitement alternatif que ce soit, dès lors qu'il a prouvé son intérêt, à la fois en termes d'efficacité et de sûreté.

L'huile de poisson est un autre exemple excellent de traitement alternatif qui a été adopté par la médecine conventionnelle. Conditionnée en gélules, l'huile de poisson est classée dans la catégorie des compléments alimentaires, laquelle fait l'objet d'une discussion dans l'appendice à la fin de ce livre. On s'est mis à faire des recherches sur les éventuels bénéfices thérapeutiques de l'huile de poisson lorsqu'on s'est aperçu que les Inuits ont des taux de maladies cardiaques très faibles. Cela a conduit à des études épidémiologiques supplémentaires chez d'autres populations, puis finalement à des essais cliniques qui se sont révélés uniformément positifs. On a ainsi obtenu la preuve que l'huile de poisson est à la fois sûre et efficace en tant que traitement préventif à long terme des maladies coronariennes cardiaques. Des évaluations précises ont aussi montré que la consommation quotidienne de gélules d'huile de poisson peut prolonger la vie d'une année, en moyenne. Pour les personnes qui ne mangent pas de poissons gras de façon régulière, les gélules d'huile de poisson présentent un bénéfice évident. L'huile de poisson peut aussi aider à maîtriser l'inflammation, ce qui peut être bénéfique pour les personnes souffrant d'arthrose ou de toutes sortes d'affections cutanées.

Le millepertuis et l'huile de poisson constituent de merveilleux exemples de traitements qui ont d'abord été employés dans le cadre de pratiques traditionnelles, puis ont été repris au sein des médecines alternatives, et ont été finalement acceptés (ou sont en voie de l'être) par la médecine conventionnelle. L'huile de poisson, en particulier, est si complètement intégrée à la médecine dominante, qu'elle n'est plus considérée comme un traitement alternatif par la plupart des médecins conventionnels, et il semblerait que le millepertuis soit en train de prendre le même chemin. On trouvera dans l'appendice plusieurs autres thérapies alternatives que les médecins conventionnels devraient également adopter, en particulier celles qui augmentent le bien-être général par le biais de la relaxation ou de la réduction du stress, comme la méditation ou les massages.

Cela nous amène à l'intéressante constatation suivante : tout traitement alternatif dont on peut prouver qu'il est sûr et efficace n'est, en réalité, plus du tout un traitement alternatif, mais s'intègre, en fait, au sein de la thérapeutique conventionnelle. Par conséquent, les médecines alternatives semblent, par définition, consister en des traitements qui n'ont pas été testés, ou qui n'ont pas de preuves en leur faveur, ou dont on a prouvé qu'ils sont inefficaces ou dangereux ou qu'ils jouent seulement comme placebos ou qu'ils ne procurent que de légers bénéfices.

Et pourtant, les thérapeutes alternatifs continuent à porter le nom « d'alternatifs » comme si c'était une marque de distinction, s'en servant pour donner à leurs traitements de mauvaise qualité une aura de dignité imméritée. Ils emploient le terme « d'alternatif » pour faire valoir que, d'une certaine façon, ils exploitent des facettes alternatives de la science. La vérité, cependant, est que la notion de science alternative n'existe pas, tout comme il n'y a pas de biologie alternative, pas d'anatomie alternative, pas de procédure de tests alternative, et pas non plus de preuves alternatives.

La science, comme nous l'avons montré au chapitre I, est une démarche de valeur universelle, lorsqu'elle vise à établir l'efficacité et la sécurité de n'importe quel type de thérapie médicale. Les résultats obtenus par la science ne sont jamais complets, ni parfaits, mais ils nous rapprochent toujours plus de la vérité, étape après étape. Le terme « d'alternatif » représente simplement une tentative d'échapper à cette démarche, en voulant remplacer les connaissances tirées de la science par des « impressions », invoquées sur la base d'intuitions, de récits anecdotiques ou de conceptions traditionnelles. Mais cela revient à dire que les médecines alternatives sont fondées sur des opinions personnelles, les opinions d'autres personnes ou les opinions de nos ancêtres. Cependant, dans notre introduction, nous avons fait remarquer que :

> « *Il y a deux choses, la science et l'opinion ; celle-là conduit au savoir, celle-ci à l'ignorance.* »

Même si Hippocrate a écrit ces mots il y a plus de 2 000 ans, il a fallu un temps incroyablement long avant que l'on ne prenne ce message au sérieux. Quand on l'a effectivement fait, il y a environ 150 ans, la médecine s'est mise rapidement à sortir de l'Âge des Ténèbres et les médecins ont abandonné des traitements tels que la saignée, qui étaient plus dangereux que les maladies qu'elles prétendaient soigner. Depuis lors, les progrès ont été immenses et continus. La vaccination a éradiqué les maladies infectieuses mortelles ; des affections pouvant menacer la vie, touchant des millions de personnes, comme le diabète, l'appendicite et beaucoup d'autres, peuvent être aujourd'hui soignées ; la mortalité infantile ne représente plus qu'un faible pourcentage de ce qu'elle était jadis ; la douleur peut être efficacement maîtrisée dans la plupart des cas ; et, de façon générale, on vit plus longtemps et l'on jouit d'une meilleure qualité de vie. Tout cela a été obtenu par l'application de la pensée scientifique rationnelle aux techniques de soins et à la médecine.

Par contraste, le concept d'un type alternatif de médecine représente une régression en direction de l'Âge des Ténèbres. De trop nombreux thérapeutes alternatifs persistent à ne pas vouloir déterminer le niveau d'efficacité et de sécurité de leur thérapie. Ces praticiens ne veulent également pas voir l'importance d'essais cliniques rigoureux pouvant fournir des preuves solides en faveur ou à l'encontre de leurs traitements. Et lorsqu'existent déjà des preuves montrant que ceux-ci sont inefficaces ou dangereux, les thérapeutes alternatifs continuent généralement à pratiquer leurs thérapies, sans en tenir compte, les mains fermement appliquées sur leurs yeux et leurs oreilles.

En dépit de ces sérieuses mises en doute, le marché des traitements alternatifs est en pleine expansion, le public étant sans cesse berné, souvent par des thérapeutes inconscients ou malavisés, quelquefois par des charlatans sans scrupules.

Nous affirmons qu'il est temps de mettre fin aux supercheries et de donner la priorité aux traitements effectifs. Au nom de l'honnêteté, du progrès et des bons soins médicaux, nous demandons que soient appliquées à tous les types de médecine les mêmes normes en matière d'évaluation scientifique et de réglementation, afin que les patients soient sûrs qu'ils reçoivent des traitements dont on a prouvé qu'ils procurent plus de bénéfices thérapeutiques qu'ils n'engendrent d'effets secondaires néfastes.

Si de telles normes ne sont pas appliquées au secteur des médecines alternatives, alors, les homéopathes, les acupuncteurs, les chiropracteurs et les phytothérapeutes continueront à profiter des personnes les plus vulnérables et les plus désespérées dans la société, pillant leur porte-monnaie, faisant briller à leurs yeux de faux espoirs et mettant leur santé en danger.

Appendice. Petit guide des thérapies alternatives

CET OUVRAGE S'EST CONCENTRÉ SUR SEULEMENT QUATRE DES PRINCIPALES thérapies alternatives (acupuncture, homéopathie, chiropraxie et phytothérapie), mais nous avons aussi examiné par ailleurs de nombreuses autres thérapies que nous allons maintenant présenter dans cet appendice. Nous consacrons un petit article à chacune d'elles, dans lequel nous traitons systématiquement de quatre points fondamentaux : quelle est son origine ? en quoi consiste-t-elle ? est-elle efficace ? est-elle sans danger ? En dépit de la brièveté du texte concernant chacune de ces thérapies, nous avons, cependant, examiné avec rigueur les preuves scientifiques en faveur ou à l'encontre de chacune d'elles avant de présenter ici nos conclusions. Le lecteur pourra d'ailleurs trouver davantage d'informations sur chacune de ces thérapies alternatives dans un ouvrage de référence très détaillé, dont la rédaction a été menée sous la direction conjointe d'Edzard Ernst, Max. H. Pittler, Barbara Wider et Kate Boddy : *The Desktop Guide to Complementary and Alternative Medicine : An Evidence-Based Approach* (« Le grand guide des médecines complémentaires et alternatives : une approche fondée sur des preuves »). Ce dernier livre contient les références à toutes les recherches qui ont conduit aux conclusions présentées dans cet appendice.

Quiconque envisage de se soigner en se tournant vers l'une ou l'autre des médecines alternatives, comme celles qui sont considérées ici, doit prendre en compte les cinq conseils suivants. Premièrement, si vous pensez recourir à n'importe quelle forme de thérapie alternative pour soigner une affection donnée, alors, nous vous recommandons vivement de consulter d'abord votre médecin généraliste et de lui en parler : le traitement alternatif que vous allez choisir peut interférer avec n'importe quelle autre thérapie conventionnelle en cours. Deuxièmement, n'arrêtez pas de suivre cette dernière, sauf si votre médecin vous dit que c'est faisable. Troisièmement, gardez présent à l'esprit que les thérapies alternatives peuvent être coûteuses, en particulier si elles demandent de nombreuses séances sur le long terme ; aussi, assurez-vous qu'il existe des preuves montrant que votre thérapie particulière est efficace, avant d'investir des sommes importantes dans le but d'obtenir les résultats que l'on vous affirme pouvoir être atteints. Quatrièmement, toutes les thérapies peuvent déterminer des effets placebo, mais ceux-ci, par eux-mêmes, ne constituent pas une raison suffisante pour que l'on se tourne vers elles. Cinquièmement, rappelez-vous que tout traitement comporte des risques, aussi assurez-vous que les bénéfices escomptés outrepassent les risques de la thérapie que vous avez choisie.

Sont examinées ci-après les thérapies et techniques alternatives suivantes :

- Appareils alternatifs
- Aromathérapie
- Bougies auriculaires
- Compléments alimentaires
- Cure Détox
- Feng Shui
- Guérison spirituelle
- Gymnastiques thérapeutiques alternatives
- Hydrothérapie du côlon
- Hypnothérapie
- Magnétothérapie
- Médecine anthroposophique
- Médecine orthomoléculaire
- Médecine traditionnelle chinoise
- Méditation
- Méthode Feldenkrais
- Naturopathie
- Ostéopathie
- Réflexologie
- Régimes alimentaires alternatifs
- Reiki
- Remèdes floraux de Bach
- Shiatsu
- Technique Alexander
- Techniques de diagnostic alternatives
- Techniques de relaxation thérapeutique
- Thérapie crânio-sacrée (ou ostéopathie crânienne)
- Thérapie neurale

- Thérapie par chélation
- Thérapie par le massage
- Thérapie par l'oxygène
- Thérapie par les cristaux (ou lithothérapie)
- Thérapie par les sangsues (ou hirudothérapie)
- Thérapies cellulaires alternatives
- Tradition ayurvédique
- Ventouses

Appareils alternatifs

On propose à la vente un nombre de plus en plus grand d'appareils et de gadgets alternatifs, promettant des bénéfices thérapeutiques à ceux qui les achètent : bracelets de cuivre, appareils censés protéger contre les ondes électromagnétiques, bijoux contenant des cristaux dotés de propriétés curatives, bains de pieds électriques permettant prétendument d'extraire les toxines de notre corps, etc.

Ces appareils n'ont pas grand-chose en commun, si ce n'est que les conceptions qui les sous-tendent sont en contradiction avec les connaissances scientifiques établies. Pour certains entrepreneurs, les médecines alternatives représentent un marché extrêmement lucratif, et il ne semble pas y avoir de limites à leur inventivité. Ils mettent au point de nouveaux appareils, puis proclament que si nous les achetons et les utilisons, notre santé va s'améliorer, nous allons guérir de certaines maladies ou bien nous allons être protégés contre certaines affections. Bien entendu, le vecteur idéal pour faire la promotion commerciale de ces appareils est Internet : aucune vérification n'est exercée sur les proclamations qui y sont faites.

Dans de nombreux cas, les seules preuves fournies par le fabricant sont des déclarations de clients satisfaits ainsi que des avis « d'experts », apportant un léger vernis de crédibilité. Actuellement, on trouve, par exemple, des dizaines de sites Internet faisant la promotion commerciale des « produits Q-Link » que le professeur Kim Jobst présente comme « des appareils sûrs et efficaces pour aider à préserver les cellules du corps des effets néfastes des champs électromagnétiques ». Il affirme également que « les résultats des premières études cliniques moléculaires et cellulaires de l'impact des appareils Q-Link sur les systèmes immunitaire, cardiovasculaire et nerveux central sont saisissants ». Ce n'est tout simplement pas vrai.

La documentation de ces appareils est souvent formulée dans un langage d'apparence scientifique. En y regardant de plus près, les personnes ayant fait des études scientifiques peuvent facilement se rendre compte qu'il s'agit de pseudo-science et que le jargon employé est du pur charabia. Le mode d'action supposé de ces appareils alternatifs n'est pas plausible sur le plan biologique, et aucune preuve ne montre qu'ils aient le moindre effet positif sur la santé. En fait, à chaque fois qu'ils ont été véritablement testés, les résultats ont été invariablement négatifs.

Il est clair que les patients perdent leur argent avec ces appareils, mais ils risquent aussi de perdre leur santé, dans la mesure où les éventuels acheteurs, vont peut-être, en même temps, abandonner des traitements conventionnels véritablement efficaces. C'est ainsi que des appareils apparemment inoffensifs peuvent alors conduire à une mort prématurée.

Aromathérapie

Plusieurs sociétés antiques ont utilisé les essences tirées des plantes ou « huiles essentielles » pour traiter ou prévenir les maladies ou pour augmenter le bien-être ; mais la naissance de l'aromathérapie proprement dite a attendu la publication du livre *Aromathérapie*, écrit par le chimiste français René Gattefosse en 1937. Tandis qu'il travaillait dans son laboratoire, celui-ci s'était brûlé la main et l'avait alors immédiatement plongée dans de l'huile essentielle de lavande. À sa grande stupéfaction, la brûlure guérit rapidement, sans laisser de trace. Cet épisode le poussa à étudier les propriétés médicinales des huiles essentielles.

Il existe plusieurs façons d'utiliser les huiles essentielles. Très généralement, l'huile diluée est appliquée sur la peau par le biais d'un massage doux ou bien elle peut être versée dans un bain ou bien diffusée dans l'air ambiant. Associée à un massage, l'aromathérapie est sans l'ombre d'un doute relaxante, mais il est difficile de savoir si ce résultat est dû à l'huile essentielle, au massage doux ou aux deux. Les praticiens de l'aromathérapie pensent que les différentes huiles essentielles ont des effets spécifiques différents. Par conséquent, ces thérapeutes choisissent les huiles avec lesquelles ils vont traiter leurs patients en fonction des caractéristiques de ceux-ci, de leurs symptômes, etc.

La consultation chez un aromathérapeute peut durer jusqu'à une ou deux heures. Normalement, le praticien s'enquiert brièvement du passé médical du patient, procède éventuellement à un bref examen, puis effectue un massage faisant pénétrer dans la peau du patient une huile essentielle diluée. Généralement, c'est relaxant et agréable. On propose souvent de recourir à l'aromathérapie dans le cas d'affections chroniques, telles que l'anxiété, les maux de tête dus à la tension et les douleurs musculaires et osseuses. Les aromathérapeutes recommandent généralement d'effectuer des séances régulières, même en l'absence de symptômes, ceci afin de prévenir leurs réapparitions.

Certains essais cliniques confirment l'effet relaxant du massage aromathérapeutique. Cependant, cet effet est généralement de courte durée et, par conséquent, son efficacité thérapeutique est discutable. Certaines huiles essentielles semblent avoir réellement des propriétés spécifiques. Par exemple, celle de l'arbre à thé possède un effet antimicrobien. Mais il est beaucoup moins fiable que celui des antibiotiques conventionnels. Les risques associés à l'aromathérapie sont minimes ; il peut s'agir, par exemple, chez certains patients, de réactions allergiques lors de l'exposition à certaines huiles essentielles.

En bref, l'aromathérapie possède des effets anti-stress à court terme qui peuvent expliquer l'augmentation de la sensation de bien-être ressentie par les patients après une séance d'application d'huile essentielle. Il n'y a pas de preuves que l'aromathérapie puisse soigner des maladies spécifiques.

Bougies auriculaires

On prétend que les bougies auriculaires ont été utilisées en Chine, en Égypte, au Tibet, en Amérique précolombienne chez les Amérindiens Hopi, et même dans l'Atlantide !

L'utilisation de bougies auriculaires consiste à placer une bougie creuse dans l'oreille d'un patient, à en allumer l'extrémité libre, puis à la laisser brûler pendant 15 minutes environ. Cela détermine un léger effet de succion et cela stimulerait prétendument des points énergétiques. Puis, on éteint la bougie et, généralement, on examine l'extrémité qui était au contact de l'oreille. Les thérapeutes annoncent alors souvent à leur patient qu'ils y trouvent du cérumen, ce qui suggère que celui-ci a été extrait de l'oreille par l'effet de « ramonage » produit par la bougie en train de brûler.

La méthode des bougies auriculaires est utilisée en vue d'extraire le cérumen ainsi que de soigner le rhume des foins, les maux de tête, la sinusite, les rhinites, les rhumes, la grippe et les acouphènes. Il est même affirmé qu'elle peut conduire à « améliorer le fonctionnement mental, la vision, l'audition, l'odorat, le goût et la perception des couleurs ».

D'innombrables anecdotes sont publiées pour inciter le public à recourir aux bougies auriculaires. Cependant, une série d'expériences a conclu que ces dernières n'extraient aucune substance du conduit auditif externe.

Une étude réalisée en 1996 à la Clinique ORL de Spokane (État de Washington) aux États-Unis a montré qu'une bougie en train de brûler ne détermine pas du tout de pression négative et que le dépôt observé à son extrémité au contact de l'oreille est en réalité formé par la cire qu'elle produit en se consumant. En fait, la même équipe de chercheurs a aussi démontré qu'au lieu d'extraire du cérumen du conduit auditif externe, les bougies auriculaires y déterminent un dépôt de cette dernière substance chez des volontaires qui, avant l'expérience, n'en avaient pas.

Il n'y a aucune preuve que la méthode des bougies auriculaires soit efficace pour traiter aucune des affections mentionnées ci-dessus.

Elle n'est, en outre, pas dépourvue de risques : des brûlures, des occlusions du canal auditif externe et des perforations du tympan ont été observées. On a aussi rapporté des cas d'incendies dans les maisons où l'on pratiquait une séance de bougie auriculaire.

Au vu de ces risques et de l'absence de preuve en faveur de son efficacité, la méthode des bougies auriculaires est un traitement qu'il faut éviter.

Compléments alimentaires

Les compléments alimentaires sont des substances que l'on ingère généralement par la bouche pour accroître la quantité de vitamines, minéraux, lipides, acides aminés ou autres substances naturelles que l'on absorbe, afin d'entretenir sa santé, sa forme physique ou son bien-être. Actuellement, la vente de ces produits est en pleine expansion. La réglementation sur les compléments alimentaires varie d'un pays à l'autre, mais, de façon générale, elle est très laxiste. Les fabricants peuvent vendre de tels compléments sans avoir à fournir des preuves qu'ils procurent quelque bénéfice que ce soit, et, souvent, sans données suffisantes sur leur sécurité.

Normalement, les compléments alimentaires ne sont pas autorisés à se prévaloir de vertus thérapeutiques. Cela n'empêche pas, cependant, leurs fabricants de faire passer habilement le message que tel ou tel complément est efficace pour traiter telle ou telle affection. En effet, c'est exactement ce but que poursuivent les auteurs de livres ou d'écrits sur la santé, par le biais de l'édition ou par celui de la publication sur Internet, visant sans relâche à toucher le consommateur potentiel de compléments alimentaires.

Il est évident que tous les compléments alimentaires ne sont pas semblables, tout comme c'est le cas des remèdes phytothérapeutiques discutés en détail au chapitre 5. Certains sont vraisemblablement utiles et disposent de preuves en leur faveur ; d'autres ne possèdent pas de telles preuves ou bien il a été prouvé qu'ils sont inefficaces. De nombreux compléments alimentaires comportent des risques d'effets secondaires nocifs. Ceux-ci peuvent être dus, soit aux propriétés intrinsèques du complément considéré, soit à la pollution, par exemple, par des métaux lourds, soit à l'adultération, par exemple, par l'addition de produits chimiques de synthèse. Il est également possible que de nombreux effets secondaires nocifs n'aient pas encore été répertoriés, parce qu'on n'a pas encore mené de recherches suffisantes ou parce que beaucoup de cas fâcheux n'ont pas été rapportés.

Les gélules d'huile de poisson, comme cela a été discuté au chapitre 6, représentent un excellent exemple d'un complément alimentaire efficace, parce qu'il a été prouvé qu'elles réduisent le risque de maladie cardiaque. Elles peuvent aussi réduire les réactions inflammatoires, ce qui pourrait être bénéfique dans le cas d'arthrite rhumatoïde et de nombreuses autres affections.

Le cartilage de requin, aussi discuté au chapitre 6, constitue l'exemple d'un complément alimentaire en vogue, dont on a montré qu'il est inefficace. Bien qu'il ne soit probablement pas nocif par lui-même, son emploi peut conduire les patients à ne pas rechercher des traitements plus appropriés et, sans aucun doute, il peut affecter gravement les populations de requins, lesquelles deviennent alors victimes de l'industrie qui fabrique ce complément.

La vitamine B_6 est l'exemple d'un complément alimentaire qui peut être nocif s'il est consommé à fortes doses. Elle peut déterminer des lésions nerveuses au niveau des bras et des jambes. On a rapporté plusieurs de ces cas chez des personnes ayant pris 500 mg de vitamine B_6 par jour.

Cure Détox

La désintoxication ou « détox » (abréviation du terme anglais correspondant : « detoxification ») vise à éliminer des substances nuisibles accumulées au sein du corps. En médecine conventionnelle, cette pratique a une place bien établie, consistant à éliminer des poisons qui ont été injectés ou ingérés. On utilise aussi ce terme pour parler du sevrage des héroïnomanes ou des alcooliques. En médecine alternative, il a été détourné et a acquis un sens légèrement différent. On parle, en effet, de « détox » ou de « cure détox » dans le cadre de deux situations différentes : soit, on envisage le cas des déchets normaux de notre métabolisme dont l'accumulation nous rendrait prétendument malades ; soit, on considère le cas d'une consommation excessive de boissons ou d'aliments malsains, engendrant des toxines qu'il conviendrait alors d'éliminer par toute une série de traitements alternatifs.

On recommande souvent de faire une cure détox après des périodes de surconsommation, comme celles qui accompagnent les fêtes de fin d'année. Il en est très souvent fait mention dans les magazines, notamment, à cette occasion, et des célébrités en font également la publicité. En médecine alternative, une cure détox peut correspondre à toutes sortes de pratiques, allant d'une série de traitements auto-administrés durant quelques jours jusqu'à un séjour d'une semaine dans un établissement de bains luxueux. Dans le premier cas, les traitements en question peuvent consister à prendre une combinaison de remèdes phytothérapeutiques et d'autres compléments alimentaires ou à suivre un régime ou un jeûne pendant plusieurs jours, tout cela ne coûtant que quelques euros. Dans le second cas, cela peut revenir à quelques centaines d'euros.

La désintoxication en médecine conventionnelle peut sauver des vies. En médecine alternative, cependant, la « cure détox » est une escroquerie. Les partisans de la « détox » alternative n'ont jamais démontré que leurs thérapies étaient capables de réduire le niveau des toxines dans l'organisme. Cela serait pourtant facile à réaliser, par exemple, en prenant des échantillons de sang et en mesurant les taux sanguins de certaines toxines. De toute façon, le corps humain est très bien équipé d'organes efficaces (foie, reins, peau) pour éliminer les « toxines » dues à une surconsommation. Boire beaucoup d'eau, pratiquer un exercice physique modéré, se reposer et manger raisonnablement, tout cela peut assurer la normalisation rapide de l'organisme après une période de surconsommation. Une coûteuse « cure détox » n'est pas nécessaire pour atteindre ce but.

La « cure détox », telle qu'elle est utilisée en médecine alternative, est fondée sur des idées erronées concernant la physiologie humaine, le métabolisme, la toxicologie, etc. Il n'y a aucune preuve qu'elle soit utile à la santé, et certains traitements, tels que la chélation ou l'hydrothérapie du côlon (voir les articles correspondants dans cet appendice), peuvent être dangereux. La seule chose qui soit extraite du patient, durant les cures de ce genre, est sans aucun doute son argent.

Feng Shui

Selon la médecine chinoise, la santé est gouvernée dans sa totalité par le flux d'énergie (le Qi) et l'équilibre entre le yin et le yang au sein du corps : mais ces concepts peuvent être aussi appliqués aux objets qui nous entourent. Le Feng Shui est l'art chinois de placer ces derniers en accord avec la théorie du yin et du yang afin d'optimiser le flux de l'énergie vitale, laquelle, à son tour, est censée influencer la santé et le bien-être. Les conseillers en Feng Shui donnent leur avis sur la façon dont on peut positionner les objets au sein d'un bureau ou d'une maison. Ils peuvent, par exemple, recommander de disposer une cloison en un certain endroit pour être sûr que l'énergie se meut dans la bonne direction. Ou bien ils peuvent éventuellement conseiller à leurs clients de repositionner leur lit afin de bénéficier du flux d'énergie correct pendant leur sommeil.

Les conceptions du Feng Shui ne sont pas plausibles sur le plan biologique ; elles n'ont aucun sens aux yeux de la science moderne. Les bénéfices que certaines personnes disent ressentir après avoir suivi les avis d'un conseiller en Feng Shui pourraient provenir de leur attente des effets désirés ; ils n'ont, en tout cas, aucune base physiologique, et ne vont probablement pas durer longtemps.

Les conseillers en Feng Shui ne prétendent pas normalement soigner les maladies, mais ils disent que leurs conseils peuvent améliorer le bien-être des habitants d'une maison et les préserver des maladies. De plus en plus, on leur demande leur avis sur la façon de parer aux effets des champs électromagnétiques sur la santé des habitants d'une maison, même s'il n'y a aucune preuve que ces champs soient nocifs. Ces conseillers demandent généralement des honoraires extrêmement élevés.

Il ne serait pas difficile de mettre à l'épreuve certaines de leurs thèses, mais, jusqu'à présent, il n'y a pas eu d'études sérieuses à ce sujet. Cependant, des vérifications informelles, consistant à comparer les avis de différents conseillers en Feng Shui, montrent d'importantes contradictions entre eux, concernant leur interprétation du flux d'énergie traversant un lieu donné, ce qui signifie que leurs conseils se fondent avant tout sur leur imagination.

Par conséquent, tout ce que nous pouvons dire est qu'il n'existe aucune preuve que les conseils en Feng Shui fassent autre chose que d'enrichir ceux qui les prodiguent. Un architecte d'intérieur compétent peut probablement en donner d'aussi bons, voire de meilleurs.

Guérison spirituelle

La pratique de la guérison spirituelle revêt de nombreuses formes : guérison par la foi ; prière en faveur de tiers ; reiki ; toucher thérapeutique ; guérison psychique ; guérison Johrei ; guérison magique des verrues, etc. Le dénominateur commun à toutes ces pratiques est qu'une « énergie » de guérison est transmise par le canal du guérisseur jusque dans le corps du patient. Cette « énergie » est censée conférer à celui-ci la capacité de se guérir par lui-même. Le mot « énergie » nécessite ici d'être placé entre guillemets, car il ne s'agit assurément pas d'énergie telle que la comprennent les scientifiques. Elle a, en réalité, une base spirituelle ou religieuse. Toutes les tentatives de la détecter ont jusqu'ici échoué.

Les guérisseurs se considèrent eux-mêmes comme les agents d'une puissance supérieure, se trouvant dotés de capacités de guérison qui leur ont été transmises d'en haut. La plupart déclarent qu'ils ne savent absolument pas comment leurs traitements opèrent, mais ils sont convaincus qu'ils sont efficaces. Du côté des « récepteurs », les patients disent ressentir de la chaleur ou des frissons lorsque « l'énergie » pénètre apparemment dans leur corps.

La consultation d'un guérisseur commence généralement par une courte conversation portant sur la nature du problème. Le praticien se met ensuite à l'œuvre. Dans un premier temps, il lui faut, nécessairement, faire un diagnostic. Pour cela, il peut, par exemple, passer ses mains au-dessus du corps du patient pour trouver les zones posant problème. Finalement, le traitement proprement dit commence, et « l'énergie » est censée s'écouler. De nombreux patients ressentent cette phase comme extrêmement relaxante, tandis que les guérisseurs se sentent souvent épuisés à l'issue d'une séance. Cependant, dans d'autres pratiques de guérison spirituelle, il n'y a pas de contact personnel entre le guérisseur et le patient. Même si le premier est séparé du second par de grandes distances, les séances peuvent être conduites grâce au téléphone ou à Internet. Certains guérisseurs proposent leurs services gratuitement, tandis que d'autres font payer plus de 100 euros la séance d'une demi-heure.

Le concept « d'énergie » de guérison n'est absolument pas plausible. De nombreux essais cliniques ont été pratiqués sur diverses méthodes de guérison spirituelle. Certains ont donné initialement des résultats encourageants, mais une vingtaine de ces études sont maintenant soupçonnées d'être frauduleuses. Plus récemment des essais cliniques rigoureux ont été menés. Ils ont montré que la guérison spirituelle est liée à un important effet placebo, mais à rien de plus.

La guérison spirituelle n'est pas plausible sur le plan biologique et ses éventuels bénéfices thérapeutiques dépendent d'une réponse placebo. Au mieux, elle peut procurer un certain réconfort. Au pire, elle peut signifier que des charlatans soutirent de l'argent à des patients atteints de maladies graves demandant d'être urgemment traitées par la médecine conventionnelle.

Gymnastiques thérapeutiques alternatives

On ne dira jamais assez combien un exercice physique régulier est important pour la santé. Dans toutes les sociétés, on a beaucoup réfléchi sur les types d'exercice physique qu'il faut pratiquer et des modalités variées en ont été mises au point dans les différentes parties du monde, souvent en liaison avec les conceptions particulières prévalant dans ces régions relativement à la santé et aux maladies. Des exemples en sont le tai-chi (Chine) et le yoga (Inde). Tous deux font appel à la méditation, demandent d'être pratiqués régulièrement et mettent fortement l'accent sur le bien-être et la prévention des maladies.

Outre ces formes traditionnelles d'exercice physique, des variantes modernes sont apparues. Un exemple en est la méthode Pilates, mise au point relativement récemment aux États-Unis par Joseph Pilates (1880-1967). Cette méthode porte sur la respiration, le fonctionnement mécanique correct du corps et des exercices de renforcement des muscles, ainsi que de stabilisation du bassin et du tronc. On estime qu'actuellement plus de 10 millions de personnes pratiquent la méthode Pilates dans le monde entier.

Bien qu'on ait réalisé beaucoup moins de recherches sur les effets des gymnastiques alternatives que sur ceux des sports courants ou des exercices de kinésithérapie, quelques résultats encourageants ont été néanmoins obtenus. Par exemple, on a montré que le yoga, qui implique tout un mode de vie particulier, y compris un régime alimentaire et la pratique de la méditation, réduit efficacement les risques cardiovasculaires.

On a aussi étudié minutieusement le tai-chi. Il améliore l'équilibre, prévient les chutes chez les personnes âgées, bonifie le fonctionnement cardiovasculaire, accroît la flexibilité des articulations, prévient l'ostéoporose chez les femmes ménopausées et améliore la qualité de vie des patients souffrant d'insuffisance cardiaque chronique. Cependant, on n'a pas de preuve certaine que les gymnastiques thérapeutiques alternatives procurent plus de bénéfices pour la santé que les nombreuses formes de gymnastique conventionnelle.

En conclusion, l'exercice physique régulier, qu'il soit exotique ou conventionnel, est indubitablement une bonne chose pour la santé et le bien-être. La pratique en petits groupes permet de mieux apprendre les exercices, ceux-ci devant être répétés régulièrement une ou deux fois par semaine, ou même quotidiennement. Il est important d'avoir un moniteur expérimenté et bien entraîné, car les gymnastiques thérapeutiques alternatives peuvent comporter le genre de risque qui est associé à tout exercice physique mettant le corps à l'épreuve.

Hydrothérapie du côlon

C'est une idée paraissant plausible – et donc largement répandue chez les personnes n'ayant aucune connaissance scientifique en biologie – que nous nous empoisonnerions nous-même par le biais de déchets toxiques accumulés dans l'intestin et provenant des aliments ingérés. Elle est à la base de toute une série de thérapies alternatives qui seraient censées libérer le corps de cette « auto-intoxication ».

L'une de celles-ci est l'hydrothérapie du côlon, consistant à utiliser des lavements afin de « nettoyer le corps ». Quelquefois, on ajoute à l'eau qui est injectée via le rectum des extraits de plantes ou bien des enzymes ou encore du café. La vogue que connaît ce traitement peut s'expliquer par l'apparente logique du concept qui le sous-tend et par la publicité que lui font les médias et certaines célébrités.

Une séance d'hydrothérapie du côlon commence par un déshabillage partiel du patient ; puis, le tube de lavement est inséré dans le rectum et de grandes quantités d'eau sont administrées par cette voie. Pour finir, le liquide de lavement est aspiré en retour ; il est ensuite examiné de près, paraissant alors être chargé de « déchets ».

Ce genre d'observation achève de convaincre les patients que l'hydrothérapie du côlon atteint là son objectif : l'élimination de déchets dont il vaut mieux débarrasser le corps. La séance peut durer environ 30 minutes et le praticien conseille quelquefois une thérapie à long terme, à raison d'une séance ou deux par semaine. L'hydrothérapie du côlon est présentée comme un traitement pouvant soigner des troubles gastro-intestinaux, des allergies, l'obésité, la migraine et beaucoup d'autres maladies chroniques.

Les lavements sont incontestablement utiles en médecine conventionnelle. La façon dont est employée l'hydrothérapie du côlon en médecine alternative relève, cependant, d'une approche complètement différente. Mais, en réalité, contrairement à la théorie sous-tendant cette thérapie alternative, aucun des déchets produits par notre corps ne nous « empoisonne ». Tous sont éliminés par le biais de toute une série de processus physiologiques, sauf lorsqu'on est atteint d'une défaillance grave d'un organe donné.

Il n'y aucune preuve clinique fiable que l'hydrothérapie du côlon procure le moindre bénéfice que ce soit, et il existe certaines preuves qu'elle peut provoquer de graves ennuis, comme, par exemple, la perforation du côlon ou la réduction du stock d'électrolytes dans le corps.

L'hydrothérapie du côlon est un procédé désagréable, inefficace et dangereux. En d'autres termes, c'est un gaspillage d'argent et un risque pour la santé.

Hypnothérapie

L'hypnothérapie est l'emploi de l'hypnose, autrement dit l'induction d'une sorte d'état cataleptique, à des fins thérapeutiques. Cette technique a une longue histoire que l'on peut faire remonter jusqu'à l'Égypte antique, mais son usage à l'époque moderne a commencé au dix-huitième siècle avec le travail du scientifique charismatique viennois Franz Mesmer. Celui-ci a eu pour successeur, au dix-neuvième siècle, le médecin écossais James Braid.

Ces dernières années, l'hypnothérapie a été reconnue comme méthode pouvant être utilisée dans plusieurs types de soins médicaux. Les hypnothérapeutes traitent toute une série d'affections chroniques, telles que la douleur, l'anxiété, les phobies et la dépendance aux drogues. L'hypnothérapie est pratiquée par plusieurs types de professionnels de la santé, comme les psychologues, les psychothérapeutes et les médecins. Une séance dure d'une demi-heure à une heure et demie, et, en fonction du problème et du degré de réceptivité du patient, on recommande généralement d'effectuer de 6 à 12 séances. « L'entraînement autogène » est une technique d'autohypnose, qui, après un certain degré d'apprentissage, peut être pratiquée sans l'aide d'un thérapeute.

Ce sont les personnes les plus réceptives à la suggestion qui répondent généralement le mieux à l'hypnothérapie. Des dizaines d'essais cliniques montrent que cette dernière est une méthode efficace pour combattre les douleurs chroniques, l'anxiété et les symptômes du syndrome de l'intestin irritable. Cependant, selon des bilans critiques fiables de la Collaboration Cochrane, elle n'est pas efficace pour combattre le besoin de fumer, même si on l'invoque souvent à ce propos. Les recherches effectuées sur l'efficacité de l'entraînement autogène sont moins nombreuses, mais les preuves dont on dispose sont encourageantes en ce qui concerne le stress, l'hypertension, l'insomnie et certains syndromes douloureux.

L'hypnothérapie et l'entraînement autogène sont relativement sûrs, mais on ne doit pas les utiliser sur des personnes présentant des psychoses ou d'autres problèmes mentaux graves. L'hypnothérapie peut faire resurgir des souvenirs jusque-là réprimés, ce qui peut créer des problèmes. On a rapporté des cas du syndrome des faux souvenirs (autrement dit, le patient se rappelle d'événements traumatisants qui, en réalité, n'ont jamais existé).

L'usage prudent de l'hypnothérapie peut être utile chez certains patients. Il est difficile de dire si cet effet positif résulte véritablement de la thérapie ou s'il s'agit d'un effet placebo. L'entraînement autogène présente l'avantage supplémentaire d'être une démarche économique autonome qui demande tout particulièrement au patient de participer à son propre traitement. Aucune de ces deux formes de thérapie ne présente de risques graves lorsqu'elles sont pratiquées correctement.

Magnétothérapie

De nos jours, on emploie en médecine conventionnelle des champs magnétiques à fluctuations rapides, produits par des électro-aimants, dans certains appareils d'imagerie médicale sophistiqués ou bien pour aider à la réparation de fractures osseuses. Cependant, la médecine alternative tend à se concentrer sur l'usage d'aimants ordinaires, qui donnent des champs magnétiques constants.

Ce genre d'aimants a toujours suscité l'intérêt des médecins, mais la grande époque de la magnétothérapie a commencé en Europe au dix-huitième siècle. Bien que l'engouement pour cette forme de soin ait ensuite décliné à mesure que la médecine conventionnelle faisait des progrès, une pléthore d'aimants est de nouveau en vogue aujourd'hui en médecine alternative. Celle-ci recommande leur emploi pour de nombreuses affections, le plus souvent pour soulager des douleurs chroniques. Ils sont portés sous forme de bracelets, de ceintures, de bandes enveloppant les mollets, d'incrustations sur les chaussures, de patches, etc. On peut aussi trouver des matelas ou des housses magnétiques pour sièges. Le champ magnétique de ces appareils varie de 10 à 1 000 gauss. On peut se procurer des aimants de bien des façons, et le plus souvent le patient/client n'aura, ce faisant, aucun contact avec un praticien des soins de santé.

On peut observer, par exemple sur des cellules en culture, que les champs magnétiques produisent des effets subtils. La question est de savoir si ces derniers peuvent se traduire par des bénéfices thérapeutiques.

La plus grande partie de la recherche clinique sur les aimants (et donc sur les champs magnétiques constants, non sur les champs magnétiques fluctuants) se rapporte au soulagement de la douleur. Des chercheurs à l'université d'Exeter ont récemment réalisé une méta-analyse portant sur neuf essais cliniques randomisés et contrôlés par placebo. Les résultats ne soutiennent pas l'idée d'employer des aimants pour soulager la douleur. En ce qui concerne d'autres problèmes, tels que les symptômes menstruels ou les varices, il n'y a pas non plus de preuves convaincantes en faveur de leur efficacité.

Il est peu vraisemblable que les aimants puissent être directement responsables d'effets nocifs. Puisque les patients y ont recours de leur propre initiative, le risque est qu'ils passent à côté du diagnostic de maladies graves et qu'ils perdent un temps précieux pour initier un traitement efficace.

Les aimants connaissent une grande vogue, et leur marché est en pleine expansion. Mais il est important de comprendre qu'il n'y a pas de preuves qu'ils procurent le moindre bénéfice thérapeutique, et, d'ailleurs, il n'y a aucune raison qu'ils soient utiles à la santé. On trouvera plus de renseignements sur la magnétothérapie au chapitre 5.

Médecine anthroposophique

Rudolf Steiner (1861-1925) a créé en Autriche un type de médecine fondé sur l'imagination, l'inspiration et l'intuition. La médecine anthroposophique est influencée par les conceptions de la mystique, de l'alchimie et de l'homéopathie et affirme prendre en compte la nature spirituelle de l'homme. Rudolf Steiner a également créé, entre autres choses, les écoles Waldorf-Steiner, l'agriculture biodynamique et sa propre philosophie, connue sous le nom d'anthroposophie.

Appliquant celle-ci au domaine de la santé, il a fondé, en collaboration avec le docteur Ita Wegman, une école de pensée médicale totalement nouvelle. Celle-ci se réfère à des relations métaphysiques entre les planètes, les métaux et les organes humains, sur la base desquelles sont élaborées des stratégies thérapeutiques. Les maladies sont vues comme le résultat d'actes réalisés dans des vies antérieures ; afin de se racheter, il est préférable de les endurer sans recourir aux thérapies conventionnelles. En lieu et place de ces dernières, la médecine anthroposophique fait appel à toute une série d'autres modalités thérapeutiques : extraits de plantes ; thérapie par l'art ; thérapie par la gymnastique ; massages et autres thérapies non conventionnelles.

Le remède anthroposophique le mieux connu est un extrait de gui fermenté qui est utilisé pour soigner le cancer. Steiner faisait valoir que le gui est une plante parasite qui finit par tuer son hôte : la ressemblance est frappante avec une tumeur maligne qui vit aussi aux dépens de son hôte et finit par le tuer. Il en tirait la conclusion que le gui pouvait donc être utilisé pour soigner le cancer. De toute façon, les conceptions de la médecine anthroposophique ne sont pas plausibles sur le plan biologique.

L'efficacité de préparations à base de gui, soit pour guérir le cancer, soit pour améliorer la qualité de vie des patients cancéreux, n'a toujours pas de preuve en sa faveur. On n'a pas fait beaucoup de recherches sur d'autres composantes de la philosophie anthroposophique et sa conception globale de la thérapeutique n'a jusqu'ici pas été rigoureusement testée.

Il a été observé que les injections d'extraits de gui produisent toute une série d'effets néfastes. Le risque le plus important de la médecine anthroposophique est, cependant, de conduire à abandonner des traitements conventionnels. Par exemple, les médecins anthroposophiques tendent à conseiller aux parents de ne pas faire vacciner leurs enfants et certains patients atteints de cancer délaissent les traitements conventionnels pour leur préférer les extraits de gui.

La médecine anthroposophique n'est pas plausible sur le plan biologique : il n'a pas été montré qu'elle était efficace, et il est peu vraisemblable qu'elle le soit. Elle peut aussi comporter des risques considérables.

Médecine orthomoléculaire

« Ortho » signifie « correct » et l'objectif de la médecine orthomoléculaire (aussi appelée « nutrition optimale ») est d'administrer des vitamines, des minéraux et d'autres substances naturelles à des doses qui soient exactement appropriées à chaque patient individuel. Les partisans de cette démarche pensent que de trop faibles niveaux de ces substances dans l'organisme sont à l'origine de problèmes chroniques bien différents de ceux provoqués par la simple carence en ces vitamines ou en ces minéraux. Les problèmes chroniques en question comprennent, par exemple, la tendance à souffrir d'infections répétées comme le rhume, ou bien le manque d'énergie, ou même le cancer. Par conséquent, chaque patient est examiné au départ dans le but de déterminer précisément les substances dont il ou elle a besoin. À la suite de cet examen, il est prescrit le mélange « correct » pour le patient en question. La marque distinctive de la médecine orthomoléculaire est l'administration de doses extrêmement élevées de vitamines et de minéraux, ainsi que la nature personnalisée de la prescription.

Certaines des méthodes de diagnostic utilisées pour définir le mélange correct de substances à prescrire ne sont pas d'une fiabilité prouvée. Par exemple, l'analyse des cheveux est fréquemment employée ; mais elle donne souvent des renseignements inexacts dans ce contexte. Les prétentions thérapeutiques de la médecine orthomoléculaire ne sont ni plausibles, ni soutenues par des données issues d'essais cliniques. Donc, il n'y a pas de preuves que cette thérapie alternative soit efficace.

On peut supposer que les partisans de cette médecine mettront fortement en doute cette conclusion, et vont renvoyer à une pléthore d'études montrant l'efficacité des vitamines. Celles-ci ne sont-elles pas, après tout, des substances revêtant une importance fondamentale pour les êtres humains ? Sans elles, on ne peut survivre. Cependant, un régime alimentaire normal procure ces vitamines en quantités suffisantes et le traitement des carences en vitamines n'a aucun rapport avec les principes spécifiques de la médecine orthomoléculaire.

En doses excessives, les vitamines peuvent être nocives. Elles peuvent pratiquement toutes engendrer des effets néfastes si elles sont administrées en doses très exagérées sur des périodes prolongées : et c'est précisément ce qui est recommandé par les partisans de la médecine orthomoléculaire.

En résumé, les concepts de la médecine orthomoléculaire ne sont pas plausibles sur le plan biologique et ils ne sont pas soutenus par les résultats d'essais cliniques rigoureux. Ces problèmes sont encore aggravés par le fait que la médecine orthomoléculaire peut provoquer des effets nocifs et qu'elle est souvent très coûteuse.

Médecine traditionnelle chinoise

Selon les conceptions de la médecine traditionnelle chinoise (MTC), tous les problèmes de santé sont vus comme des déséquilibres de l'énergie, la parfaite santé étant le résultat d'un équilibre parfait, souvent symbolisé par l'image du yin-yang. L'objectif de toute thérapie doit être de restaurer l'équilibre ou de prévenir tout déséquilibre en premier lieu. Dans ce but, la MTC propose une série de traitements, tels que des mélanges de plantes médicinales, l'acupuncture, l'application de ventouses, des massages et des régimes alimentaires, lesquels sont tous discutés de façon plus détaillée ailleurs dans ce livre. La MTC est censée pouvoir soigner toutes les maladies.

Une consultation de MTC comporte généralement des techniques de diagnostic, telles que l'examen de la langue et du pouls. Bien que ces examens soient aussi couramment pratiqués en médecine conventionnelle, les praticiens de la MTC leur attribuent, de façon déraisonnable, des capacités de diagnostic ambitieuses. Le traitement est généralement ajusté à l'individu. Une séance dure habituellement de 30 à 60 minutes, et le traitement peut être prescrit à long terme, voire pour la vie.

L'ensemble constitué par la MTC est complexe et pas facile à évaluer. Ses diverses composantes sont donc généralement évaluées séparément (voir l'acupuncture, au chapitre 2, par exemple). Les remèdes phytothérapeutiques chinois contiennent habituellement une multitude de plantes, un mélange qui est personnalisé en fonction des besoins de chaque patient. On a récemment testé cette phytothérapeutique chinoise sur le cas particulier de patients souffrant de cancer, et il a été montré qu'elle ne donne pas de meilleurs résultats qu'un placebo pour soulager les symptômes. Dans une autre étude, un remède phytothérapeutique chinois a été testé chez des patients souffrant du syndrome de l'intestin irritable, en le comparant notamment à une prescription phytothérapeutique classique et à un placebo. Les résultats ont suggéré que le remède phytothérapeutique chinois personnalisé était plus efficace que le placebo pour maîtriser les symptômes, mais qu'il n'était pas plus efficace qu'un remède phytothérapeutique classique.

Certaines plantes utilisées en MTC (par exemple la réglisse, le gingembre, le ginkgo) ont indéniablement des effets pharmacologiques ; certaines ont même été au point de départ de la production de médicaments modernes. D'un autre côté, certains remèdes phytothérapeutiques chinois sont toxiques (comme, par exemple, l'aristoloche) et d'autres peuvent présenter des interactions avec des médicaments prescrits par la médecine conventionnelle. Les préparations phytothérapeutiques chinoises peuvent aussi contenir des substances qui ne sont pas tirées des plantes (comme, par exemple, des ingrédients provenant, en fait, d'espèces animales en danger), ou bien qui sont des polluants (comme des métaux lourds) ou bien des produits d'adultération (comme des stéroïdes).

Comme vous le voyez, il est difficile de porter un jugement sur la MTC. Certaines de ses pratiques peuvent être efficaces dans le cas d'affections particulières ; tandis que d'autres (telles que l'application de ventouses) ne procurent vraisemblablement aucun bénéfice thérapeutique au-delà de l'effet placebo.

Méditation

La méditation recouvre toute une série de techniques qui dirigent l'attention du sujet vers un objet symbolique, un son ou une pensée, afin d'atteindre un état de conscience plus élevé. La plupart des religions ont mis au point des techniques procurant des états de conscience modifiés. Ces méthodes peuvent consister à répéter un mantra ou à écouter le rythme de sa propre respiration. Ce genre de rituel peut conduire à une profonde relaxation et au détachement mental. Une telle relaxation peut être également utilisée à des fins thérapeutiques pour réduire le stress, ce qui, à son tour, peut procurer des bénéfices thérapeutiques, tels que la diminution de la tension artérielle ou l'apaisement d'une douleur. On apprend généralement une technique de méditation par le biais d'une série de séances ; par la suite, on demande aux patients qui l'ont maîtrisée de la pratiquer quotidiennement.

Pendant la méditation, toute une série de fonctions physiologiques sont modifiées. Par exemple, le rythme de la respiration et celui du cœur ralentissent et l'activité cérébrale est réduite. Les thérapeutes qui préconisent la méditation affirment pouvoir traiter des affections telles que l'anxiété, l'hypertension, l'asthme ou la dépendance aux drogues.

Certaines formes de méditation (par exemple, la « Méditation Transcendantale ») sont fortement liées à des notions religieuses et peuvent faire partie de systèmes de croyances et de pratiques plus vastes que des patients peuvent trouver inappropriés. Par exemple, l'hindouisme est la plus ancienne religion à préconiser la méditation en tant que pratique spirituelle. La « Méditation par la Pleine Conscience » est une technique mise au point dans des buts uniquement thérapeutiques et qui évite ce problème.

Les recherches sur la méditation ne sont pas nombreuses et sont souvent gravement défectueuses. Les évaluations réellement indépendantes sont rares. Néanmoins, il semble vraisemblable que la méditation procure nombre des bénéfices associés à la relaxation. Certains thérapeutes alternatifs suggèrent que la méditation peut avoir une influence directe sur des maladies graves, telles que le cancer, mais il n'y a pas de preuves soutenant de telles affirmations.

Quelques études suggèrent que certaines maladies mentales peuvent être exacerbées par la méditation, aussi les patients présentant ce type de problèmes ne doivent pas y recourir.

En conclusion, la méditation peut avoir un effet relaxant, et de cette façon, accroître la sensation de bien-être. Elle peut donc se révéler utile pour de nombreuses personnes. En l'absence de maladie mentale, il semble que ce soit une forme de thérapie sans danger.

Méthode Feldenkrais

Moshe Feldenkrais (1904-1984) était un physicien et ingénieur en électronique israélien qui souffrait fortement de douleurs chroniques au genou. Aucun des traitements qu'il avait essayé ne l'avait soulagé ; aussi décida-t-il de mettre au point sa propre méthode de guérison.

La méthode Feldenkrais a pour point de départ l'idée que le corps et l'esprit forment un tout fondamental. Son fondateur a déclaré : « Je pense que l'unité du corps et de l'esprit est une réalité objective. Ce ne sont pas des éléments distincts, vaguement reliés l'un à l'autre, mais ils constituent un inséparable tout lorsqu'ils sont en fonctionnement. » Feldenkrais a publié son premier livre exposant sa philosophie en 1949 : *Body and Mature Behavior : A Study of Anxiety, Sex, Gravitation and Learning* (« Le corps et le comportement acquis : une étude sur l'anxiété, la sexualité, la pesanteur et l'apprentissage »).

La thérapie se déroule en deux étapes : pendant la phase « d'intégration fonctionnelle », le praticien recourt au toucher pour bien faire comprendre au patient les techniques qui améliorent la respiration et les mouvements du corps. Pendant la phase suivante de « prise de conscience à travers le mouvement », le thérapeute enseigne au patient à corriger ce que la méthode Feldenkrais appelle de faux mouvements.

L'objectif est d'améliorer les fonctions quotidiennes. Selon Feldenkrais, le comportement n'est pas inné, mais complètement acquis. Les faux comportements, estimait-il, « représentent des sillons dans lesquels une personne est enfoncée et dont elle ne pourra jamais sortir, sauf si une force physique lui fait accomplir le saut ». Il était convaincu que son traitement fournissait cette force-là.

La thérapie consiste en une série de séances généralement réalisées en petits groupes. Une fois que les techniques ont été apprises, le patient doit les pratiquer continuellement à la maison. Cette méthode est proposée pour le traitement de problèmes musculaires et osseux, ainsi que pour celui de la sclérose en plaques et de troubles psychosomatiques.

On ne dispose actuellement que d'environ une demi-douzaine d'essais cliniques rigoureux. Leurs résultats sont loin d'être uniformes. Certains d'entre eux, mais pas tous, suggèrent que la méthode Feldenkrais est utile pour les patients souffrant de sclérose en plaques. Dans le cas d'autres affections, les résultats sont encore moins convaincants. Il n'y a pas de risques graves envisageables.

La méthode Feldenkrais n'a pas fait l'objet de beaucoup de recherches. Les essais cliniques existants ne fournissent pas de preuves indiscutables qu'elle soit efficace pour quelque affection que ce soit.

Naturopathie

La naturopathie est une médecine alternative dont les débuts remontent au dix-neuvième siècle en Europe, lorsque des personnes comme le prêtre catholique allemand Sebastian Kneipp prônèrent le recours aux moyens fournis par la nature pour guérir les maladies. Les naturopathes sont convaincus que la nature possède ses propres pouvoirs de guérison (« *vis medicatrix naturae* »), partagés, pensent-ils, par tous les êtres vivants. Selon leurs vues, la mauvaise santé résulte de l'abandon des règles simples d'un mode de vie sain. Par conséquent, ils mettent beaucoup l'accent sur le fait d'avoir un bon régime alimentaire, de pratiquer un exercice physique régulier, de dormir suffisamment, etc. Lorsqu'une maladie se déclare, les naturopathes recourent aux plantes, à l'hydrothérapie (application de jets d'eau froide), aux massages, à la chaleur, au froid ainsi qu'à d'autres moyens naturels pour la guérir.

La consultation d'un naturopathe ressemble à celle d'un médecin conventionnel, dans la mesure où il va poser un diagnostic après avoir écouté l'histoire médicale du patient et l'avoir examiné physiquement. La principale différence porte sur la nature des prescriptions. Les naturopathes ne prescrivent pas de médicaments conventionnels. Leurs traitements sont généralement du type de ceux qui sont mentionnés plus haut, assortis de conseils sur le mode de vie. Ils tendent à soigner des affections chroniques bénignes telles que l'arthrose ou les maux de tête.

Il serait faisable de tester l'efficacité de la démarche naturopathique globale, mais jusqu'à présent, de tels essais cliniques n'ont pas été réalisés. Cependant, une grande partie de la démarche de la naturopathie est parfaitement sensée (comme, par exemple, la préconisation d'un régime alimentaire sain ou de l'exercice physique régulier). De même, certains remèdes phytothérapeutiques ont une efficacité prouvée (voir le chapitre 5).

D'un autre côté, la naturopathie peut comporter des risques, en particulier lorsqu'elle retarde le moment où un patient gravement malade se met en quête d'un traitement conventionnel efficace. En fait, de nombreux naturopathes sont hostiles à la médecine conventionnelle et conseillent leurs patients en conséquence : par exemple, beaucoup d'entre eux ne sont pas favorables à la vaccination. Il faut également noter que certains traitements naturopathiques, des remèdes phytothérapeutiques notamment, comportent des risques.

Il n'est pas possible de formuler un jugement général sur la naturopathie, étant donné la grande diversité de ses traitements. Chacun de ceux-ci doit être évalué de façon critique sur ses propres bases, et beaucoup d'entre eux font l'objet d'un examen dans d'autres parties de cet appendice. Dans le cas d'une maladie grave, quelle qu'elle soit, il ne faut pas considérer la naturopathie comme une alternative à la médecine conventionnelle.

Ostéopathie

L'ostéopathie comprend toute une série de manipulations manuelles des parties molles, des os et des articulations. C'est un médecin américain, Andrew Taylor Still, qui a fondé cette médecine alternative en 1874, à peu près au même moment où a été inventée la chiropraxie par le rebouteux D.D. Palmer (voir chapitre 4). L'ostéopathie et la thérapie chiropratique ont beaucoup de points communs, mais il y a aussi d'importantes différences. Les ostéopathes tendent à utiliser des méthodes plus douces et recourent souvent à des traitements du type du massage. Ils mettent moins l'accent sur la colonne vertébrale que les chiropracteurs et ils font rarement jouer les articulations entre vertèbres au-delà de leur amplitude naturelle de mouvement, alors que les chiropracteurs tendent à le faire souvent. Par conséquent, les manipulations exercées par les ostéopathes comportent moins de risques d'accidents.

Aux États-Unis, les docteurs en ostéopathie sont des médecins conventionnels qui ne pratiquent, en réalité, que rarement les manipulations manuelles ostéopathiques. Au Royaume-Uni, la profession d'ostéopathe est réglementée par la loi, mais les ostéopathes sont considérés comme de praticiens alternatifs. Les ostéopathes britanniques traitent surtout des problèmes musculaires et osseux, mais nombre d'entre eux affirment aussi qu'ils peuvent traiter d'autres affections, tels que l'asthme, les infections auriculaires et les diarrhées.

Selon des preuves raisonnablement acceptables, l'approche ostéopathique de mobilisation des articulations est aussi efficace (ou inefficace) que les traitements conventionnels pour les maux de dos. Pour toutes les autres affections, les données ne sont pas concluantes. En particulier, la conclusion globale tirée de plusieurs essais cliniques est qu'il n'existe pas de bonnes preuves en faveur de l'emploi de l'ostéopathie pour des affections autres que celles touchant aux muscles et aux os.

Puisque leurs méthodes sont généralement beaucoup plus douces que celles des chiropracteurs, les ostéopathes ne provoquent d'accidents que beaucoup plus rarement que ces derniers. Néanmoins, les personnes souffrant d'ostéoporose grave, de cancer des os, d'infections osseuses ou de problèmes de saignements doivent obtenir, si elles consultent un ostéopathe, l'assurance qu'il ne leur appliquera pas de manipulations manuelles énergiques.

La preuve que l'approche ostéopathique est efficace pour le traitement des douleurs dorsales est raisonnablement fondée. Cependant, si vous ne constatez pas d'amélioration sensible auprès d'un ostéopathe, n'hésitez pas à vous tourner vers un kinésithérapeute : il est également prouvé que les exercices de kinésithérapie sont efficaces pour soulager les maux de dos ; de plus, ils peuvent être pratiqués en groupes et sont, par conséquent, plus économiques.

Réflexologie

Le massage des pieds est généralement ressenti comme relaxant, et il n'est donc pas surprenant qu'on ait eu recours à cette méthode dans diverses sociétés anciennes. Mais la réflexologie est quelque chose de différent. Elle se fonde sur les hypothèses d'un médecin américain, William Fitzgerald, qui, au début du vingtième siècle, postula que le corps est divisé en dix zones verticales, chacune représentée au niveau d'une partie du pied. Fitzgerald a élaboré des cartes de la plante des pieds montrant quelles aires de ces cartes correspondent à quels organes internes.

Les réflexologues interrogent d'abord brièvement leurs patients sur leur passé médical, puis étudient leurs pieds par des pressions manuelles. S'ils détectent une résistance dans une aire donnée, ils vont probablement diagnostiquer l'existence d'un problème au niveau de l'organe correspondant à cette aire. La thérapie consiste ensuite à exercer de fortes pressions de massage sur l'aire du pied considérée, ce qui est censé rétablir la fonction de l'organe perturbé et, finalement, améliorer la santé du patient et prévenir des maladies. Une séance peut durer une demi-heure et un traitement complet peut demander dix séances ou davantage. En l'absence de toute pathologie, de nombreux thérapeutes recommandent des séances régulières d'entretien de la santé, afin de prévenir des maladies.

Contrairement à ce qui est postulé par la réflexologie, les voies réflexes entre une aire donnée du pied et un organe interne particulier n'existent pas, et il n'y a aucun fondement à la notion qu'une résistance dans une aire donnée du pied serait l'indicateur fiable d'un problème de fonctionnement d'un organe interne (par exemple, le rein). Par conséquent, cette méthode n'est pas plausible sur le plan biologique. En outre, il existe différentes versions des cartes de réflexologie au niveau de la plante des pieds : les réflexologues ne sont même pas d'accord entre eux sur la façon d'appliquer leurs traitements. Les essais cliniques ont montré que la réflexologie n'a aucune valeur en ce qui concerne l'établissement des diagnostics. On a testé à de nombreuses reprises son efficacité à traiter certains problèmes de santé. Même si les résultats n'ont pas été uniformes, ils ne démontrent généralement pas, de façon convaincante, que cette thérapie soit efficace. Il n'y a aussi aucune preuve que des séances régulières de réflexologie pourraient peut-être prévenir des maladies.

Les personnes qui ont des affections des os ou des articulations au niveau des pieds ou des jambes courent peut-être le risque de les aggraver s'ils font l'objet de forces de pression puissantes, comme celles qui sont souvent exercées durant les séances de réflexologie. Autrement, on ne connaît pas de risques graves associés à cette thérapie alternative.

On a réfuté la notion que la réflexologie serait capable de diagnostiquer des problèmes de santé, et il n'y a pas de preuve convaincante qu'elle puisse traiter quelque maladie que ce soit. La réflexologie est coûteuse et n'apporte rien qui ne puisse être obtenu par un simple massage de pieds relaxant.

Régimes alimentaires alternatifs

En médecine alternative, on affirme, sans fondement aucun, que la bonne santé demande de suivre tel ou tel régime alimentaire spécial, dont il existe des dizaines de variantes et qui ont pour caractéristique commune de ne pas être en accord avec les connaissances établies en matière de nutrition. Beaucoup de ces régimes répondent à des modes changeantes. En voici une brève énumération : régime d'élimination de l'ama (il s'agit d'un régime ayurvédique visant à brûler l'accumulation de l'ama, aliments incomplètement digérés mais non éliminés, considérés comme des toxines) ; régime anthroposophique (alimentation à base de légumes et de produits lactés, notamment issus de lait aigre) ; régime Budwig (fruits, jus de légumes, huile de lin et fromage blanc) ; régime Gerson (jus de fruits frais, légumes, compléments alimentaires, extraits de foie et lavements au café pour soigner le cancer) ; régime Kelly (régime anti-cancer comprenant des compléments alimentaires et des enzymes) ; régime Kousmine (régime anti-cancer comprenant des aliments procurant de « l'énergie vitale », des légumes crus et des céréales complètes) ; régime macrobiotique (visant à équilibrer le yin et le yang) ; régime McDougall (régime végétarien, peu de matières grasses, aliments complets) ; régime Moerman (régime anti-cancer à base de légumes et de produits lactés, avec des compléments tels que l'iode, le soufre, le fer, l'acide citrique et les vitamines A, B, C et E) ; régime Pritikin (régime végétarien combiné à de la gymnastique aérobique) ; régime Swank (petites quantités de matières grasses saturées afin de combattre la sclérose en plaques).

Chacun de ces régimes est sous-tendu par ses propres conceptions particulières et chacun est mis en avant pour répondre à des problèmes spécifiques. Certains doivent être suivis sur le long terme ; d'autres, seulement jusqu'à ce que la raison qui l'a motivé ait disparu (la fin d'une maladie, par exemple).

Manifestement, il faudrait que chacun de ces régimes soit examiné en fonction de ses propres prétentions, mais il n'y a que peu de données disponibles sur n'importe lequel de ceux mentionnés ci-dessus ou sur tous les régimes en général. Lorsqu'on a des résultats probants concernant l'un d'entre eux, ils sont généralement sujets à caution de façon très marquée. Par exemple, le régime Gerson est mis en avant en tant que moyen de soigner le cancer ; mais le seul résultat en sa faveur provient d'une étude dont tout le monde s'accorde maintenant à reconnaître qu'elle présente de graves défauts et qu'il vaut donc mieux ne pas la prendre en compte.

Plusieurs régimes alimentaires alternatifs peuvent conduire à la malnutrition, particulièrement chez les patients gravement malades, pour lesquels il est important de suivre un régime alimentaire équilibré fournissant un apport calorique suffisant. Imposer un régime alimentaire extrêmement restrictif à un patient cancéreux, par exemple, le conduit à une mort plus précoce et à une réduction de sa qualité de vie. Certains des promoteurs des régimes envisagés ci-dessus tendent à culpabiliser les patients lorsque ceux-ci ne peuvent pas s'y plier, les trouvant fastidieux. Cela peut réduire encore plus leur qualité de vie. Nous conseillons de se tenir à l'écart des régimes alimentaires alternatifs.

Reiki

Le reiki est un mode de « guérison spirituelle » ou de « médecine par l'énergie » qui ressemble à l'imposition des mains. Les guérisseurs reiki croient en l'existence d'une énergie universelle à laquelle ils peuvent faire appel afin de déterminer des guérisons chez les êtres humains, les animaux et les plantes. Cette énergie universelle s'écoule par le biais des mains du guérisseur reiki lorsqu'il place ses paumes sur ou près de l'être biologique qu'il soigne. Cela est censé augmenter les potentialités de guérison propres de l'être en question. Cependant, les concepts du reiki sont en contradiction avec ce que nous savons des lois de la nature. Par conséquent, cette méthode n'est pas plausible sur le plan biologique.

Le reiki connaît une grande vogue de par le monde, bien au-delà du Japon où il a été inventé au début du vingtième siècle par Mikao Usui au cours d'une période de jeûne et de méditation sur le Mont Kurama. On l'utilise pour traiter toutes sortes d'affections médicales, pour améliorer la qualité de la vie et pour prévenir les maladies.

Lors d'une séance de traitement, le patient est normalement allongé tout habillé sur une table de massage. Puis le guérisseur va toucher ou peut-être ne pas toucher le patient pendant qu'il va lui transmettre l'énergie de guérison. Une séance peut durer environ une heure et la plupart des patients vont la ressentir comme intensément relaxante.

Le reiki a fait l'objet de plusieurs essais cliniques et certains de leurs résultats semblent suggérer que cette méthode est bénéfique pour toute une série d'affections. Cependant, la plupart de ces études sont gravement défectueuses. Par exemple, nombre d'entre elles comparent des patients ayant choisi d'être traités par le reiki à d'autres qui ne font l'objet d'aucun traitement. Dans ce genre de conditions, tout résultat positif peut vraisemblablement résulter de l'effet placebo ou de l'attention accordée aux patients, et pas nécessairement de la méthode reiki elle-même. L'analyse critique des preuves existantes ne montre pas que le reiki soit efficace.

Le danger est, bien sûr, que le reiki soit utilisé lors de maladies graves en lieu et place de traitements efficaces, particulièrement dans la mesure où les guérisseurs reiki affirment qu'ils peuvent traiter n'importe quel type de patient. Cependant, la méthode par elle-même n'est associée à aucun risque direct.

Le reiki est une forme de « guérison spirituelle » en vogue, mais il n'a aucune base scientifique. Les preuves issues des essais cliniques ne lui reconnaissent aucune efficacité pour quelque affection que ce soit.

Remèdes floraux de Bach

Edward Bach, qui avait travaillé en tant que microbiologiste à l'Hôpital homéopathique royal de Londres au début du vingtième siècle, a élaboré le concept d'infusions de plantes extrêmement diluées, dans le but de guérir les déséquilibres émotionnels qu'il pensait être responsables de toutes les maladies humaines. S'inspirant des principes de l'homéopathie, Bach découvrit trente-huit remèdes floraux, chacun correspondant à un trouble émotionnel, comme, par exemple, la dépression, la peur, le sentiment de solitude ou l'hypersensibilité. L'administration du remède correct, pensait-il, devrait corriger le trouble émotionnel, et, par conséquent, guérir la maladie physique ou psychologique correspondante. Par exemple, la bruyère doit être utilisée pour soigner l'égocentrisme, et le chèvrefeuille permettrait de guérir ceux qui vivent dans la nostalgie du passé. De même, l'églantine est supposée être utile dans le cas d'apathie, et la verveine, dans le cas opposé d'enthousiasme excessif.

Les remèdes floraux (l'expression « Fleurs de Bach » est un nom de marque commercial) sont obtenus en plongeant des fleurs fraîches dans de l'eau de source. Puis, on ajoute de l'eau-de-vie afin d'obtenir le remède sous sa forme finale, qui est alors semblable à un remède homéopathique, dans le sens où il est tellement dilué lui aussi qu'il est inconcevable qu'il puisse avoir une action pharmacologique. Evidemment, les promoteurs des remèdes floraux proclament, à l'instar des homéopathes, que ces produits exercent leur action par le biais de quelque transfert « d'énergie ». Cependant, les homéopathes soutiennent fermement que les remèdes floraux sont fondamentalement différents des remèdes homéopathiques : au cours de leur préparation, il n'est pas procédé aux succussions et les remèdes floraux ne sont pas prescrits en application du principe du « semblable guéri par le semblable ».

Les remèdes floraux sont en vente libre, mais les personnes qui sont convaincues de leurs pouvoirs thérapeutiques conseillent de consulter un thérapeute expérimenté. Celui-ci va identifier, chez un patient donné, quels sont ses déséquilibres émotionnels sous-jacents, ce qui, à son tour, va déterminer le choix d'un remède. On recommande aussi souvent aux personnes saines de prendre préventivement ce type de produits floraux dans le but d'éviter certaines maladies.

Plusieurs essais rigoureux ont été menés sur les remèdes floraux. Aucun d'eux n'a montré qu'ils étaient efficaces au-delà de l'effet placebo pour guérir des maladies ou pour soulager des symptômes. Puisque ces remèdes sont extrêmement dilués, les effets secondaires néfastes sont peu vraisemblables.

Les remèdes floraux sont sous-tendus par des conceptions qui sont en contradiction avec les connaissances médicales actuelles. Les résultats des essais cliniques démontrent qu'ils ne déterminent aucun bénéfice thérapeutique, au-delà de l'effet placebo. Par conséquent, recourir aux remèdes floraux revient à gaspiller son argent.

Shiatsu

On peut envisager le shiatsu comme la synthèse japonaise de l'acupuncture et du massage. Au sens propre, ce mot signifie : pression (*atsu*) des doigts (*shi*). Il a été inventé par Tokujiro Namikoshi qui fonda l'École japonaise de shiatsu à Tokyo en 1940. À l'âge de sept ans, Tokujiro Namikoshi avait découvert l'intérêt du shiatsu lorsqu'il avait soigné sa mère qui souffrait d'arthrite rhumatoïde.

Classiquement, le thérapeute utilise son pouce pour appliquer de fortes pressions au niveau des points d'acupuncture. Quelquefois, les paumes des mains ou les coudes sont aussi utilisés. Ce traitement peut être douloureux pour le patient.

Un praticien du shiatsu commence habituellement par faire un diagnostic sur l'équilibre existant chez le patient entre les deux forces vitales, le yin et le yang; aussi, dans une certaine mesure, le shiatsu a-t-il des points de ressemblance avec la médecine traditionnelle chinoise. En fonction de ce qu'il aura trouvé, le praticien va ensuite appliquer des pressions sur des points distribués le long des méridiens du yin et du yang. Si le diagnostic montre que le patient présente un excès de l'une des deux forces, le thérapeute va tendre à stimuler l'autre. Par le biais du rétablissement de l'équilibre, les praticiens du shiatsu pensent qu'ils sont en mesure de traiter de nombreuses affections.

Comme le yin, le yang, les points d'acupuncture et les méridiens n'ont pas de réalité objective, mais sont simplement des concepts issus d'une ancienne philosophie chinoise, le shiatsu est une thérapeutique qui n'est médicalement pas plausible. Cependant, comme toutes les techniques de massage, il peut déterminer un effet de relaxation et une sensation de bien-être.

Il n'y a pratiquement jamais eu d'essais cliniques portant sur le shiatsu, mais il n'y a pas de raison de penser qu'il soit plus efficace qu'un massage classique. Le massage par le shiatsu semble donc être un gaspillage d'énergie et d'argent quand on le compare à un massage classique.

Étant donné les fortes pressions exercées durant le traitement, des blessures peuvent en résulter. Cela va des meurtrissures jusqu'à la fracture des os chez les personnes âgées souffrant d'ostéoporose à un stade avancé. On a aussi rapporté des cas de formation de caillots sanguins au niveau des artères rétiniennes ou cérébrales à la suite de massages de shiatsu appliqués au niveau du cou ou de la tête.

Technique Alexander

La technique Alexander est une thérapie fondée sur la rééducation de l'équilibre postural et de la coordination des mouvements du corps. Frederick M. Alexander était un acteur, d'origine australienne, qui, au cours de sa carrière, dans les premières décennies du vingtième siècle, avait été atteint d'accès récurrents de perte de la voix, menaçant l'exercice même de son métier. Les médecins n'avaient jamais rien diagnostiqué d'anormal au niveau de sa gorge, mais F.M. Alexander avait remarqué l'existence d'un lien entre le moment où il devenait aphone ou se mettait à parler d'une voix rauque et le maintien d'une mauvaise posture du corps. Au début du vingtième siècle, il mit au point une technique qui lui permit de résoudre son problème, technique consistant à réapprendre un équilibre postural correct.

Les éducateurs qui enseignent la technique Alexander encouragent leurs patients à bouger d'une façon telle que le mouvement commence au niveau de la tête puis se poursuit au niveau de nuque, puis de la colonne vertébrale. Ces nouvelles façons de bouger et de se poster sont répétées de très nombreuses fois, l'objectif étant de créer de nouveaux schèmes moteurs et d'améliorer la posture, la coordination des gestes et l'équilibre. Fondamentalement, les patients apprennent à moduler consciemment les processus automatiques de leur système nerveux moteur, grâce à des exercices soigneusement contrôlés et répétés.

La technique Alexander connut rapidement une grande vogue chez les acteurs et les comédiens. Puis on a remarqué qu'elle semblait aussi être utile dans le traitement de toutes sortes d'affections. De nos jours, les éducateurs enseignant la technique Alexander affirment qu'elle est efficace pour traiter l'asthme, les douleurs chroniques, l'anxiété et d'autres problèmes de santé.

L'enseignement de la technique Alexander se fait sous la forme d'une série de séances durant lesquelles les élèves ou les patients se soumettent à des exercices, chaque séance pouvant durer jusqu'à une heure. Les éducateurs assurent le processus de réapprentissage de postures et de mouvements simples du corps en guidant légèrement de leurs mains les gestes ou les attitudes de leurs élèves ou de leurs patients. Comme de nombreuses répétitions sont nécessaires, il faut généralement au moins trente séances de ce genre pour maîtriser la technique. Bien entendu, cela demande que les clients veuillent bien y consacrer un effort considérable en termes de temps et d'argent.

Jusqu'ici, on n'a effectué que très peu de recherches sur la technique Alexander. Quelques résultats prometteurs ont été notés, en ce qui concerne l'amélioration de la fonction respiratoire, la réduction de l'anxiété, la réduction de la maladresse dans le cadre de la maladie de Parkinson et dans la réduction des douleurs chroniques du dos. Cependant, à l'exception peut-être de ce dernier cas, les preuves ne sont pas suffisantes pour affirmer avec certitude que la technique Alexander est efficace. En tout cas, celle-ci ne comporte aucun risque grave.

En résumé, les preuves en faveur de la technique Alexander ne sont pas concluantes, mais il semblerait qu'elle puisse être de quelque bénéfice pour certains problèmes de santé, à condition que les patients soient capables d'y investir suffisamment de volonté et d'argent.

Techniques de diagnostic alternatives

Avant d'administrer un traitement, les thérapeutes alternatifs évaluent souvent la maladie ou l'affection de leurs patients au moyen de toutes sortes de techniques de diagnostic. Certaines sont parfaitement conventionnelles, mais d'autres ne le sont pas. Les techniques de diagnostic les plus inhabituelles sont souvent attachées à une thérapie alternative particulière, mais la liste ci-dessous porte sur des techniques de diagnostic qui sont utilisées dans le cadre de nombreuses thérapies :

- **Biorésonance** : les ondes électromagnétiques et les courants électriques prétendument émis par le corps humain sont enregistrés par un appareil électronique et servent à diagnostiquer toutes sortes d'affections, depuis les allergies jusqu'aux troubles hormonaux. Cette méthode est supposée servir aussi au traitement des maladies, les signaux électriques étant alors prétendument « normalisés » par l'appareil électronique et renvoyés dans le corps du patient.
- **Iridologie** : chaque secteur de l'iris est réputé correspondre à un organe ; si l'on observe qu'un secteur donné présente des anomalies, cela indiquerait, suppose-t-on, que l'organe correspondant est affecté par des problèmes.
- **Kinésiologie** : la force musculaire, testée manuellement, est supposée révéler l'état de santé d'organes internes.
- **Photographie Kirlian** : lorsque des courants électriques de haute fréquence sont appliqués au corps d'un patient, il se produit des décharges électriques qui peuvent être visualisées sous la forme de photographies colorées impressionnantes. Celles-ci sont supposées révéler l'état de santé du patient.
- **Radionique** : technique fondée sur de supposées vibrations énergétiques au sein du corps, que l'on peut prétendument détecter au moyen de pendules, de baguettes de sourciers ou d'appareils électriques.
- **Test Vega** : Appareil d'électrodiagnostic qui est supposé détecter toutes sortes de pathologies, depuis les allergies jusqu'au cancer.

Dans presque tous les cas, les techniques ci-dessus et les concepts qui les sous-tendent ne sont pas plausibles ; c'est pourquoi il faut regarder avec un grand scepticisme leurs prétentions à fournir des diagnostics précis. En outre, lorsqu'on a soumis ces techniques à des tests rigoureux, ceux-ci ont montré qu'elles n'ont aucune valeur. Pour finir, elles ont toutes échoué au test de la reproductibilité, ce qui veut dire que dix praticiens distincts vont obtenir dix résultats différents pour un même patient.

Ces techniques sont dangereuses car elles peuvent conduire à de faux diagnostics. Elles peuvent être aussi utilisées de façon frauduleuse par des praticiens malhonnêtes qui cherchent à provoquer des inquiétudes illégitimes chez les patients, afin de leur soutirer de l'argent pour des traitements inefficaces ou dangereux, visant à soigner des maladies dont ils ne sont même pas atteints.

Techniques de relaxation thérapeutique

Dans le cadre de nombreuses thérapies alternatives, telles que la méditation, l'hypnothérapie, l'entraînement autogène à l'hypnose, le massage, la réflexologie, les patients ressentent un effet relaxant. Tandis que ces thérapies engendrent cette relaxation comme un effet secondaire bienvenu, les techniques de relaxation thérapeutique sont spécialement conçues pour obtenir ce que l'on appelle le « phénomène de relaxation ». Cette expression recouvre un ensemble de réponses du système nerveux autonome, déterminant la relaxation du corps et de l'esprit. Elle se traduit par des changements des paramètres physiologiques, telles que la réduction de l'activité cérébrale, du rythme du cœur, de la pression artérielle, de la tension musculaire, etc.

Les techniques de relaxation (telles que la relaxation musculaire progressive, la concentration sur l'évocation d'une scène visuelle apaisante, etc.) sont pratiquées par de nombreux thérapeutes alternatifs, des médecins, des infirmières, des psychologues, des psychothérapeutes ou des thérapeutes du sport. On les emploie pour traiter toute une série d'affections telles que l'anxiété, le stress, les maux de tête, les douleurs musculaires et osseuses, ou bien pour augmenter les performances physiques ou mentales. Les techniques sont généralement enseignées au cours de séances dirigées par un thérapeute ; une fois que le patient se montre capable de produire le phénomène de relaxation, il lui est conseillé de pratiquer régulièrement cette technique à la maison. Bien sûr, cela demande de disposer de temps libre pour cela et d'être suffisamment motivé à la pratiquer.

Les preuves en faveur de l'efficacité des techniques de relaxation thérapeutique sont mitigées, et dépendent principalement de l'affection envisagée. Les traitements fondés sur la relaxation thérapeutique sont efficaces pour réduire l'anxiété et le stress. Des preuves encourageantes existent aussi pour le traitement de l'insomnie, l'hypertension et les troubles de la ménopause. Savoir si les techniques de relaxation aident à maîtriser la douleur est une question qui reste encore controversée. En tout cas, elles ne semblent pas efficaces pour le syndrome de fatigue chronique, le syndrome de l'intestin irritable, la dyspepsie et l'épilepsie.

Chez les patients souffrant de schizophrénie ou de dépression sévère, la relaxation semblerait peut-être aggraver leurs problèmes. En dehors de ces cas, les techniques de relaxation ne semblent pas comporter de risques sérieux.

Les techniques de relaxation sont utiles pour toute une série d'affections. De nombreuses personnes les apprécient, notamment pour la raison, qui n'est pas la moindre, qu'elles donnent aux patients la possibilité de prendre en charge leur propre santé.

Thérapie crânio-sacrée (ou ostéopathie crânienne)

William G. Sutherland, qui était praticien ostéopathe dans les années 1930 aux États-Unis, se convainquit au cours de sa carrière que la santé dépend de minuscules mouvements rythmiques du crâne et du sacrum. Il pensait que ceux-ci avaient une importance fondamentale pour les processus d'auto-guérison du corps. La thérapie crânio-sacrée vise à restaurer ces mouvements rythmiques lorsqu'ils se trouvent entravés. Cela aiderait, prétendument, à soigner toute une série d'affections, particulièrement chez les enfants : le traumatisme de la naissance, l'infirmité motrice cérébrale, les douleurs chroniques, la dyslexie, les maux de tête, les difficultés d'apprentissage, la sinusite, les névralgies trigéminales et de nombreux autres troubles. De nos jours, la thérapie crânio-sacrée est pratiquée par différents types de thérapeutes alternatifs, tels que les ostéopathes, les chiropracteurs, les naturopathes, ainsi que les praticiens de la thérapie par le massage.

Une consultation chez un thérapeute pratiquant la thérapie crânio-sacrée comporte généralement un examen manuel détaillé visant à établir un diagnostic ; par conséquent, la première séance peut durer une heure ou davantage. Les séances ultérieures, pendant lesquelles le praticien va manipuler doucement le crâne et le sacrum, seront généralement plus courtes. Un traitement classique peut demander six séances ou davantage.

Il est bien connu que, durant la petite enfance, les os du crâne se soudent entre eux pour donner une structure crânienne rigide (idem pour les os du sacrum, dont les cinq vertèbres qui le composent se soudent en une structure triangulaire rigide). Même si, par la suite, de minuscules mouvements entre ces os étaient possibles, ils n'auraient très vraisemblablement aucun effet sur la santé humaine. En d'autres termes, la thérapie crânio-sacrée n'est pas plausible sur le plan biologique.

Peu de recherches ont été menées sur cette thérapie ; mais les quelques résultats dont on dispose n'apportent aucune preuve en faveur de son efficacité dans le traitement de quelque maladie que ce soit. En outre, lorsqu'un même patient s'adresse à différents praticiens, ceux-ci ne s'accordent généralement pas sur un même diagnostic, probablement parce qu'ils essaient de détecter des phénomènes qui n'existent pas. Les mères qui conduisent leur enfant chez ce type de thérapeute sont parfois impressionnées par l'effet positif obtenu sur leur bambin. Il est vraisemblable qu'il s'agit d'un effet de relaxation provoqué par les manipulations douces et les comportements apaisants du thérapeute, mais ce genre de réponse est de courte durée et le traitement peut être très coûteux. On ne voit pas que cette thérapie puisse comporter des risques, sauf lorsqu'un enfant gravement malade est traité par thérapie crânio-sacrée en lieu et place d'un traitement conventionnel efficace, auquel cas le choix de cette thérapeutique peut mettre sa vie en danger.

Thérapie neurale

La thérapie neurale recourt à des injections d'anesthésiques locaux dans le but de repérer des problèmes de santé, de traiter des maladies et de soulager des symptômes. Ce sont des médecins allemands, les frères Ferdinand et Walter Huneke, qui furent les initiateurs de la thérapie neurale durant la première moitié du vingtième siècle. Ils firent des observations à propos de l'anesthésique local Novocaïne qui les convainquirent que l'injection de ce produit autour d'un « champ de perturbation » (*Störfeld*) détermine des effets spectaculaires dans d'autres parties du corps. Ils posèrent comme principe que ces effets n'ont rien à voir avec l'action pharmacologique de l'anesthésique local, mais qu'ils résultent de la mise en jeu du système nerveux autonome.

Leur théorie eut pout point de départ un événement d'importance cruciale. Ferdinand Huneke injecta un jour à une patiente de la Novocaïne en piqûre sous-cutanée autour d'une blessure à la jambe : or, cette personne se trouva alors immédiatement, en quelques secondes, guérie d'une douleur à l'épaule qui la tourmentait de longue date. Les frères Huneke appelèrent ce type de réaction *Sekundenphänomen* : « phénomène de guérison en quelques secondes ».

Les frères Huneke affirmèrent que les « champs de perturbation », souvent constitués par de vieilles cicatrices, de vieilles blessures ou des points d'inflammation, peuvent exercer de fortes influences dans tout le corps, lesquelles, à leur tour, sont susceptibles de déterminer des problèmes dans des structures du corps éloignées. Traiter un problème particulier peut consister à injecter de la Novocaïne ou d'autres anesthésiques locaux dans un ou deux sites représentant peut-être des « champs de perturbations ». Quand on localise le site correct, le problème en question se trouve guéri.

La thérapie neurale est particulièrement en vogue dans les pays germanophones. On en trouve aussi de nombreux praticiens dans les pays hispanophones, principalement grâce au travail dans les années 1950 d'un dentiste allemand expatrié en Espagne, Ernesto Adler.

L'injection d'un anesthésique local dans une région douloureuse du corps va y réduire la douleur : mais c'est là l'effet pharmacologique normal de cette substance, et cela ne constitue pas l'effet recherché par la thérapie neurale. Les concepts sur lesquels s'appuie celle-ci n'ont guère de fondements scientifiques et le petit nombre d'essais cliniques qui ont été menés sur cette thérapie n'ont pas apporté de preuves convaincantes en sa faveur. Quelquefois, l'injection de l'anesthésique local provoque des réactions défavorables, mais les incidents de ce genre sont rares.

Bien que l'injection d'anesthésiques locaux, telle qu'effectuée par les médecins, réduise la douleur, la thérapie neurale n'a pas de bases biologiques plausibles et elle n'est pas soutenue par des preuves convaincantes.

Thérapie par chélation

La thérapie par chélation a commencé par être une branche de la médecine conventionnelle : elle consiste à débarrasser l'organisme des métaux lourds et d'autres toxines au moyen de puissants agents chimiques qui se lient à ces substances indésirables et sont ensuite excrétés. Cette forme conventionnelle de thérapie par chélation est indiscutablement efficace et permet souvent de sauver la vie de patients intoxiqués. En médecine alternative, la thérapie par chélation est utilisée de façon très différente, selon deux applications principales.

Premièrement, les thérapeutes alternatifs utilisent la chélation pour retirer des toxines, mais l'origine de ces dernières n'est pas claire. Par exemple, ils peuvent essayer de retirer le mercure qui, prétendument, s'échapperait des plombages dentaires, ou bien les toxines qui proviendraient des vaccins. Cependant, il n'y a aucune preuve que les plombages ou les vaccins soient à l'origine de produits toxiques. Par conséquent, la thérapie par chélation est ici employée pour corriger un problème qui n'existe pas.

Deuxièmement, la thérapie par chélation est utilisée en médecine alternative pour retirer les ions calcium du sang, parce que les dépôts de calcium sur les parois artérielles seraient la cause de l'artériosclérose, qui, à son tour, serait à l'origine de maladies cardiaques, d'accidents vasculaires cérébraux, de maladies artérielles périphériques, et d'autres affections. Par conséquent, les thérapeutes alternatifs qui utilisent la thérapie par chélation affirment que leur traitement permet de prévenir l'infarctus du myocarde, les accidents vasculaires cérébraux, les maladies vasculaires périphériques et toute une série d'affections, allant de l'arthrose à l'ostéoporose.

Ces thérapeutes alternatifs préconisent généralement toute une série de séances de thérapie par chélation. Au total, cela peut coûter au patient des milliers d'euros.

Leur thèse selon laquelle la chélation est efficace pour la prévention de l'infarctus du myocarde, des accidents vasculaires cérébraux et des maladies artérielles périphériques se fonde sur des connaissances scientifiques dépassées. La thérapie par chélation a été soumise de nombreuses fois à des essais cliniques et ceux-ci n'ont jamais montré qu'elle était efficace. Elle est, en revanche, susceptible d'entraîner des effets secondaires graves, tels que le décès des patients par suite de la diminution du stock d'électrolytes dans le sang. En fait, neuf décès dus à cette thérapie ont été enregistrés depuis 1990.

Telle qu'elle est utilisée en médecine alternative, la thérapie par chélation n'a aucune utilité prouvée ; de plus, elle est coûteuse et dangereuse. Nous conseillons vivement aux patients de ne pas recourir à ce traitement.

Thérapie par le massage

Le massage est aussi ancien que la médecine elle-même. De nos jours, il en existe de nombreuses variantes : par exemple, le massage classique, dit « suédois », met l'accent sur les structures musculaires. Les autres formes de thérapies par le massage comprennent :

- **La technique Bowen.** Massage doux des parties molles, influençant le système nerveux.
- **Le drainage lymphatique.** Massage effectué le long des voies lymphatiques, afin d'accroître le flux de la lymphe.
- **Le massage des points Marma.** Massage traditionnel indien.
- **Le relâchement myofascial.** Technique de massage réduisant la tension dans les fascias et les tissus conjonctifs.
- **Le massage relaxant.** Technique de massage superficiel doux.
- **Le rolfing.** Massage énergique dans lequel le thérapeute applique des pressions avec tout le poids de son corps.
- **Le massage sportif.** Technique de massage visant les muscles, spécialement adaptée au besoin des athlètes.

Tandis que de nombreuses techniques de massage thérapeutique se fondent sur de solides connaissances d'anatomie, d'autres reposent sur des théories qui n'ont pas de preuves en leur faveur ou qui sont invraisemblables. Ces formes de massage thérapeutiques plus exotiques comprennent le shiatsu, la thérapie crânio-sacrée, la réflexologie (ces trois thérapies faisant chacune l'objet d'un traitement particulier dans cet appendice), le massage polarité (visant à équilibrer les énergies positives et négatives), le massage des points gâchettes (visant à exercer des pressions sur des « points gâchettes », ce qui aurait pour effet de réduire des douleurs locales ou d'influencer la fonction d'organes distants) et l'acupression (visant à exercer des pressions sur des points d'acupuncture, au lieu de percer ceux-ci avec des aiguilles).

Les massages sont pratiqués par des thérapeutes spécialistes des massages, des kinésithérapeutes, des infirmières, des praticiens alternatifs de toutes catégories, ainsi que par d'autres professionnels de santé. Ils visent à traiter à la fois des problèmes physiques (par exemple, des douleurs musculaires et osseuses) et des affections psychologiques (comme l'anxiété ou la dépression).

Il existe des indices encourageants que les massages sont bénéfiques pour certains problèmes musculaires et osseux, et particulièrement pour les maux de dos, mais aussi pour l'anxiété, la dépression et la constipation. Ils agissent peut-être par le biais d'une augmentation du flux sanguin local ainsi que par la libération d'endorphines dans le cerveau. Les effets secondaires indésirables sont rares.

Il est difficile de tirer des conclusions générales, mais les massages sont probablement efficaces dans le cas de certaines affections et ils accroissent la sensation de bien-être chez la plupart des patients. Il est peu vraisemblable que les formes de massage plus exotiques procurent des bénéfices supplémentaires.

Thérapie par l'oxygène

L'oxygène est essentiel pour la vie et présente de nombreuses utilisations en médecine conventionnelle. Par exemple, si les poumons d'un patient ne sont plus capables de prélever des quantités suffisantes d'oxygène, on peut lui donner à respirer de l'air enrichi en ce gaz.

Dans le contexte de la médecine alternative, cependant, la thérapie par l'oxygène est beaucoup plus sujette à controverse. Elle est, dans ce cadre, pratiquée de bien des façons différentes, en fonction de la manière dont ce composé chimique est administré, des types d'oxygène utilisés (c'est-à-dire soit sous sa forme normale, 0_2, soit sous forme d'ozone, 0_3), et des types de maladies traités.

Il y a de nombreuses façons d'administrer de l'oxygène. Par exemple, il peut être injecté par voie sous-cutanée ; ou bien on prélève un peu de sang à un patient ; on expose cet échantillon à l'oxygène, puis on le réinjecte au patient. Alternativement, on peut appliquer sur la peau de l'air enrichi en oxygène ; ou bien de l'eau enrichie en oxygène peut être utilisée en lavement.

La gamme des maladies que les thérapeutes alternatifs supposent pouvoir être traitées par la thérapie par l'oxygène, comprend le cancer, le SIDA, les infections, les maladies de la peau, les affections cardio-vasculaires, les problèmes rhumatismaux et de nombreuses autres maladies.

Le fait que chacun de nous a besoin d'oxygène pour vivre ne signifie pas qu'absorber plus d'oxygène que nécessaire soit bénéfique. En réalité, ce n'est sûrement pas le cas : de très nombreuses preuves montrent que l'excès d'oxygène peut être nocif pour les patients. Et, bien entendu, l'ozone est bien connu pour son extrême toxicité.

Certaines des nombreuses formes de la thérapie par l'oxygène ont été soumises à des essais cliniques. Les résultats n'ont pas été convaincants, et l'on peut, par conséquent, déclarer avec certitude qu'aucun type de thérapie alternative par l'oxygène n'est soutenu par des preuves solides. Ainsi les risques possibles outrepassent clairement les bénéfices avérés.

La conclusion est claire. L'oxygène a de nombreux usages en médecine conventionnelle, mais son utilité en médecine alternative se fonde sur des théories qui ne sont pas plausibles sur le plan biologique. Ainsi, la thérapie alternative par l'oxygène n'a pas de preuve en sa faveur, et, plus grave, elle peut se révéler nocive. Nous recommandons de l'éviter.

Thérapie par les cristaux (ou lithothérapie)

Des cristaux tels que le quartz ou d'autres minéraux ou pierres précieuses sont parfois utilisés aux fins de « guérison par l'énergie ». Les lithothérapeutes affirment que les cristaux sont capables de mettre en œuvre, d'absorber, de concentrer et de diffuser, au sein du corps des patients, de « l'énergie » ou des « vibrations » capables de guérir. En effet, celles-ci permettraient, prétendument, d'accroître les capacités d'auto-guérison des patients. Selon les lithothérapeutes, les maladies surviendraient lorsque les individus ne seraient pas « en harmonie » avec « l'énergie divine, qui est à la base de toute la création ». Cette façon de voir n'est pas en accord avec les connaissances admises en physique ou en physiologie ou dans les autres branches de la science. La thérapie par les cristaux n'est donc pas plausible aux yeux de la science.

Un traitement de lithothérapie consiste en une séance durant laquelle généralement le patient, tout habillé, s'allonge. Le thérapeute détermine alors intuitivement les régions du corps qui sont le siège de problèmes, ceux-ci pouvant être, par exemple, des « blocages du flux d'énergie ». Il pose donc sur ces régions des cristaux afin de restaurer le flux ou de rétablir l'équilibre. Une séance de ce genre dure généralement de 30 à 60 minutes.

La thérapie par les cristaux est normalement utilisée par les patients en addition des traitements conventionnels. Elle est employée dans le traitement de pratiquement toutes les affections médicales, pour améliorer l'état de santé d'individus donnés ou pour prévenir des maladies. Les lithothérapeutes utilisent quelquefois des baguettes de cristal dans le but de pratiquer une thérapie de l'aura, consistant à purifier celle-ci.

Les patients qui croient en la thérapie par les cristaux achètent souvent ceux-ci pour les porter sur eux, afin de remédier à des affections mineures. Bien que ces cristaux « guérisseurs » puissent être relativement bon marché, des bijoux constitués de tels cristaux peuvent parfois coûter jusqu'à plusieurs centaines d'euros.

Il n'y a aucune preuve que la thérapie par les cristaux soit efficace pour soigner quelque maladie que ce soit. Les effets positifs ressentis par certains patients sont presque certainement dus au mécanisme psychologique de l'attente du résultat espéré ou à celui de la relaxation ou à la combinaison de ces deux mécanismes.

De même, il n'y a aucune preuve que porter des cristaux sur soi ait un quelconque effet thérapeutique. Si on utilise la thérapie par les cristaux en lieu et place de traitements conventionnels efficaces capables de sauver la vie des patients dans des cas graves, elle peut mettre ceux-ci en danger de mort ; en dehors de ce type de circonstances, on ne voit pas quels risques elle peut faire courir.

Thérapie par les sangsues (ou hirudothérapie)

Hirudo medicinalis est un petit animal noir en forme de ver, capable de s'attacher à la peau d'un homme ou d'un animal, pour lui sucer d'importantes quantités de sang. Ce faisant, il augmente considérablement de volume, et, finalement, lorsqu'il est gavé, il se détache de son hôte.

Les sangsues étaient déjà utilisées à des fins médicinales dans la Babylone antique, et, à des époques plus récentes, dans l'Europe de l'Ancien Régime, elles constituaient un mode de saignée, comme on l'a vu au chapitre 1. De nos jours, on les utilise en médecine conventionnelle dans le seul cas de la chirurgie esthétique : les essais cliniques montrent que l'application de sangsues après certaines opérations de ce type améliore leurs résultats.

En médecine alternative, les sangsues sont utilisées pour toute une série d'affections. Certains thérapeutes alternatifs pensent qu'elles éliminent les toxines du corps des patients ; d'autres les utilisent pour traiter des douleurs locales, comme celles de l'arthrose.

Tandis qu'elles sucent le sang, les sangsues injectent dans le corps de leur hôte des substances pharmacologiquement actives. Au départ, elles instillent un composé anesthésiant, ce qui leur permet de mordre dans la peau sans provoquer de douleur. Par la suite, elles excrètent une substance anticoagulante, ce qui leur permet de sucer le sang sans problème. Cette substance, appelée hirudine, a fait l'objet de nombreuses recherches en tant qu'anticoagulant. On peut aujourd'hui la produire par synthèse chimique ou par génie génétique et l'on s'en sert beaucoup en médecine conventionnelle pour ses propriétés anticoagulantes.

Un groupe allemand a récemment publié les résultats d'une série d'essais cliniques qui suggèrent que l'application de plusieurs sangsues sur le genou soulage la douleur due à l'arthrose de cette articulation. On attend encore que ces résultats soient reproduits de façon indépendante par d'autres équipes. Toutes les autres affirmations sur l'effet de l'hirudothérapie en médecine alternative ne sont soutenues par aucune preuve.

Si elle est réalisée correctement, cette thérapie ne comporte que peu de risques. Beaucoup de patients, cependant, vont peut-être ne pas vouloir recourir à l'hirudothérapie, soit en raison de l'aspect inesthétique du traitement, soit parce qu'ils sont troublés par le fait que ces animaux sont généralement détruits après une seule séance.

En résumé, les sangsues ont une longue histoire d'usage médical. Il y a des indices que leur emploi peut être efficace pour réduire la douleur liée à l'arthrose du genou. Il n'y en a aucun pour soutenir leur utilisation dans quelque autre forme de traitement mis en œuvre par les thérapeutes alternatifs.

Thérapies cellulaires alternatives

En médecine conventionnelle, on transplante parfois des organes ou des cellules d'une personne à une autre personne, comme c'est le cas, par exemple, des greffes de moelle ou des transfusions sanguines. Mais les thérapies cellulaires en médecine alternative sont d'un type complètement différent : on les appelle aussi « thérapies par cellules vivantes » ou « cellulothérapies ».

En 1931, le chirurgien suisse Paul Niehans eut l'idée d'injecter des extraits de fœtus animaux à des patients humains dans le but de les rajeunir. Ce procédé parut plausible aux yeux de personnes n'ayant aucune connaissance scientifique en biologie et de nombreux membres influents des classes aisées devinrent les patients de Niehans, dans la mesure où ils avaient les moyens financiers de suivre son traitement extrêmement coûteux. Lorsqu'on s'aperçut que la *Frischzellen Therapie* (« thérapie par cellules fraîches ») de Niehans était dangereuse (en 1955, on avait déjà enregistré trente décès parmi les patients traités), son procédé fut interdit dans plusieurs pays.

Entre temps, plusieurs autres thérapies cellulaires similaires sont apparues, particulièrement sur le continent européen. Il s'agit, par exemple, d'une thérapie par « extraits de thymus » (consistant à injecter aux patients des extraits d'une glande appelée « thymus », prélevée chez le veau) ; ou de traitements dénommés « Ney Tumoin » (extraits protéiques provenant de veaux ou de vaches) ou « Polyerga » (protéines provenant de la rate du porc) ou « Facteur AF2 » (extraits de rate et de foie de moutons nouveau-nés). Ces traitements sont généralement administrés sous forme de piqûres par des médecins (dans la plupart des pays, les thérapeutes qui ne sont pas médecins ne sont pas autorisés à pratiquer des injections) qui affirment qu'ils ont des propriétés anti-cancéreuses, qu'ils stimulent le système immunitaire ou simplement qu'ils permettent de régénérer les organes ou de rajeunir le corps en un sens général.

Des quantités de recherches ont été menées sur la thérapie par extraits de thymus en tant que traitement du cancer. Tous les résultats montrent que cette thérapie n'a aucune efficacité. D'autres thérapies cellulaires ont, elles aussi, donné des résultats négatifs ou bien elles n'ont pas été soumises à des tests cliniques. Par ailleurs, il est bien connu que l'injection de protéines étrangères directement dans le flot sanguin est susceptible de conduire à un choc anaphylactique, c'est-à-dire à la plus grave des réactions allergiques. S'il n'est pas traité de façon immédiate et adéquate, ce choc peut conduire à la mort.

Le principe apparemment plausible de la thérapie cellulaire continue à séduire les personnes riches ou super-riches. Cependant, aucune des prétentions thérapeutiques affichées par les thérapies cellulaires alternatives ne sont soutenues par des preuves scientifiques. Par conséquent, on peut dire que ces traitements représentent un gaspillage d'argent, tout en étant extrêmement dangereux.

Tradition ayurvédique

« Ayurveda » signifie connaissance (veda) de la vie (ayus). C'est l'une des médecines anciennes de l'Inde, comportant notamment l'idée qu'il est nécessaire d'atteindre un équilibre entre l'esprit et le corps. Elle fait appel à des remèdes phytothérapeutiques personnalisés, des régimes alimentaires, de l'exercice physique (yoga), de la méditation, des massages et d'autres types d'intervention. La santé est vue comme le résultat d'un équilibre entre les énergies physiques, émotionnelles et spirituelles, et toute altération de la santé est interprétée comme la conséquence d'un déséquilibre entre ces facteurs. Le traitement a donc pour but de rétablir l'équilibre, au moyen de prescriptions personnalisées, comportant généralement plusieurs sortes d'interventions simultanées.

Les praticiens ayurvédiques s'enquièrent généralement du passé médical du patient, l'examinent, diagnostiquent les causes altérant l'équilibre et essayent alors de restaurer celui-ci. Pour cela, ils mettent beaucoup l'accent sur le mode de vie, mais ils prescrivent aussi fréquemment des compléments médicinaux ayurvédiques. Une consultation peut éventuellement durer jusqu'à 30 ou 60 minutes, et il est généralement recommandé de suivre de nombreuses séances, pendant une durée qui peut atteindre un an. Les praticiens affirment que la tradition ayurvédique peut traiter toutes les maladies.

On n'a pas soumis l'ensemble de la médecine ayurvédique aux tests cliniques, mais seulement certaines de ses composantes. Les résultats sont mitigés. Par exemple, il est prouvé que le yoga procure des bénéfices pour la santé cardiovasculaire. Un récent essai clinique sur le massage indien n'a montré aucun effet positif chez les patients ayant souffert d'accidents vasculaires cérébraux. Les remèdes ayurvédiques comprennent généralement une multitude de plantes médicinales ainsi que d'autres composés. On a obtenu quelques résultats encourageant pour des affections telles que l'acné, la constipation, le diabète, l'insuffisance cardiaque chronique, l'obésité et l'arthrite rhumatoïde. Cependant, dans aucun de ces cas, les preuves sont suffisamment fortes pour permettre de recommander les traitements correspondants.

Il a été fréquemment observé que les remèdes ayurvédiques contiennent des substances telles que des métaux lourds. Ceux-ci peuvent provenir soit d'une pollution, soit d'une addition délibérée : selon les croyances ayurvédiques, ils procurent des bénéfices thérapeutiques, si on les administre correctement. En réalité, cependant, les métaux lourds sont extrêmement toxiques quelle que soit la façon dont on les prépare.

En résumé, la médecine ayurvédique est un système de soins complexe, dont l'efficacité globale n'est pas facile à évaluer. Les preuves dont on dispose actuellement suggèrent que certaines de ses composantes sont efficaces, tandis que beaucoup d'autres n'ont pas du tout été testées, ou bien sont franchement dangereuses (comme de nombreuses préparations phytothérapeutiques).

Ventouses

L'application de ventouses a pour but de stimuler certains points de la surface du corps par l'effet de succion déterminé par ces petites cloches de verre. Cette méthode constitue un traitement utilisé de longue date dans des lieux géographiques aussi divers que la Chine, le Vietnam, les Balkans, la Russie, le Mexique et l'Iran. Son principe est de placer une ventouse au-dessus d'une flamme, ce qui chauffe l'air contenu dans la cloche de verre ; puis, on applique rapidement celle-ci sur la peau d'un patient. L'air en se refroidissant crée un certain vide dans la ventouse, ce qui détermine un effet de succion sur la peau. On peut alors voir celle-ci, ainsi que les tissus sous-jacents, partiellement aspirés à l'intérieur de la cloche de verre. Une variante de la méthode consiste à lacérer la peau avant l'application de la ventouse ; par suite, la succion va drainer du sang en provenance de la microcirculation cutanée. Ce type d'utilisation de l'application des ventouses était en vogue dans l'Europe ancienne, en tant que variante à la pratique de la saignée.

En médecine traditionnelle chinoise, l'application de ventouses peut être utilisée comme l'une des diverses façons de stimuler les points d'acupuncture. Par conséquent, la méthode chinoise d'application des ventouses est sous-tendue par les mêmes conceptions que celles régissant l'acupuncture.

L'application de ventouses est utilisée pour traiter toute une série d'affections telles que des problèmes musculaires et osseux, l'asthme ou l'eczéma. Certains praticiens affirment même qu'ils peuvent traiter des problèmes tels que la stérilité, la grippe et l'anémie. Généralement, on emploie cette méthode en combinaison avec d'autres soins médicaux. Une séance dure environ 20 minutes, et il est généralement conseillé de répéter les séances. L'application de ventouses est pratiquée par toute une série de thérapeutes alternatifs, comme les naturopathes, les acupuncteurs et les chiropracteurs.

L'unique essai clinique contrôlé qui ait porté sur l'application de ventouses n'a pas apporté la preuve que cette thérapie était efficace pour diminuer la douleur. Cependant, les préparatifs de sa mise en œuvre ainsi que sa réalisation elle-même et ses effets visibles (c'est-à-dire la succion de la peau à l'intérieur de la ventouse, comme par « magie ») peuvent vraisemblablement déterminer une réponse placebo bien au-dessus de la moyenne.

Lorsqu'elle est exécutée correctement, cette méthode ne comporte que peu de risques. D'un autre côté, l'effet de succion peut laisser des traces de meurtrissure rondes susceptibles de durer plusieurs jours. Cela a été bien démontré publiquement, en 2005, lorsque l'actrice Gwyneth Paltrow assista à la première d'un film à New York, portant une robe à dos nu qui laissait apercevoir toute une série de ces marques brunes sur ses épaules. Par ailleurs, lorsqu'elle est pratiquée en vue de réaliser une saignée, l'application de ventouses comporte le risque de s'accompagner d'infections microbiennes.

L'application de ventouses a une longue histoire, mais il n'y a pas de preuves qu'elle procure des effets positifs pour quelque maladie que ce soit.

Pour en savoir plus

Les lecteurs trouveront des informations supplémentaires sur les sujets discutés dans chaque chapitre en consultant les livres, les articles et les sites Internet indiqués ci-dessous. Nombre des livres cités visent le grand public, mais nous avons aussi mentionné certains des articles de recherches cruciaux, qui peuvent être téléchargés depuis Internet ou commandés par le biais de votre bibliothèque locale. Nous avons délibérément choisi de signaler seulement quelques-uns des principaux articles de recherche se rapportant à chacune des thérapies alternatives, car ces articles comportent des références aux nombreuses autres recherches mentionnées dans le présent livre. On peut trouver des références supplémentaires sur le site `www.trickortreatment.com`

Chapitre 1. Comment établit-on la vérité ?

Wootton, David, *Bad Medicine : Doctors Doing Harm Since Hippocrates*, Oxford, Oxford University Press, 2006.

Porter, Roy, *Blood and Guts : A Short History of Medicine*, Londres, Allen Lane, 2002.

Harvie, David, *Limeys : The Conquest of Scurvy*, Stroud (UK), Sutton, 2005.

Evans, I., Thornton, H., Chalmers, I., *Testing Treatments : Better Research for Better Health Care*, Londres, British Library, 2006.

Doll, R., Hill, A.B., « The mortality of doctors in relation to their smoking habits », *British Medical Journal*, 1954 ; 228 : 1451-5.

Moore, A., McQuay, H., *Bandolier's Little Book of Making Sense of the Medical Evidence*, Oxford, Oxford University Press, 2006.

Chapitre 2. La vérité sur l'acupuncture

Kaptchuk, T.J., *The Web That Has No Weaver : Understanding Chinese Medicine*, New York, McGraw-Hill, 2000. Traduction française : *Comprendre la médecine chinoise. La toile sans tisserand*, Bruxelles, Éditions Satas, 2004.

Ernst, E., White, A., *Acupuncture : A Scientific Appraisal*, Oxford, Butterworth-Heinemann, 1999.

Evans, D., *Placebo : Mind Over Matter in Modern Medicine*, Oxford, Oxford University Press, 2004.

Linde, K. et al., « Acupuncture for Patients with Migraine : A Randomised Controlled Trial », *JAMA*, 2005 ; 293 : 2118-25.

White, A., Rampes, H., Campbell, J.L., « Acupuncture and Related Interventions for Smoking Cessation », *Cochrane Database of Systematic Reviews*, 2006.

Ernst, E., « Acupuncture : A Critical Analysis », *J. Intern. Med.*, 2006 ; 259 : 125-137.

Chapitre 3. La vérité sur l'homéopathie

Shelton, J. W., *Homeopathy : How It Really Works*, Amherst (NY, USA), Prometheus, 2003.

Hempel, S., *The Medical Detective : John Snow, Cholera and the Mystery of the Broad Street Pump*, Londres, Granta Books, 2007.

Ernst, E., « Evaluation of homeopathy in Nazi Germany », *Br. Homeopath. J.*, 1995 ; 84 : 229.

Maddox, J., Randi, J., Stewart, W.W., « High-dilution experiments a delusion », *Nature*, 1988 ; 334 : 287-291.

Pracontal, Michel de, *Les Mystères de la mémoire de l'eau*, Paris, Éditions La Découverte, 1990.

Pracontal, Michel de, *L'imposture scientifique en dix leçons*, Paris, Éditions du Seuil, 2005.

De Weck, Alain, « Jacques Benveniste et la mémoire de l'eau : quelques souvenirs personnels », *Science et pseudosciences*, 286, Juillet-Septembre 2009, article en ligne sur le site `http://www.pseudo-sciences.org/spip.php?article1179`

Beauvais, Francis, *L'âme des molécules*, Sèvres : [F. Beauvais], Collection Mille Mondes, 2007, consultable en ligne sur le site `www.mille-mondes.fr`

Poitevin, Bernard, « Jacques Benveniste : a personal tribute », *Homeopathy*, 2005 ; 94 : 138-139.

Linde, K., « Impacts of Study Quality on Outcome in Placebo-Controlled Trials of Homeopathy », *Journal of Clinical Epidemiology*, 1999 ; 52 :631-636.

Shang, A., et al., « Are the clinical effects of homeopathy placebo effects ? Comparative study of placebo-controlled trials of homeopathy and allopathy », *The Lancet*, 2005 ; 366 : 726-32.

Ernst, E., « A systematic review of systematic reviews of homeopathy », *Br. J. Clin. Pharmacol.*, 2002 ; 54 : 577-82.

Chapitre 4. La vérité sur la chiropraxie

Salsburg, D., *The Lady Tasting Tea : How Statistics Revolutionized Science in the Twentieth Century*, New York, Owl Book, 2002.

Ernst, E., Canter, P.H., « A systematic review of systematic reviews of spinal manipulation », *J.R. Soc. Med.*, 2006 ; 99 : 192-6.

Benedetti, P., MacPhail, W., *Spin Doctors : The Chiropractic Industry Under Examination*, Toronto, Dundurn, 2002.

Schmidt, K., Ernst, E., « MMR vaccination advice over the Internet », *Vaccine*, 2003 ; 21 : 1044-7.

Jonas, W.B., Ernst, E., « Evaluating the safety of complementary and alternative products and practices », publié dans Jonas, W.B., Levin, J.S. (eds), *Essentials of Complementary and Alternative Medicine*, Hagerstown (Md, USA), Lippincott, Williams & Wilkins, 1999.

Chapitre 5. La vérité sur la phytothérapie

Hurley, Dan, *Natural Causes : Death, Lies and Politics in America's Vitamin and Herbal Supplement Industry*, New York, Broadway Books, 2006.

Fugh-Berman, A., *The 5-minute herbal and dietary supplement consult*, Hagerstown (Md, USA), Lippincott, Williams & Wilkins, 2003.

Herr, S.M., Ernst, E., Young, V.S.L., *Herb-drug interaction handbook*, Church Street Books, 2002.

Ulbricht, C.E., Basch, E.M. (eds), *Natural Standard Herb & Supplement Reference : Evidence-Based Clinical Reviews*, Maryland Heights (Mo. USA), Elsevier Mosby, 2005.

Whyte, J., *Bad Thoughts : A Guide to Clear Thinking*, Londres, Corvo Books, 2003.

Chapitre 6. La vérité importe-t-elle ?

Goldacre, B., *Bad Science*, Londres, Fourth Estate, 2008.

Ernst, E., Pittler, M.H., « Celebrity-based medicine », *MJA*, 2006 ; 185 : 680-81.

Colquhoun, D., « Science degrees without the science », *Nature*, 2007 ; 446 : 373-4.

Weeks, L., Verhoef, M., Scott, C., « Presenting the alternative : cancer and complementary and alternative medicine in the Canadian print media », *Support Care Cancer*, 2007 ; 15 : 931-8.

Appendice. Petit guide des thérapies alternatives

Ernst, E., Pittler, M.H., Wider, B., Boddy, K., *The Desktop Guide to Complementary and Alternative Medicine : An Evidence-Based*

Approach (2e edition), Maryland Heights (Mo. USA), Mosby, 2006. Traduction française de la 1re édition : *Médecines alternatives : le guide critique* (traduction Kraus Biomédical), Paris, Elsevier-Masson, 2005.

Ernst, E., Pittler, M.H., Wider, B., Boddy, K., *Complementary Therapies for Pain Management : An Evidence-Based Approach*, Maryland Heights (Mo. USA), Mosby, 2007.

Jonas, W. (ed.), *Mosby's Dictionary of Complementary and Alternative Medicine*, Maryland Heights (Mo. USA), Mosby, 2005.

Hendler, S.S., Rorvick, D. (eds), *PDR for Nutritional Supplements*, Oxford (UK), Blackwell, 2001.

Sites Internet utiles

La bibliothèque James Lind :
`www.jameslindlibrary.org`

La Collaboration Cochrane :
`www.cochrane.org`

Bandolier (site de l'université d'Oxford dédié aux soins médicaux fondés sur des preuves) :
`www.medicine.ox.ac.uk/Bandolier`

Site du périodique scientifique *Focus on Alternative and Complementary Therapies,* dirigé par Edzard Ernst :
`www.medicinescomplete.com/journals/fact/current/`

Instituts nationaux de la santé des États-Unis (NIH), Centre national sur les médecines complémentaires et alternatives :
`www.nccam.nih.gov`

Site d'une ONG britannique, Healthwatch, se consacrant à la promotion des soins médicaux fondés sur des preuves :
`www.healthwatch-uk.org`

Site du département sur les médecines alternatives dirigé jusqu'en 2011 par le professeur Edzard Ernst à l'université d'Exeter (UK) :
`http://sites.pcmd.ac.uk/compmed/`

Site personnel de Simon Singh :
`www.simonsingh.net`

Site de l'ouvrage original en anglais *Trick or Treatment* :
`www.trickortreatment.com`

Remerciements

Les conclusions sur les médecines douces présentées dans ce livre sont fondées sur des recherches qui sont menées, depuis des décennies, par des milliers de chercheurs en médecine du monde entier. Sans les travaux de ces derniers, il serait impossible de faire la distinction entre les thérapies efficaces et celles qui n'ont aucun effet ou entre les thérapies sans danger et celles qui présentent des risques.

Nous aimerions remercier particulièrement toute l'équipe du Département des médecines alternatives, au sein de la Faculté de médecine de la Péninsule, à l'université d'Exeter. Elle a soutenu le projet dès le début et a toujours prodigué généreusement conseils et encouragements.

En dépit de l'importance du sujet, il y eut des moments où l'on s'est demandé si ce livre verrait jamais le jour. Nous exprimons toute notre reconnaissance à nos responsables de collection chez les éditeurs Transworld et Norton, dans la mesure où ils ont cru à notre projet, alors que d'autres pensaient que les médecines alternatives ne représentaient pas un sujet digne d'intérêt. Sally Gaminara et Angela von der Lippe nous ont apporté une aide précieuse et bienveillante pendant les dix-huit mois de travail intense qui ont présidé à ce livre. Bien entendu, nous sommes aussi très reconnaissants à notre agent littéraire, Patrick Walsh, qui est à la fois un brillant collègue et un excellent ami.

Enfin, et ce n'est probablement pas le moindre, nos épouses respectives ont toutes deux été formidables, patientes et adorables durant tout le temps de la gestation de ce livre. Anita et Danielle ont partagé nos joies et nos soucis, nos espoirs et nos craintes. Merci.

Source des illustrations

Index

Imprimé à Barcelone par:

CPI
BLACK PRINT